白血病中西医治疗与研究

侯 丽◎主编

陈信义◎主审

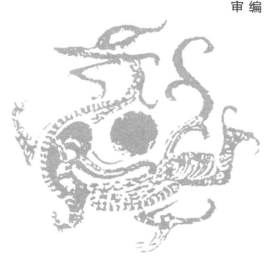

北京科学技术出版社

图书在版编目（CIP）数据

白血病中西医治疗与研究/侯丽主编. —北京：北京科学技术
出版社，2017.9
ISBN 978 – 7 – 5304 – 8996 – 3

Ⅰ. ①白… Ⅱ. ①侯… Ⅲ. ①白血病 – 中西医结合疗法 – 研究
Ⅳ. ①R733.7

中国版本图书馆 CIP 数据核字（2017）第 086046 号

白血病中西医治疗与研究

主　　编：侯　丽
策划编辑：尤玉琢
责任编辑：董桂红　周　珊
责任校对：贾　荣
责任印制：张　良
出 版 人：曾庆宇
出版发行：北京科学技术出版社
社　　址：北京西直门南大街 16 号
邮政编码：100035
电话传真：0086 – 10 – 66135495（总编室）
　　　　　0086 – 10 – 66113227（发行部）　0086 – 10 – 66161952（发行部传真）
电子信箱：bjkj@ bjkjpress. com
网　　址：www. bkydw. cn
经　　销：新华书店
印　　刷：三河市国新印装有限公司
开　　本：720mm×1020mm　　1/16
字　　数：292 千字
印　　张：15. 25
插　　页：24
版　　次：2017 年 9 月第 1 版
印　　次：2017 年 9 月第 1 次印刷
ISBN 978 – 7 – 5304 – 8996 – 3/R · 2293

定　　价：60. 00 元

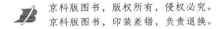

编者名单

主　编　侯　丽

副主编　许亚梅　李　潇

主　审　陈信义

编　委　（以姓氏笔画为序）

马　薇	王　冲	王　婧	王建英	
方志平	尹亚楠	王邓胜鹏	石凤芹	
田劲丹	田晓琳	吕雪媛	朱长乐	
刘丽媛	刘　常	闫孙云月	闫洪超	
祁　烁	许亚	李冬雅丽	纪　薇	
李潇宇	李天玉	张雅	李蕊慈	
张林楠	张玉胡	侯　丽	范秋白	
董　青	影		贾玫月	

前　言

　　白血病是血液系统常见恶性肿瘤，在所有肿瘤发病率中约占 5%。根据起病缓急程度与病程可分为急性白血病与慢性白血病；基于细胞形态学分为髓系白血病与淋巴系白血病；从治疗学角度分为初治白血病与复治白血病等。目前，白血病的诊断与治疗模式在所有恶性肿瘤中最具有前沿性。蛋白组学、基因组学等研究进展在所有恶性肿瘤的诊断与治疗中具有引领作用；随着化疗与靶向药物研究的进展以及骨髓移植技术的发展，白血病临床缓解率有了很大提高，无病生存期也有了明显延长。但在白血病的诊断与治疗中也存在不少问题与难点，如难治性与复发性急性白血病、老年白血病临床治疗以及如何提高临床疗效等给临床工作者带来了很多困惑。因此，系统和深入地探究白血病治疗领域的一些敏感问题，如白血病耐药的防治、中西医结合融合治疗的切入点目前最受关注。

　　北京中医药大学东直门医院血液肿瘤科是教育部重点学科"中医内科学"的重要组成部分，为国家中医药管理局第一批重点学科"中医血液学"学科建设点，从 1993 年开始，陈信义教授领衔的学术团队一直从事包括急性白血病在内的肿瘤多药耐药研究，形成稳定的学科研究方向，并在承担国家科技部科技攻关项目、支撑计划项目、新药研发基金以及国家自然科学基金、原卫生部科研基金、国家中医药管理局科研基金、首都医学发展基金、北京市科委十病十药研究基金项目过程中，对白血病特别是难治、复发与耐药白血病进行了系列的基础与临床应用研究，形成了规范化的研究技术，并获得多项研究成果、发明专利技术以及完成了高质量的学术论文等。因此，《白血病中西医治疗与研究》是一部凝聚北京中医药大学东直门医院血液肿瘤科研究团队集体智慧、集结 20 余年白血病领域的中西医结合基础与临床研究经验编著而成的图书。全书各篇、章、节均以中西医结合融合研究为主线，在全面综述白血病中、西医研究进展与中西医融合对策文献基础上，结合学科建设点的研究成果，对白血病特别是难治性白血病诊治中的难点问题进行了着重阐释，如复发性急性白血病、耐药白血病的中西医融合治疗对策等。该书具有文献信息量大、诊疗技术具有前沿性、中西医融合特点突出、理论与实践并重、临床实用性强等特点，是从事中医或中西医结合血液病研究工作者值得阅读和借鉴的一部专业工具书。同时，该书也是一部培养中医或中西医结合专业人才的精品辅导教材，其内容完全能够满足在校医学生学习和掌握白血病相关知识的需要，并为开展白血病诊治基础或临床研究的医疗、科研和教学人员带来益处和帮助。

在《白血病中西医治疗与研究》编著过程中，北京中医药大学东直门医院血液肿瘤科李英林教授、孙颖立教授、乐兆升教授提出了许多宝贵意见与建议，使本书内涵、质量有了极大的提高。但由于我们的研究还有一定局限性，成书时间也较仓促，难免会有许多疏漏和错误之处。我们愿意接受阅读者以来信、来电或通过电子邮件等方式赐予修正意见，以期再版时进一步完善和提高。

陈信义

2016 年 12 月 24 日于北京

目　录

第一章

概　述

第一节　白血病的概念

白血病（leukemia）是一类造血干/祖细胞异常的恶性克隆性疾病。因白血病细胞自我更新增强、增殖失控、分化障碍、凋亡受阻，其克隆中的细胞失去进一步分化成熟的能力而停滞在细胞发育的不同阶段。在骨髓和其他造血组织中，白血病细胞大量增生、积聚并浸润其他器官和组织，同时使正常造血受抑制，临床常表现为贫血、出血、感染及各器官浸润症状。我国白血病发病率约为 2.76/10 万，与亚洲其他国家相近，但低于欧美国家，尤其是慢性淋巴细胞白血病占我国白血病发病率不到 5%，而在欧美国家则占 25%～30%。在我国恶性肿瘤所致的死亡率中，白血病居第 6 位（男）和第 8 位（女）；儿童及 35 岁以下成人中居第 1 位。

（许亚梅　田晓琳）

第二节　白血病的起源

人们认识白血病已有近 200 年历史，白血病最早是由一位法国医生 Velpeau 于 1827 年报道，这例"奇怪"病例的患者表现为发热、乏力、腹胀和尿路结石，入院不久即死亡，尸检结果排除了梅毒感染，但发现肝、脾明显肿大，血液黏稠，状似"白粥"。1839 年，Barth 医生报道了类似病例，Craigie 医生也相继报道了类似病例，他们分别把患者血样送给法国病理学家 Donne 和英国生理学家 Bennett 进行显微镜下检查，两位学者观察到患者血样中有"黏液样小球"，与"脓"不同。直至 1847 年，德国著名病理学家 Virchow 首次提出"白血"这个名称，德文是 weisses blut，希腊文则译为 leukemia，即白血病，意思是"白色的血液之病"，因名称形象贴切，故人们一直沿用"白血病"这个名称。Virchow 在显微镜下通过对该类患者及正常人血液对比观察，发现患者血液中有很多无色或白色小球体，"红血球"很少，而在正常人血液中虽也有无色小球体，但数量很少，主要是有色的"红血球"，因此，他认为患者"白色血球"增多，是"起源于脾和淋巴结的一种自主性疾病，是血中无色颗粒增加的直接原因"，应为一种独立的特殊病种。1856 年，他进一步对白血病做了综合描述，认为该病主要问题是在产生这些细胞的器官，如淋巴结、肝和脾。虽然当时还不能染色和计数，但 Virchow 对血细胞的大胆设想与目前的研究结果却有着惊人的相似。Virchow 对白血病患者采用营养食品、碘化三铁涂擦及足浴等方法治疗，未能奏效。

1852 年，Bennett 收集这类病例 37 例，其中 17 例在生前都做过血液检查，并对其中 1 例追踪观察 18 个月。他发现患者血液中无色球体逐渐增多，并认为这不是炎症，血液形成器官异常才是该病的主要本质。Bennett 还提出了"白血症"（leukocythemia）的名称。1865 年，Lissauer 用三氧化二砷溶液治疗 1 例慢性髓性白血病女性，获得明显效果。患者脾脏缩小，贫血改善，白细胞明显减少。以后又继续治疗数例，甚至有 1 例垂死病例在用药后也获得好转。随之，其他人也用该药治疗，不少白血病患者获得较好疗效。这样一来，砷剂就被认为是治疗白血病的有效药物，被称为Fowler 液。这是第一种用化学物质治疗白血病的方法，被称为化学治疗。1868 年，Neumann 观察 1 例脾型白血病时首次把白血病和骨髓改变联系在一起，推测这类白血病是"骨髓内产生的"。这一观点后来得到证实，从此明确白血病是一类起源于造血器官的恶性疾病。1879 年，Mosler 开始将骨髓穿刺作为白血病诊断的一种方法。1887 年，德国 Ehrlich 发明血涂片苯胺染色方法，可清晰分辨细胞质和细胞核，并能从形态上鉴别正常和异常的白细胞。1889 年，Ebstein 开始引入"急性白血病"一词来描述这一令人迅速致死的疾病。1900 年，Naegeli 描述了原始粒细胞，并把白血病分为粒细胞型和淋巴细胞型两种类型。

1911 年，奥地利 Jagic 首先报道了放射线工作者发生白血病的病例。在以后文献中陆续又有报道，接受大剂量 X 射线者白血病发病率高，尤以美国最多，因而 X 射线与白血病的关系较早就为人们所注意。1908 年，丹麦 Eller-man 和 Bang 将白血病鸟类的细胞注射给正常鸟，有的鸟很快出现白血病，后来将小鸡的无细胞滤液注射给其他小鸡同样也可以传递白血病，故他们认为这不一定是细胞传染，而是病毒所致。以后许多学者在其他禽类中也证实了他们的发现。1951 年，美国 Gross 注意到，给新生鼠注射无细胞滤液后可成功获得白血病模型。这是肿瘤研究史上的一个里程碑，开辟了病毒病因学研究的新纪元。1947年，丹麦Videbaek收集世界上有家族性白血病的43个家庭的相关信息，其中17个家庭是他本人诊治的病例。他将209例白血病患者家属与200例非白血病患者家属的白血病发生率进行比较，发现前者白血病的发生率明显偏高，从而提出遗传是白血病易感因素之一的论断。20年后，Gunz等进一步证实了Videbaek的结论，并报道一个家族293人中有白血病15例，其中以急性为主；在白血病患者第一代直系家属中患白血病者比一般人群高2.8~3.0倍，比其远亲高2.3倍。

1946年，有报道称在动物实验中发现氮芥可使血细胞严重抑制，将其试用于临床治疗白血病及淋巴瘤也获得一定效果，但对急性白血病疗效差。此后药学工作者就致力于研究比氮芥毒性小且更有效的药物，并推出了烷化剂。但急性白血病的化学治疗是在抗代谢类药物问世后才有了新的转机。由Subbarrow领导的Lederle实验室合成的一系列叶酸拮抗剂可用于治疗肿瘤，其中氨基蝶呤对急性白血病有效，1946年，Farber用此药治疗婴儿及儿童急性淋巴细胞白血病16例，其中10例获临床、血象及病理学好转，自此开辟了化学治疗急性白血病的新纪元。这一事实启示人们设想，采用细胞生成必需物质的拮抗剂，特别是针对核酸中的DNA和RNA，可能是治疗急性白血病的一个有效手段。1952年，Elion等合成的嘌呤类拮抗剂6-巯基嘌呤及后来的嘧啶类拮抗剂阿糖胞苷等对急性髓系白血病均有效，人们又相继制成了类固醇类、植物生物碱类、抗生素类化合物等，从而使白血病的治疗有了极大改观。

1954年，Dausset提出人类白细胞血型。1957年，Payne发现了白细胞凝集素，并提供了多种途径以获得白细胞抗原。1963年，Van Rood等提出了白细胞抗原系统等位基因的理论，从而揭开了人类白细胞抗原的序幕。1964年后，多次国际会议陆续召开，使人们对白细胞抗原有了更广泛、更深入的理解和认识，特别是人类白细胞抗原与移植的关系，为骨髓移植打下了良好基础。1990年，美国Thomas等因采用骨髓移植治疗白血病获得成功而荣获诺贝尔医学奖。

恶性肿瘤来源于上皮组织的统称为"癌"，来源于间叶组织的统称为"肉瘤"。造血组织属于间叶组织，按照上述命名原则，造血系统或造血组织恶性肿瘤应该称为"造血细胞肉瘤"或"白细胞肉瘤"，可是白血病作为来源于间叶组织的恶性肿瘤，却没有按照这一原则命名，临床上习惯性称为"白血病"。有时白血病细胞会形成"肿块"，瘤块颜色发绿，俗称为

"绿色瘤",正式名称为"髓系肉瘤"或"粒细胞肉瘤"。

（许亚梅　田晓琳）

第三节　白血病的分类

早在 19 世纪，Virchow 和 Bennett 就已发现白血病有不同类型。Virchow 对血液中无色或白色球体的来源提出了三种可能性，即血液、淋巴或者血管壁，并认为来自淋巴的可能性最大，他将白血病分为脾型和淋巴型白血病两大类。1868 年，德国 Neumann 发表关于"血液的形成主要在骨髓"的论文，提出骨髓是形成血液的重要器官。他认为白血病和恶性贫血均是骨髓疾病，并提出"髓源性白血病"这一名词。

白血病真正的分型是依据德国 Ehrlich 在 1887 年创立的血细胞染色法，他将血细胞通过血液涂片分为不同类型。1889 年，Ebstein 首次明确提出"急性白血病"这一名词，指出此类病例具有症状重、对各种治疗均无反应、一经诊断常在数周内死亡的临床特征。1900 年，瑞士 Naegeli 提出"原始髓细胞"概念，后经证实急性髓系白血病是原始髓细胞增多的疾病。1913 年，Reschad 和 Schilling 首次报道了单核细胞白血病病例。1917 年，Di Guglielmo 提出红白血病这一类型。1938 年，有学者将单核细胞白血病分为粒－单核细胞白血病及单核细胞白血病。1957 年，Hillested 报道了具有不典型早幼粒细胞、低纤维蛋白原血症及严重出血临床特点病例 3 例，并将其命名为急性早幼粒细胞白血病。1938 年，Forkner 将白血病分为急性和慢性两大类，其中急性又分为髓细胞型、淋巴细胞型、单核细胞型等。此后近 20 年的白血病分型均是基于此分类变化发展。1967 年，世界卫生组织（WHO）在《国际疾病统计分类手册》上，将白血病分为急性淋巴细胞白血病、慢性淋巴细胞白血病、急性粒细胞白血病、急性单核细胞白血病和慢性粒细胞白血病等几种主要类型。

1975 年，英国 Galton 与 Dacie 提出将白血病按细胞形态分为 $M_0 \sim M_6$ 七种类型。同年，加拿大 Kohler 和 Milstein 创立淋巴细胞杂交瘤及单克隆抗体技术，将淋巴细胞白血病进一步分为 T 细胞和 B 细胞及亚型，进一步完善了淋巴细胞白血病的分型。由于染色体高分辨技术的发展，根据染色体核型改变，进一步发展为细胞遗传学分型。1976 年，法、美、英三国 7 位血液学家共同提出对白血病患者的骨髓和血液涂片，以光学显微镜下的形态学为主，参照细胞化学染色的分型方法，制定了 FAB 分型标准，该标准仍是国际上急性白血病常用分型标准。1985—1986 年，FAB 协作组提出了以形态学、免疫学、细胞遗传学（MIC）为基础的分类建议，使急性白血病分型更加精细、实用。1988 年，Saiki 创立 Taq 聚合酶进行聚合酶链反应（PCR）技术后，白血病分型进入分子生物学水平。应用基因分析、细胞遗传学核型分析相结合方法，使急性白血病的分型更加准确，更具实际应用价值。

1997 年，各国专家制定了造血组织肿瘤新的 WHO 分类作为国际标准。2016 年，WHO 造血和淋巴组织肿瘤新分类丰富至 25 个亚型，3 个新的遗传学实体，例如，AML 伴 *RUNX1* 突变（临时）、AML 伴 *BCR – ABL1* 突变（临时）、AML 伴 *CEBPA* 双等位基因突变，还包括家族性 AML／MDS（多种类型）等。

目前，根据白血病细胞成熟程度和自然病程，将白血病分为急性和慢性两大类。急性白血病（acute leukemia，AL）细胞分化停滞在较早阶段，多为原始细胞及早期幼稚细胞，病情发展迅速，自然病程仅几个月。慢性白血病（chronic leukemia，CL）细胞分化停滞在较晚的阶段，多为较成熟幼稚细胞和成熟细胞，病情发展缓慢，自然病程为数年。其次，根据主要受累的细胞系列可将 AL 分为急性淋巴细胞白血病（简称急淋，acute lymphoblastic leukemia，ALL）和急性髓系白血病（简称急髓或急粒，acute myeloid leukemia，AML）。伴有多细胞系病态造血 AML 及治疗相关性 AML，分别单独划分为独立亚类。CL 则分为慢性髓性白血病（简称慢粒，chronic myeloid leukemia，CML）、慢性淋巴细胞白血病（简称慢淋，chronic lymphoblastic leukemia，CLL）及少见类型的白血病，如毛细胞白血病（hairy cell leukemia，HCL）、幼淋巴细胞白血病（prolymphocyte leukemia，PLL）等。慢性髓性白血病是起源于骨髓异常多能干细胞并始终伴有费城（Ph）染色体和（或）*BCR-ABL* 融合基因的骨髓增殖性疾病，占成人白血病的 15%～20%。病程发展相对缓慢，分为慢性期（chronic phase，CP）、加速期（accelerated phase，AP）和急变期（blastic phase or blast crisis，BP／BC）。慢性淋巴细胞白血病／小淋巴细胞淋巴瘤（chronic lymphocytic leukemia／small lymphocytic lymphoma，CLL／SLL）是一种成熟 B 淋巴细胞克隆增殖性肿瘤，以淋巴细胞在外周血、骨髓、脾脏和淋巴结聚集为特征。CLL 与 SLL 本质上是同一种疾病，因主要累及部位不同而造成的表现形式不同。这类细胞形态上类似成熟淋巴细胞，是一种免疫学不成熟功能不全的细胞。CLL 绝大多数起源于 B 淋巴细胞，所谓的 T – CLL 现归为 T 幼淋巴细胞白血病（T - PLL）。本病在欧美各国是最常见的白血病，而在我国、日本及东南亚国家相对少见。

我国 AL 比 CL 多见（约 5.5∶1），其中 AML 最多，其次为 ALL，CML 和 CLL 少见。男性发病率略高于女性。成人 AL 中以 AML 多见，儿童以 ALL 多见。CML 随年龄增长而发病率逐渐升高，CLL 在 50 岁以后发病才明显增多。

AL 诊断标准以骨髓形态学检查为主要依据，符合下列标准之一：①原、幼红细胞≤全部骨髓有核细胞（ANC）的 50% 时，原始细胞≥ANC 的 20%；②原、幼红细胞≥ANC 的 50% 时，原始细胞≥NEC（非红系有核细胞）的 20%。若具有可重复性染色体异常，如 t（15；17）、t（8；21）、t（16；16）、inv（16），即使原始细胞小于 20%，亦可诊断为 AML。

附 1：FAB 形态学分型标准

英法美协作组（FAB 协作组）于 1976 年和 1985 年先后提出了 AML 的形态学诊断标准及修改建议，1991 年又增补一特殊亚型，即 AML 微分化型。

1. 急性髓系白血病（AML）

（1）M_0（髓系微分化型）。原始细胞≥90%，胞质多透亮或中度嗜碱性、无嗜天青颗粒及 Auer 小体，核仁明显，类似 ALL - L_2。过氧化物酶（POX）染色 <3%。

（2）M_1（粒细胞未分化型）。原始粒细胞 I 型及 II 型≥90%。

（3）M_2（粒细胞部分分化型）。原始粒细胞 I 型及 II 型占 20% ~ 89%，单核细胞 <20%。又分为 M_{2a} 和 M_{2b}（异常中性中幼粒细胞增生为主）两种亚型。

（4）M_3（颗粒增多的早幼粒细胞型）。颗粒增多的异常早幼粒细胞 >20%，又分两种亚型：①粗颗粒型（M_{3a}）；②细颗粒型（M_{3b}）。

（5）M_4（粒 - 单核细胞型）。原始细胞≥20%，中性粒细胞及其前体细胞、单核细胞及其前体细胞各占有核细胞的 20% 以上。分为四种亚型：M_{4a}（原始粒细胞和早幼粒细胞增生为主）、M_{4b}（原始单核细胞、幼稚单核细胞增生为主）、M_{4c}（兼具粒细胞系和单核细胞系特征）、M_4E_0（嗜酸粒细胞大于 NEC 的 5%，且胞质中同时出现嗜碱性颗粒）。

（6）M_5（单核细胞型）。分为 M_{5a}（未分化型，或原始单核细胞型）及 M_{5b}（部分分化型，或单核细胞型）。前者原始单核细胞≥80%，后者则

<80%，余为幼稚及成熟单核细胞。

（7）M_6（红白血病型）。分为两种亚型：①红白血病（红系/粒系型），红系前体细胞占有核细胞≥50%，原始粒细胞占 NEC≥20%；②纯红系白血病，红系幼稚细胞占有核细胞>80%，无原始粒细胞。

（8）M_7（巨核细胞型）。外周血中有巨核（小巨核）细胞，骨髓中原始巨核细胞≥30%。如骨髓干抽和有骨髓纤维化，则需骨髓活体组织检查。用免疫酶标记技术证实有巨核细胞增多。电镜检查内质网血小板过氧化物酶（PPO）呈阳性，或免疫学检查血小板膜蛋白Ⅱb/Ⅲa或因子Ⅷ相关抗原阳性。

2. 急性淋巴细胞白血病（ALL）

（1）$ALL-L_1$。胞体小，较一致；胞质少；核形规则，核仁小而不清楚，少见或不见。

（2）$ALL-L_2$。胞体大，不均一；胞质常较多；核形不规则，常呈凹陷、折叠，核仁清楚，一个或多个。

（3）$ALL-L_3$。胞体大，均一；胞质多，深蓝色，有较多空泡，呈蜂窝状；核形规则，核仁清楚，一个或多个。

附2：2016年WHO急性白血病分型

世界卫生组织（WHO）于2001年和2008年先后提出了髓系肿瘤的诊断及修订。2016年，综合细胞形态学、免疫学、遗传学及临床特征，WHO对髓系肿瘤及急性白血病分类进行了更新，将AML分为四大类：AML伴重现性遗传学异常、AML伴骨髓增生异常相关改变、治疗相关髓系肿瘤和AML非特指型。新分类既对急性白血病固有分类进行了补充，又增加了新的临时分类。具体分类如下。

2016 年 WHO 急性白血病分型

分类	定义
急性髓系白血病和相关肿瘤	
急性髓系白血病伴重现性遗传学异常 （AML with recurrent genetic abnormalities）	AML 伴 t（8；21）（q22；q22.1）；*RUNX1 – RUNX1T1* AML 伴 inv（16）（p13.1q22）或 t（16；16）（p13.1；q22）； *CBFB – MYH11* APL 伴 *PML – RARA* AML 伴 t（9；11）（p21.3；q23.3）；*MLLT3 – KMT2A* AML 伴 t（6；9）（p23；q34.1）；*DEK – NUP214* AML 伴 inv（3）（q21.3q26.2）或 t（3；3）（q21.3；q26.2）； *GATA2，EVI1* AML（原始巨核细胞）伴 t（1；22）（p13.3；q13.3）；*RBM15* *– MKL1* 临时分类：AML 伴 *BCR – ABL1* AML 伴 NPM*1* 突变 AML 伴 CEBPA 双等位基因突变 临时分类：AML 伴 *RUNX1* 突变
急性髓系白血病伴骨髓增生异常相关改变 AML with myelodysplasia – related changes（AML – MRC）	复杂核型（3 个或更多的异常） 非平衡性： – 7/del（7q）；– 5/del（5q）；i（17q）/t（17p） – 13/del（13q）；del（11q）；del（12p）/t（12p）；idic（X）（q13） 平衡性： t（11；16）（q23.3；p13.3）；t（3；21）（q26.2；q22.1） t（1；3）（p36.3；q21.2）；t（2；11）（p21；q23.3） t（5；12）（q32；p13.2）；t（5；7）（q32；q11.2） t（5；17）（q32；p13.2）；t（5；10）（q32；q21.2） t（3；5）（q25.3；q35.1）
治疗相关髓系肿瘤 Therapy related myeloid neoplasms	——
AML 非特指型 AML，not otherwise specified（AML，NOS）	AML 微分化型 AML 未分化型 AML 分化型 急性粒单细胞白血病 急性单核细胞白血病 纯红系白血病 急性巨核细胞白血病 急性嗜碱性粒细胞白血病 急性全髓白血病伴骨髓纤维化
髓系肉瘤	
唐氏综合征相关髓系增生	暂时骨髓增生异常（TAM） 唐氏综合征相关髓系白血病

续表

分类	定义
系列未明急性白血病	急性未分化白血病
	混合表型急性白血病伴 t（9；22）（q34.1；q11.2）；*BCR – ABL1*
	混合表型急性白血病伴 t（v；11q23.3）；*KMT2A* 重排
	混合表型急性白血病，B/髓系，NOS
	混合表型急性白血病，T/髓系，NOS
B 原始淋巴细胞白血病/淋巴瘤	B 原始淋巴细胞白血病/淋巴瘤，NOS
	B 原始淋巴细胞白血病/淋巴瘤伴重现性遗传学异常
	B 原始淋巴细胞白血病/淋巴瘤伴 t（9；22）（q34.1；q11.2）；*BCR – ABL1*
	B 原始淋巴细胞白血病/淋巴瘤伴 t（v；11q23.3）；*KMT2A* 重排
	B 原始淋巴细胞白血病/淋巴瘤伴 t（12；21）（p13.2；q22.1）；*ETV6 – RUNX1*
	B 原始淋巴细胞白血病/淋巴瘤伴超二倍体
	B 原始淋巴细胞白血病/淋巴瘤伴低二倍体
	B 原始淋巴细胞白血病/淋巴瘤伴 t（5；14）（q31.1；q32.3）；*IL3 – IGH*
	B 原始淋巴细胞白血病/淋巴瘤伴 t（1；19）（q23；p13.3）；*TCF3 – PBX1*
	临时分类：B 原始淋巴细胞白血病/淋巴瘤，BCR – ABL1 样
	临时分类：B 原始淋巴细胞白血病/淋巴瘤伴 iAMP21
T 原始淋巴细胞白血病/淋巴瘤	临时分类：早期 T 细胞前体原始淋巴细胞白血病
	临时分类：自然杀伤（NK）细胞原始淋巴细胞白血病/淋巴瘤

（许亚梅 田晓琳）

第四节 白血病的病因

白血病病因及发病机制尚未完全明了，现代医学一般认为与遗传因素、电离辐射、化学物质和病毒等多种因素有关。

一、生物因素

主要是病毒，哺乳动物患白血病的病毒病因已获确认，动物致癌病毒分 DNA 肿瘤病毒和 RNA 肿瘤病毒两大类。其中，鼠类、鸡、猫、牛、羊和灵长类动物的白血病是由 C 型 RNA 肿瘤病毒所引起。C 型 RNA 肿瘤病毒有两类，其一为"内源性病毒"，可存在于正常细胞基因中，受宿主控制，一般无致癌作用，然而这类病毒一旦受放射线或化学致癌物质等刺激后，常可发生基因突变，导致细胞的白血病性分化；其二为"外源性病毒"，它具有致癌性，并能将"致白血病信息"传递给其他血细胞，故能相互感染，当这种颗粒自患病动物污染地面后，可引起传播。例如，成人 T 细胞白血病/淋巴瘤（ATL）是由 Ⅰ 型人类 T 淋巴细胞病毒（human T lymphocytotrophic virus – Ⅰ，HTLV – Ⅰ）所引起。此外，部分免疫功能异常者，如某些自身免疫性疾病患者白血病危险度会增加。

二、物理因素

包括 X 射线、γ 射线等电离辐射。早在1911年首次报道放射科医务人员和 X 射线技术人员为患白血病高危人群，其白血病死亡率超过一般人群的 6～8.8 倍。国外调查资料证实，1929—1942 年，放射科医务人员白血病的发病率为非放射科医务人员的 10 倍，而后随着对防护的重视和防护措施的不断完善，发病率逐渐减少。1945 年日本长崎与广岛原子弹爆炸后，白血病（主要是 ALL、AML 与 CML）发病率增加，14 年后该地区白血病发病率仍比日本其他地区高 17～30 倍。此外，强直性脊柱炎患者经大剂量 X 线放射治疗后，白血病发病率明显增高；真性红细胞增多症用^{32}P 治疗，其白血病发病率也较对照组高。研究表明，大面积和大剂量照射可使骨髓抑制和机体免疫力下降，以及 DNA 突变、断裂和重组，导致白血病的发生。

三、化学因素

对接触苯的油漆工人、印刷工人及化学、橡胶和制鞋工人的研究证明，此种职业人群白血病（尤其 AML）的发生率比一般人群高 1.9～10 倍。接触苯以及含苯有机溶剂与白血病发生有关，其中约 50% 为 AL，35% 为 CML，15% 为 CLL。此外，有些药物可损伤造血细胞引起白血病，如氯霉素、保泰松等，其中以急性粒细胞白血病较为多见。乙双吗啉是乙亚胺的衍生物，具有极强的致染色体畸变和致白血病作用，与白血病发生有明显关系。抗肿瘤药物中烷化剂和拓扑异构酶Ⅱ抑制剂被公认为有致白血病的作用。在有关农场和农业工人中的研究表明，农药等与白血病发病率增高有关。其他研究证明，多种染发剂内含有诱导染色体突变和致癌的化合物，吸烟和饮酒者患 AL 的危险性增加。

四、遗传因素

早在 100 多年前就已提出在人类白血病的发病中遗传因素可能起一定作用。目前认为，遗传因素、染色体以及基因异常之间具有密切的联系。研究表明，在单卵双生中，一人患白血病，另一人得白血病的概率为 20%～25%，比双卵孪生者高 12 倍，其类型主要为 ALL 和 AML。在白血病患者的兄弟姐妹间，白血病发病率比普通人群中高 2～4 倍。染色体缺陷者易致白血病，如唐氏综合征（即 21 - 三体综合征）患儿，白血病发生率较正常儿童高 15～20 倍。此外，在罹患 AML 和 CML 儿童的第一代和第二代亲属中，各种类型肿瘤的发生率均增高。大约 5% AML 病例可合并先天性遗传综合征。例如，罹患唐氏综合征的儿童并发 AL，尤其是 AML - M_7 的危险性增加，可能与转型过程中突变体 p53 的作用有关。

五、其他血液病

某些血液病如骨髓增生异常综合征、骨髓增殖性肿瘤等最终可能发展为白血病。

（许亚梅　田晓琳）

第五节　白血病的中医病证名称

白血病细胞具有恶性肿瘤的生物学特征，故急性白血病可归属于中医"血癌"的范畴。在疾病发生与发展过程中，因其为外感六淫邪毒或食药之毒等多种致病因素联合侵袭，蓄积成毒，毒邪攻击骨髓，痰瘀互结，停留脏腑、骨髓而导致一系列病机变化过程，根据不同临床表现，可与"虚劳""血证""癥积""痰核""瘰疬""石疽"等病名互参。其乏力、贫血、出血与感染症状可归属于中医"虚劳""血证""内伤发热""温病"范畴；慢性淋巴细胞白血病（CLL）属于"恶核""失荣""石疽""痰核""阴疽"等范畴；脾大与古代文献中描述的"癥瘕""积聚"等病证相类似。白血病以肺脾肾亏虚为发病之本，以痰毒瘀郁结为发病之标，病理因素可归结为虚、痰、毒、瘀。

白血病长期低热者，属于中医"内伤发热"的范畴，可沿用《中医内科学》"内伤发热"的名称。主要依据与特征：①内伤发热以诸虚不足、气机不畅、血瘀内阻及痰瘀互阻为基本病机；②起病急缓不一，病程漫长，治疗难以收效；③以低热为临床表现，时可见高热，部分患者可见五心烦热或自觉发热，但体温不高；④以内伤为代表性病因病机，以发热为代表性症状。大病、久病可引起发热，即所谓"内伤发热"，病机为气、血、阴、阳与五脏诸虚不足。脾气、肺气、肾气等不足可引起发热现象；阴虚阳亢，水不制火也可导致发热；情志过极或情志抑郁，肝失条达，气郁化火变生内热，即所谓"气有余便是火"；气机不利，血液运行不畅，壅塞不通，血液瘀滞亦可生内热。"营卫稽留于经脉之中，则血泣而不行，不行则卫气从之而不通，壅遏而不得行，故热"就是描述气滞血瘀引起发热的病机变化过程。如果人体升清降浊功能失调，清浊难分，清气不得升发，浊气不得下降，蕴生痰湿，郁积成毒，病程日久，毒邪化热或化火，火伤营阴，营血不足等也可导致内伤郁热，或热毒内生之发热。如《诸病源候论》所记载："虚劳之人，血气微弱，阴阳俱虚，小劳则生热，热因劳而生"，"虚劳而热者，是阴气不足，阳气有余，故内外生于热，非邪气从外来乘也"。

白血病以出血为主者，属于中医"血证"的范畴，可沿用《中医内科学》"血证"名称。"凡血液不循常道，或上溢于口鼻诸窍，或下泄于前后二阴，或渗出于肌肤"所致的疾患，统称为"血证"。可依据出血部位确定相应的病证。如以鼻出血为主者，为"血证－鼻衄"；以牙齿（齿龈）出血为主者，为"血证－齿衄"；咳嗽带血者，为"血证－咳血"；血从口中吐出者，为"血证－吐血"；血从大便而出者，为"血证－便血"；血从小便而出者，为"血证－尿血"；血液溢出皮下者，为"血证－紫斑"等。《黄帝内经》有"血溢""血泄""衄血""咳血""呕血""溺血""溲血""便血"等记载。

白血病以面色少华、乏力等虚证为主者，属于中医"虚劳"的范围，可沿用《中医内科学》"虚劳"名称。虚劳的病理性质，主要为气、血、阴、阳的虚损，故对虚劳的辨证多以气、血、阴、阳为纲。气虚证：面色萎黄或无华，口唇色淡，心悸气短，失眠多梦，疲乏无力，肢体倦怠，语言低微，舌体胖大，舌质淡红，舌苔薄白，脉沉细无力。阴虚证：面色淡红或潮红，咽干舌燥，五心烦热，夜间盗汗，耳鸣，遗精，腰膝酸软，舌体瘦小，舌质淡红，舌苔少或无苔，脉细数。阳虚证：面色虚浮或苍白，精神萎靡，畏寒肢冷，头昏目眩，纳差，便溏，腰膝酸软，舌体胖大，舌边有齿痕，舌质淡红，舌苔薄白或水滑，脉沉细无力。血瘀证：面色晦暗，形体消瘦，疲乏无力，潮热，盗汗，或见癥积、痰核、瘰疬、骨骼疼痛，舌质紫暗，舌苔少或薄苔，脉象艰涩或细弱。《医门法律》："虚劳之证,《金匮》叙于血痹之下,可见劳则必劳其精血也。营血伤,则内热起,五心常热,目中生花见火,……营血为卫气所迫,不能内守而脱出于外,或吐或衄或出二阴之窍,血出既多,火热迸入,逼迫煎熬,漫无休止,营血有立尽而也,不死何待耶?"

白血病以骨痛为主症者,可用"骨痹"之名称。多为血脉痹阻,骨骼失养,形成骨痛;或久病入络,脉络阻滞,导致骨痛;若长期服用有毒药物,损伤肾脏,精血不生,骨骼失养而形成骨痹;或由寒邪入侵,可导致寒凝骨髓而引发骨骼疼痛;湿邪入侵,蕴积成毒,积于骨髓,耗伤精血,骨骼失养,形成骨痛;或感受燥热之邪,煎熬成块,瘀阻骨髓而形成骨痛。正如《素问》记载:"病在骨,骨重不可举,骨髓酸痛,寒气至,名曰骨痹。"

部分白血病以淋巴结肿大和全身消瘦、衰弱为特征者,属于中医"石疽"的范围,可沿用《中医外科学》"石疽""癥积""痰核""瘰疬""恶核""失荣"等名称。石疽,指寒气凝结肿硬如石的阴疽类疮疡,部位不固定。《诸病源候论·石疽候》:"此由寒气客于经络,与血气相搏,血涩结而成疽也。其寒毒偏多,则气结聚而皮厚,状如痤疖,硬如石,故谓之石疽也。"石疽常以正气内虚、脏腑功能失调为本,外感四时不正之气、六淫之邪为诱因而发病。早期则以痰凝结滞为基本病理,痰为水液所聚,或邪热烁津而成,倘若悲忧思虑,气郁化火,饮食不节,脾失健运或邪毒内陷、热毒灼盛,均可导致津液输布失常,痰浊内生。痰浊内蕴,阻闭经络,气血涩滞,痰凝血瘀,相互胶结,渐积肿核,遂发本病。同时"痰之为物,随气升降,无处不到",或滞留肌肤,走窜筋骨,或内陷脏腑,故累及范围广。多为虚实夹杂,虚为阳虚、气虚;毒即为癌毒、痰毒、热毒;瘀为瘀血阻滞。疾病后期由于邪盛正衰引起气虚、阴虚等临床表现。

白血病以肝脾肿大、胁下肿块为特征者,属于中医"癥积"的范围,可沿用《中医内科学》"癥积"名称。郁怒伤肝,肝失条达,气机不畅,络脉失和,气滞血瘀而形成胁下癥块;忧思伤脾,脾失健运,痰湿内生,蕴结于胁下而形成癥积;气血逆乱,遂生瘀血;肝阴不足,肝脉失养,气机郁结,出现胁下癥积;肾精不足,百脉失养,脉道艰涩,血瘀内阻,结于胁下形成癥积。脏腑虚弱,功能失司,亦可导致胁下癥积;大病、久病,失于治疗,久病入络,络脉瘀血,结于胁下形成癥积。上述因素均可导致血瘀,瘀血阻塞脉道,壅塞脏腑,不但使原有疾病进一步加重,且最易瘀结于胁下,形成癥积。

(许亚梅　田晓琳)

第六节 白血病的中医病因病机

吴翰香在《实用中医血液病学》中以"血癌"为名称对白血病进行了专章论述："血癌是因真气内耗，邪毒入侵，与营血相持，产生癌细胞，增殖无休，或布散于全身，或浸润于局部，进而耗伤气血，火热进入，引起出血、发热、终致不救的一类恶性疾病。它与各种急性白血病、恶性淋巴瘤、慢粒急变及恶性组织细胞增生症等一致。"中医学认为白血病的病因是正气不足，邪毒侵袭，由表入里，致脏腑受邪，骨髓受损，发为本病。

一、胎毒内伏

禀赋薄弱，体质不健，胎毒内伏是白血病发生的关键因素之一。母体虚弱，胎中失养，或孕育期间母体感受毒邪，潜伏于内，遗传下代，发为本病。

二、正气虚弱

出生之后，后天奉养不足，体质虚弱，卫外不固，感受邪毒，正气无力抗邪，邪毒聚于体内，进一步耗伤正气，导致阴阳失调，邪毒内生的疾病状态，邪毒流注于血脉，凝结于脏腑，侵袭于骨髓，发为本病。正如《黄帝内经》所云："正气存内，邪不可干，邪之所凑，其气必虚。"

三、感受邪毒

正气亏虚，精血失守，虚邪贼风，入血伤髓；或长期受环境之毒侵扰，邪毒入里，痰、瘀、毒邪搏结，瘀滞骨髓则生髓毒，连及脏腑则耗损正气。邪毒久羁，变生多端，内伤营血，或邪陷心包而出现壮热、口渴、衄血、发斑、神昏谵语等。

四、饮食不节（洁）

平素恣食膏粱厚味，醇酒炙煿之物，脾胃损伤，运化失司，水湿代谢紊乱，湿热（湿毒）内生；或喜寒凉生冷，或食滞内停，或误食或过食有毒药物，或接触有毒物质等均可致脾胃损伤，气血化生无源，寒湿内生。湿毒蕴积脏腑，流注于经脉、肌肤之间，形成癥积、痰核或瘰疬。

五、情志因素

喜、怒、忧、思、悲、恐、惊七情变化是机体对外界事物的正常应答，突然、强烈或长期的七情刺激，超过机体所能够调节的正常范围，就会使机体气血逆乱、脏腑失调，进而发生疾病。过喜可伤心，心气不足，推动血行功能失调，可导致血脉瘀阻；郁怒伤肝，肝失条达，可造成肝郁气滞，血脉瘀滞；思伤脾，脾失健运，痰湿内生，郁结经脉；忧伤肺，肺失清肃，则痰湿不化；恐伤肾，肾气（肾阳）不足，阳虚水泛，水湿内停，或肾阴不足，虚热内生，煎熬津液（血液）成块，可形成癥积、痰核或瘰疬。

六、血瘀内阻

血瘀既是疾病发生与发展过程中的病理产物，又是致病的关键因素。胎毒内伏与外来之毒相合，侵袭机体，流注经络，阻碍气血运行，日久便可形成血瘀。王清任在《医林改错》中提出的"元气既虚，必不能达于血管，血管无气，必停留而瘀"以及周学海在《读医随笔》中指出的"气虚不足以推血，则血必有瘀""血虚不足以滑气，则气必有聚""阴虚血必滞""阳虚血必凝"等即是描述诸虚不足导致血瘀的病机。反之，血瘀又可影响气血、阴阳、津液之生化，而使诸虚不足进一步加重。

本病起病隐匿，进展或缓慢或急骤，为虚实夹杂证，病位在骨髓，而后侵袭于肝、脾，最后至五脏六腑、四肢百骸而出现全身性表现。病机在于虚、热、毒、痰、瘀五个病理环节相互衍生和转化。本虚多见面色萎黄或㿠白，倦怠懒言，头晕乏力，心悸气短，咽干口燥，五心烦热，失眠多梦，潮热盗汗，腰膝酸软；标实多见骨痛，胁下癥积坚硬不移，大便秘结，小便短赤，舌质紫暗，舌苔厚腻，脉洪数有力等。发热主要责之于外感六淫、邪毒内发及阴虚发热。外感发热，起病时多恶寒，或有寒战、身热，热度较高。在表者宜解；在气者宜清；在营血者宜清、宜凉。邪毒内发主要是白血病本身引起的发热，以低热为主，常伴骨痛，可有壮热不退，甚则神昏谵语，鼻齿出血及内脏出血等热毒燔灼营血，内陷心包，耗乏气血之证候。阴虚发热常有手脚心热，午后热甚，盗汗，口渴思饮等。出血则主要责之于内热熏蒸、气不摄血。正虚邪实，耗气伤阴，气血亏损更甚，温邪入里，内热熏蒸，热伤脉络，迫血妄行；或由瘟毒耗气伤血，日久致气虚或脾虚，气虚则不能摄血，脾虚则血无统摄，则发生出血诸证。若血上溢则见鼻衄、齿衄、咯血、吐血，血下溢则见便血、尿血，妇女可见崩漏不止。若病邪久恋不去，气血更虚，气为血之帅，气行血则行，气虚则血行不畅，日久则气滞血瘀或脉络瘀阻，结于胁下等，形成癥积，推之不移。

难治性白血病发病机制与"痰""瘀"关系更为密切。痰来自津，瘀本乎血，津聚液停形成痰饮，血滞血留而为瘀。痰阻而气滞，气滞则血瘀，瘀血停滞，脉络不通，气不往来，则津液不布，聚而为痰。痰与瘀相互交织形成的"痰瘀互阻"是白血病难以治愈的关键病机。

白血病整个疾病过程中，正邪分争贯穿其始终。若瘟毒、邪毒由盛而衰，正气由虚而渐复，则疾病得以缓解。若外邪盛，日久未见平复，营阴内耗，而致阴虚。正气仍不转机，邪仍不去，病情进一步恶化，气血阴阳虚甚，最后导致阴阳两竭而死亡。根据白血病发生、进展的速度与临床表现可知，气阴两虚是白血病的内在发病基础；热毒内盛，邪毒伤血，瘀血内阻是白血病病机演变的基本过程；气血阴阳虚损、阴竭阳微是白血病的最终病理结果。

（侯　丽）

第二章

临床常见白血病

第一节 急性髓系白血病

一、概述

急性髓系白血病（acute myelogenous leukemia，AML）是一种常见的血液系统恶性肿瘤，起源于造血干/祖细胞，分化阻滞于髓系发育早期阶段。AML 以骨髓与外周血中原始和幼稚髓性细胞异常增生为主要特征，临床表现为贫血、出血、感染和发热、脏器浸润、代谢异常等，多数病例病情急重，预后凶险，如不及时治疗可危及生命。目前我国儿童 AML 5 年生存率为20% ~30%，成人为 10% ~35%。

AML 全球年发病率为 3.4/10 万，65 岁以后年发病率增至 17.9/10 万。我国年发病率为 1.62/10 万，占成人 AL 的 60% ~70%。西方国家中位发病年龄为 67 岁，我国中位发病年龄为 64 岁。男性发病率高于女性，男女比例约为 1.26∶1。

在中医古籍中，没有关于急性髓系白血病病名的明确论述。据其在病情发展过程中表现出的乏力、消瘦、发热、出血等症状，可归属于中医"恶血""急劳""血热"等病证范畴。《黄帝内经》最早论述贫血、出血临床表现。《素问·刺腰痛》："衡络绝，恶血归之。"《灵枢·水胀》："恶血当泻不泻。"《灵枢·小针解》："菀陈则除之者，去血脉也。"《圣济总录·虚劳门》："急劳之病，其证与热劳相似，而得之差暴也，缘禀受不足，忧思气结，营卫俱虚，心肺壅热，金火相刑，脏气传克，或感外邪，故烦躁体热，颊赤心忪、头痛盗汗、咳嗽咽干、骨节酸疼，久则肌肤销铄咯涎唾血者，皆其候也。"以上指出急劳的病因及临床表现，记载了急劳的兼证及用药。《普济方·虚劳门》亦云："夫急劳之病，其证与热劳相似，而得之差暴也。盖血气俱盛，积热内干心肺，脏腑壅滞，毒热不除而致之。缘禀受不足，忧思气细，荣卫俱虚，心肺壅热，金火相刑，脏气传克，或应外邪，故烦躁体热、颊赤心忪、头痛盗汗、咳嗽咽干、骨节酸疼、萎黄羸瘦，久则肌肤消燥，咯涎唾血者，皆其候也。"

二、临床表现

多急性起病，以高热、贫血、出血为主要表现。

（一）临床症状

1. 贫血　常是发病时的首发症状，呈进行性加重。贫血呈正细胞正色素性，有时可见有核红细胞出现在外周血。由贫血可引起乏力、气促、耳鸣和食欲减退，严重贫血可导致贫血性心力衰竭。

2. 发热　半数患者以发热为早期表现，见低热或高热，伴畏寒、汗出等。

3. 出血　约40%的初诊 AML 有不同程度的出血，皮肤黏膜（鼻、口腔及牙龈）出血最常见；眼底、球结膜出血较易见；血尿较少见，但镜下血尿不易被发现；严重的胃肠、呼吸道和颅内出血虽不多见，却常是致死的原因。

（二）常见体征

1. 皮肤浸润　多发于婴儿伴高白细胞的 AML - M_4 型、AML - M_5 型人群，常同时伴有中枢神经系统白血病（CNSL）。外观呈斑丘疹、结节状或肿块，色泽紫红，可多发，布及全身或散布于体表。

2. 口腔牙龈改变　25% ~ 50% AML - M_4 和 AML - M_5 患者因白血病细胞浸润出现牙龈增生、肿胀，严重者牙龈肿胀如海绵状，表面破溃出血。AML 其他亚型牙龈增生少见。口鼻黏膜、扁桃体或舌体浸润较少见。

3. 肝、脾、淋巴结肿大　见于约40%的患者（AML - M_5 型较多见），与 ALL 相比其发生率较低，且淋巴结、肝、脾肿大也不如 ALL 明显。淋巴结从黄豆、花生米大小到鸽蛋大小不等，圆而饱满，质韧无触痛，常见于颈部、腋下及腹股沟部。巨大肝、脾仅见于婴儿 AML。

4. 骨关节痛　骨关节痛易发生在肋骨、脊椎骨或肢体长骨及肘、踝等大关节，偶尔可出现骨坏死，关节渗液少见。表现为持续性并阵发性加剧的骨骼、关节疼痛或肿痛，以及行动障碍。胸骨压痛是常见体征。

5. 中枢神经系统受累　初诊 AML 的 CNSL 发病率不详，包括复发时的全病程 CNSL 总发病率儿童为 5% ~ 20%，成人约 15%，明显低于 ALL。CNSL 以浸润软脑膜为主，临床表现为颅内压增高、脑神经损伤和脑脊液改变，重者可有意识改变或抽搐、瘫痪，甚至发生癫痫样发作、昏迷等。

6. 眼部症状　部分 AML 可伴有绿色瘤，AML - M_1、AML - M_2 型多

见，表现为眼球突出、复视或失明。AML 视网膜、脉络丛浸润比 ALL 少见，可合并出血或导致失明，眼底浸润往往提示合并中枢神经系统受累。

（三）其他表现

AML 还可发生心脏、心包、肺、胸膜、肾及胃肠等器官、组织的浸润，出现相应的临床症状。睾丸、前列腺、卵巢、子宫浸润较少见。

三、实验室检查

（一）外周血常规

AML 初诊时多数患者外周血有不同程度的血红蛋白及红细胞减少。贫血大多数呈正常细胞性，仅少数患者出现成熟红细胞大小不等、嗜碱性点彩、幼红细胞，半数患者网织红细胞计数偏低。白血病可引起红细胞表面血型抗原的减弱，造成血型鉴定困难。AL 初诊时外周血白细胞计数可降低、正常、增高或显著增高。约 50% 的 AML 患者白细胞计数小于 $5 \times 10^9/L$，甚至小于 $1 \times 10^9/L$。白细胞计数大于 $100 \times 10^9/L$ 称为高白细胞急性白血病，约占所有 AL 的 8.5%，占 AML 的 5%，常见于 AML - M_5 型。高白细胞急性白血病病情凶险，早期发病率高，缓解率低，预后差。

（二）骨髓象

AML 初诊时骨髓象绝大多数呈增生活跃、明显活跃或极度活跃，最主要的特征是被累及的血细胞系列有原始细胞和幼稚（早幼）细胞大量增生，而正常造血细胞明显受到抑制。据统计，约有 10% 的 AML 骨髓活检中显示骨髓象增生降低，称为低增生性急性白血病。骨髓涂片下白血病细胞具有共同的形态特点：大小不等，多数体积增大，核质比值增大，细胞核形态不规则，常有异型，核染色质粗糙，分布不均，核仁较正常原始细胞大且显著；核分裂象多见，核质发育失调，胞核发育常落后于胞质。细胞分化停滞在原始细胞或幼稚（早幼）细胞阶段，而趋向于成熟的细胞极少见，呈所谓"裂孔"现象。在部分 AML 的胞质内常可发现有 Auer 小体，这是白血病细胞克隆的形态标志，系嗜苯胺蓝颗粒聚集和浓缩过程紊乱，融合成有结晶核心的 Auer 小体。

（三）细胞化学染色

1. 急性粒细胞白血病　过氧化物酶（POX）染色和苏丹黑 B（SB）染色结果大致相同，可使分化差的原始粒细胞呈阴性反应，分化好的呈阳性反应，其强弱程度各异。AML - M_1 型以阴性或弱阳性反应多见，AML - M_{2a} 和 AML - M_3 型以强阳性反应多见。非特异性酯酶（NEC）染色可呈阳性反应，但不被氟化钠（NaF）抑制或抑制率小于 50%；中性粒细胞碱性磷酸酶（NAP）染色明显减少或消失；糖原（PAS）染色根据白血病细胞的分化程度可呈阴性反应或呈弥漫性淡红色反应，AML – M₃型呈弥漫性红色反应。

2. **急性单核细胞白血病** POX 和 SB 染色时原始、幼稚单核细胞呈阴性或弱阳性反应；NEC 染色呈阳性或强阳性反应，可被 NaF 抑制，抑制率不低于 50%；NAP 积分增高；血、尿溶菌酶活性显著增高。急性粒细胞白血病和急性单核细胞白血病细胞化学染色鉴别见表 2 – 1 – 1。

表 2 – 1 – 1 急性髓系白血病细胞化学染色鉴别

细胞化学染色	急性粒细胞白血病	急性单核细胞白血病
过氧化物酶染色（POX）	分化差的原始细胞（－）~（＋）；分化好的原始细胞（＋）~（＋＋＋）	（－）~（＋）
糖原染色（PAS）	（－）或（＋），弥漫性淡红色	（－）或（＋），弥漫性淡红色或颗粒状
非特异性酯酶染色（NEC）	（－）或（＋），NaF 抑制率小于 50%	（＋），NaF 抑制率不低于 50%
中性粒细胞碱性磷酸酶染色（NAP）	减少或消失	正常或增加

3. **急性粒 – 单核细胞白血病** 具有上述两系细胞的特征，并且过氧化物酶 – 溶菌酶（POX – Lz）双重染色时 Lz 活性高于 POX，非特异性酯酶染色时，部分白血病细胞可呈阳性反应（原粒和早幼粒），有些白血病细胞呈阴性反应（原始单核和幼稚单核）。

4. **急性红白血病** 红白血病的幼红细胞 PAS 染色呈阳性反应，且多为颗粒或块状分布。

（四）免疫表型

少数 AL 经形态和细胞化学染色不能确定分型，需依靠细胞免疫表型检测明确白血病细胞系列归属与分化阶段。依据髓系细胞的分化过程，CD33 和 CD13 是髓系细胞发育成熟全过程均存在的抗原；CD34 在髓系祖细胞表面出现，分化至原始粒细胞阶段逐渐消失；HLA – DR 存在于细胞集落和各期单核细胞上；到幼稚及成熟期，粒、单核细胞表面出现 CD11ᵦ，粒系同时有 CD15，单核细胞则表达 CD14。AML 免疫学分型相关的常用抗原标记：MPO、CD117、CD33、CD13、CD11ᵦ、CD14、CD15、CD16、CD64、CD65、血型糖蛋白 A 和 CD41、CD42ᵦ、CD61 等。

AML 各亚型主要阳性标志：除 AML – M₃外，其他亚型一般有 CD34、HLA – DR 阳性（尤其 M₀ ~ M₂）。AML – M₀：CD33 和（或）CD13 阳性，

可有 CD7、TdT 阳性。AML – M$_1$：CD33、CD13、CD15、CD117 阳性。
AML – M$_2$：同 AML – M$_1$。AML – M$_4$：CD33、CD13、CD15、CD14 阳性。
AML – M$_5$：同 AML – M$_4$。AML – M$_6$：CD33、CD13 阳性，此外 CD71（转
铁蛋白受体）、血型糖蛋白 A 及红细胞膜收缩蛋白也阳性。AML – M$_7$：
CD41、CD42、CD61 阳性。

某些特殊类型 AML 的诊断须依赖免疫表型，如形态上不能辨认，POX
和 SB 染色阴性，只能通过免疫表型确认，即须至少表达一种髓系特异抗
原标记（如 cMPO、CD13/Cy – CD13 和 CD33/Cy – CD33 等）。

（五）分子遗传学

分子遗传学异常是 AL 的致病基础，表现为染色体畸变（染色体数量、
结构异常）、基因突变和表观遗传变异等，是决定细胞生物学行为和患者
预后最重要的因素，也是白血病诊断分型的重要依据。近 55% 的 AML 经
常规染色体核型分析可发现克隆性染色体数量和（或）结构异常。遗传学
对 AML 预后的影响由染色体核型和分子突变类型共同决定。AML 常见染
色体异常见表 2 – 1 – 2。

表 2 – 1 – 2 　急性髓系白血病常见染色体异常

染色体异常	融合基因	常见白血病亚型
t（8；21）（q22；q22）	*AML1 – ETO*	M$_2$
Inv（16）（p13；q22）	*CBFβ – MYH11*	M$_4$E$_0$
t（16；16）（p13；q22）	*CBFβ – MYH11*	M$_4$E$_0$
t（variable；11q23）	*MLL*	M$_5$ 或其他型
t（5；17）（q35；q21）	*NPM – RARα*	AML
t（9；22）（q34；q11）	*BCR – ABL*	CML，ALL，AML

（六）病理学检查

AML 以不成熟髓细胞在骨髓里聚集以及骨髓造血抑制为特征。原始粒
细胞在骨髓内弥漫性增生，在全身各器官和组织内广泛浸润，一般不形成
肿块。外周血中白细胞总数升高，可见大量原始粒细胞。肿瘤细胞主要浸
润在淋巴结的副皮质区及窦内、脾脏红髓内、肝脏窦内，有时可见浸润皮
肤和牙龈的现象。

四、诊断

AML 的诊断分型可参考 FAB 协作组诊断标准和 2016 年世界卫生组织
（WHO）新修订的诊断标准。

（一）急性髓系白血病 FAB 分型

1. M_0（髓系微分化型） 骨髓中原始细胞占比大于等于 90%（NEC），胞质大多透亮或中度嗜碱性，无嗜天青颗粒及 Auer 小体，核仁明显，类似 ALL – L_2 型，细胞化学 POX 及 SB 染色小于 3%；免疫表型髓系标志 CD33 及（或）CD13 可阳性。淋系抗原阴性，但可有 CD7 +、Td – T +；电镜髓过氧化物酶（MPO）阳性。

2. M_1（粒细胞未分化型） 骨髓原始粒细胞（Ⅰ型 + Ⅱ型）大于等于 90%（NEC），其中至少 3% 的原始粒细胞 POX 或 SB 染色阳性，早幼粒细胞以下的各阶段粒细胞或单核细胞小于 10%。

3. M_2（粒细胞部分分化型） 骨髓原始粒细胞（Ⅰ型 + Ⅱ型）占 30% ~90%（NEC），早幼粒细胞以下至中性分叶核粒细胞大于 10%，单核细胞小于 20%；部分早期粒细胞形态特点既不像原始粒细胞Ⅰ型或Ⅱ型，也不像早幼粒细胞（正常的或多颗粒型），核染色质很细，有 1 ~2 个核仁，胞质丰富，嗜碱性，有不等量的颗粒，有时颗粒聚集，这类细胞大于 10% 时，亦属此型。

4. M_3（颗粒增多的早幼粒细胞型） 骨髓中以异常的多颗粒早幼粒细胞为主。

5. M_4（粒 – 单核细胞型） M_4 包括以下几种情况。

（1）骨髓原始细胞大于 30%（NEC），原始粒细胞加早幼、中性中幼及其他中性粒细胞占 30% ~80%，不同成熟阶段的单核细胞（常为幼稚及成熟单核细胞）大于 20%。

（2）骨髓象如上所述，外周血单核细胞（包括原始、幼稚及成熟单核细胞）大于等于 $5 \times 10^9/L$。

（3）骨髓象如上所述，外周血单核细胞小于 $5 \times 10^9/L$，而血清溶菌酶及细胞化学支持单核细胞系数量显著者。

（4）骨髓象类似 M_2，而单核细胞大于 20%，或血清溶菌酶超过正常 [（11.5 ±4）mg/L] 的 3 倍，或尿溶菌酶超过正常（2.5mg/L）的 3 倍。

（5）骨髓象类似 M_2，而外周血单核细胞大于等于 $5 \times 10^9/L$ 时亦可划分为 M_4。

急性粒 – 单核细胞白血病伴嗜酸性粒细胞增多（M_4E_0）：除具有上述 M_4 各型特点外，骨髓嗜酸性粒细胞大于 5%（NEC），其形态除有典型的嗜酸性颗粒外，还有大而不成熟的嗜碱性颗粒，核常不分叶，细胞化学氯乙酸酯酶及 PAS 染色明显阳性。

6. M_5（单核细胞型）

（1）M_{5a}：骨髓原始单核细胞 I 型 + Ⅱ型大于等于 80%（NEC）。

（2）M_{5b}：骨髓原始单核细胞 I 型 + Ⅱ型小于 80%（NEC），其余为幼稚及成熟单核细胞等。

7. M_6（红白血病型） 骨髓原始细胞（原始粒细胞或原始单核细胞，NEC）I 型 + Ⅱ型大于等于 30%，红细胞系大于等于 50%。

8. M_7（巨核细胞型） 骨髓中原始巨核细胞大于等于 30%。如原始细胞呈未分化型，形态不能确定时，应做电镜血小板过氧化物酶活性检查，或用血小板膜糖蛋白 Ⅱ b/Ⅲ a 或 Ⅲ a 或 ⅧR：Ag 以证明其为巨核细胞系。如骨髓干抽，有骨髓纤维化，则需做骨髓活体组织检查，用免疫酶标记技术证实有巨核细胞增多。

（二）急性髓系白血病 WHO 分型

世界卫生组织（WHO）于 2016 年新修订了 AML 的分型标准，WHO 关于 AML 新分型实际上并不是单纯的形态学分型，而是 MICM 分型，具体见表 2－1－3。

表 2－1－3　急性髓系白血病的 MICM 分型（WHO）

AML 及相关前体髓系肿瘤
1. 伴重现性遗传学异常
■ AML 伴 t（8；21）（q22；q22.1）；*RUNX1－RUNX1T1*
■ AML 伴 inv（16）（p13.1；q22）或 t（16；16）（p13.1；q22）；*CBFB－MYH11*
■ APL 伴 *PML－RARA*
■ AML 伴 t（9；11）（p21.3；q23.3）；*MLLT3－KMT2A*
■ AML 伴 t（6；9）（p23；q34.1）；*DEK－NUP214*
■ AML 伴 inv（3）（q21.3q26.2）或 t（3；3）（q21.3；q26.2）；*GATA2，MECOM*
■ AML（原始巨核细胞）伴 t（1；22）（p13.3；q13.3）；*RBM15－MKL1*
■ AML 伴 *BCR－ABL1*（临时分类）
■ AML 伴突变的 *NPM1*（临时分类）
■ AML 伴 *CEBPA* 等位基因突变（临时分类）
■ AML 伴 *RUNX1* 突变（临时分类）
2. 伴骨髓增生异常相关改变的 AML
3. 治疗相关性髓系肿瘤
4. AML，未定型
■ AML 微分化型
■ AML 不伴成熟型

续表

AML 及相关前体髓系肿瘤

- ■ AML 伴成熟型
- ■ 急性粒单细胞白血病
- ■ 急性原始单核细胞／单核细胞白血病
- ■ 纯红系白血病
- ■ 急性原始巨核细胞白血病
- ■ 急性嗜碱性粒细胞白血病
- ■ 急性全髓增殖伴骨髓纤维化

5. 髓细胞肉瘤

6. 唐氏综合征相关的髓系增殖

- ■ 短暂的异常髓系增生
- ■ 唐氏综合征关联的髓系白血病

五、预后

仅少数 AML 经单纯化疗就能取得满意疗效，大多数患者远期疗效差，长期生存机会少。影响 AML 预后的因素有很多，AML 预后与患者化疗耐受性和治疗相关死亡率（treatment – related mortality，TRM）有关，包括患者年龄、器官功能状况、体力状况（PS 评分）和肿瘤负荷等，这些因素主要影响诱导治疗的疗效；还与白血病化疗敏感性和复发相关，如既往血液病史和放、化疗史，细胞和分子遗传特征以及治疗反应等，这些因素主要影响长期疗效。

（一）影响近期疗效的预后因素

年龄是影响 AML 最明显的预后因素之一。年龄越大，化疗耐受性越差，TRM 越高，出现化疗耐药的概率也会增加。器官功能状况、初诊时 PS 评分（>2 分）和 WBC 计数（$\geqslant 100 \times 10^9 / L$）是影响诱导治疗疗效的重要因素。诱导治疗方案选择应主要参考患者年龄、PS 评分和 WBC 计数等。

（二）分子遗传学特征与预后

分子遗传学特征是影响 AML 最重要的预后因素之一。预后不良染色体核型 AML 中，常染色体单体核型（monosomal karyotype，MK）AML 的预后更差。MK 是指具有 2 种或 2 种以上染色体单体丢失（不包括性染色体丢失）或伴染色体结构异常（除核心结合因子基因易位）的 1 种或 1 种以上常染色体单体丢失，以 – 7 最为多见。MK 成为预后极差的 AML 染色体核型标志。AML 中等预后组大多为正常核型急性髓系白血病（CN - AML），占 40% ~50%。后来证实，分子遗传学突变是影响患者预后的另一个重要因素。*FLT3* 突变包括近膜区的内部串联重复（ITD）和涉及酪氨酸激酶结构域的单一氨基酸（TKD）突变。*FLT3 - ITD* 突变占成人 AML 的 15% ~35%，*FLT3 - TKD* 突变占 5% ~10%。*FLT3 - ITD* 的中等预后患者疗效与不良预后组一致，而 *FLT3 - TKD* 对预后的影响不大。*NPM1* 突变主要见于 CN - AML（50% ~60%），且常与 *FLT3* 突变同时存在，总生存期（OS）和无事件生存期（EFS）较长；而伴 *FLT3 - ITD* 突变的患者预后则与伴 *FLT3 - ITD* 突变的患者相当。*C/EBPα* 突变见于 5% ~10% 的 AML，大多同时伴 *FLT3*、*c - Kit* 或 *NRAS* 基因突变。单纯 *C/EBPα* 双等位基因突变的正常核型患者预后良好，而单等位基因突变的预后意义则不明显。*DNMT3A* 突变见于 22% 的原发性 AML，占中等预后组的 34%，预后良好组未见该突变。*DNMT3A* 突变中的中等预后组总体生存差。*IDH* 基因突变见于 28.7% 的 CN - AML，是 CN - AML 最常见的基因突变类型之一。*IDH1/IDH2* 突变多见于 AML - M$_1$ 亚型，*IDH1* 突变以女性多见。总体上 *IDH* 突变预后意义不明，但 *IDH* 突变会影响预后较好的 NPM1 + /FLT3 - ITD - 患者的疗效。文献报道 30% ~40% 的 AML 伴 inv（16）和 20% ~30% 的 AML 伴 t（8；21）存在 *c - Kit* 突变，患者 WBC 计数较高，易复发，生存期缩短。AML 预后也与某些基因的表达异常有关。*BAALC* 基因高表达者完全缓解率低，生存期短。BAALC 表达常与其他不良预后分子异常如 *FLT3 - ITD*、*NPM1* 突变和 ERG 高表达等同时存在。MN1 高表达的 CN - AML 预后较差。*WT1* 基因突变见于 10% 的 CN - AML。高表达 ERG 的 CN - AML 复发率高，生存期短。基于细胞遗传学和分子学异常的 AML 危险度分层见表2 - 1 - 4。

表 2 - 1 - 4　基于细胞遗传学和分子学异常的 AML 危险度分层

危险度分层	细胞遗传学异常	基因
标危（SR）	T（15；17）	*PML - RARα*
	inv（16），t（16；16），del（16q）	*CBFβ - MYH*11
	t（8；21）（q22；q22）	*AML1 - ETO*
		FLT3 - ITD 阴性同时伴随 *NPM1* 突变或者 *CEBPA* 突变
中危（MR）	+8，- Y，+6，del（12p）	标危核型伴随 *C - KIT* 突变
	正常核型	
	所有未知预后意义的异常	

危险度分层	细胞遗传学异常	基因
高危（HR）	Abn 11q23	*MLL*
	t（4；11）（q21；q23）	*MLL – AF4*
	t（9；11）（q23；q23）	*MLL – AF9*
	t（11；19）（q23；q13.1）	*MLL – ELL*
	t（11；19）（q23；q13.3）	*MLL – ELL*
	t（6；9）（p23；q34）	*DEK – NUP*
	t（3；3）（q21；q26）	
	–5/del（5q）	
	–7/del（7q）	
	复杂核型（≥3 种）	
		正常核型伴随 *FLT3 – ITD* 突变

（三）微小残留病与预后

理论上完全缓解（CR）患者的体内仍残留有 1×10^9 以下的白血病细胞，形态难以分辨，称为"微小残留病灶（MRD）"，是疾病复发的根源。患者 CR 率越高，MRD 水平越低，则无病生存期（DFS）持续时间越长，越有可能获得长期生存。患者 CR 后 MRD 持续阳性（未达分子缓解）或由阴性转为阳性（分子复发），将很快出现血液学复发。MRD 水平是 CR 患者疗效最直接、最客观的评价指标，是所有年龄、肿瘤负荷、前驱血液病史或放、化疗史和遗传学特征等其他预后因素对患者疗效影响的最终体现。动态监测 CR 患者 MRD 对预测早期复发以及时干预显得十分重要。

六、疗效评价

2001 年一个国际工作组新修订了 AML 疗效判断标准，建议在诱导治疗结束后 7~10 天进行"早期治疗评估"，这时骨髓增生状况和原始细胞比例可反映抗白血病治疗的疗效，可用于指导治疗。该工作组提出了与治疗疗效相关的概念。形态学无白血病状态（morphologic leukemia – free state）是指在评价节点计数 200 个骨髓有核细胞，此时原始细胞小于 5%，无 Auer 小体，无髓外白血病（如 CNSL、髓外浸润）。形态学完全缓解（morphologic complete remission）是指取得形态学无白血病状态，且外周血象恢复，即中性粒细胞（PMN）绝对数 $\geqslant 1.0 \times 10^9 /L$，血小板（PLT）$\geqslant 100.0 \times 10^9 /L$，脱离红细胞输注。细胞遗传学完全缓解（cytogenetics complete remission）是指原有克隆性细胞遗传学异常的患者取得形态学完全缓解后，基于常规显带技术或 FISH 方法核查恢复到正常核型。分子学完全缓解（learn complete remission）是指在形态学完全缓解基础上，应用 PCR 技术检测原有的融合基因等阳性分子遗传学标记转阴，或多参数检测原有的白血病细胞异常免疫表型转阴。部分缓解（PR）是指诱导治疗后骨髓原始细胞降低至少50%，或原始细胞比例下降至5%～25%，而血象恢复到形态学完全缓解的水平。如发现 Auer 小体，即使骨髓原始细胞低于5%，仍应归为 PR。治疗失败是指白血病细胞耐药、治疗相关死亡和复发。

七、西医治疗

（一）治疗原则

AML 治疗可选择联合化疗、造血干细胞移植、促分化、促凋亡治疗和生物反应调节剂治疗等，分为诱导治疗和缓解后治疗两个阶段。首先采用诱导治疗以尽快降低肿瘤负荷，取得 CR，恢复正常造血功能。患者获得 CR 越早、越彻底，则 CR 维持时间越长，治愈希望越大，所以 AML 十分重视诱导治疗，要求在2个疗程内达到 CR，否则 CR 率将明显降低，CR 持续时间也短，易于复发。缓解后治疗按治疗强度分为巩固、强化和维持治疗。延长 AML 患者缓解和生存期的根本策略在于强烈诱导、早期巩固强化和造血干细胞移植。患者治疗前就应根据病情和预后制订好完整的治疗计划，在治疗中不断修正、完善，以达最佳疗效。

（二）成人 AML 的治疗

1. 诱导治疗 青年患病人群最有希望获得治愈。目前，柔红霉素（DNR）＋阿糖胞苷（Ara－C），即 DA 方案已成为 AML 的经典诱导缓解治疗方案，标准用量为 DNR $45mg/m^2$，d1～3；Ara－C 100 mg/m^2，q12h，d1～7。在此基础上派生 IA 方案，即去甲氧柔红霉素（IDA）8～10 mg/m^2，d1～3；Ara－C 100 mg/m^2，q12h，d1～7。中国医学科学院血液病医院采用 HA 方案，即高三尖杉酯碱（HHT）2.5～3mg $/m^2$，d1～7；Ara－C 100 mg/m^2，q12h，d1～7，治疗初始 AML，CR 率可达75.4%，5年 EFS 率为46.9%，疗效与标准 DA 方案相当，且与 DA 无交叉耐药。在此基础上将 HHT 分别与 DA、米托蒽醌＋阿糖胞苷（MA）和阿霉素＋阿糖胞苷（AA）组成 HAD、HAM、HAA 方案诱导治疗，CR 率可达85%～90%。HHT 已成为我国 AML 治疗方案的常规用药。近年发现，DNR 用量增加到90mg/ m^2，d1～3，或50mg/ m^2，d1～5，也可获得与 IA 方案类似的疗效，且未增加治疗毒性。对于低增生性 AML 或由骨髓增生异常综合征（MDS）转化来的 AML，很多研究中心采用 CAG 方案，Ara－C 20mg，ih，q12h，d1～14；阿克拉霉素（Acla）20mg/d，d1～4；粒细胞集落刺激因子（G－CSF）5μg/kg，ih，d1～14（根据血象调整，WBC＞$30×10^9$/L 暂停）。

2. 缓解后治疗　包括巩固治疗、强化治疗和维持治疗等。维持治疗强度比诱导治疗强度弱，但应达到骨髓抑制。癌症和白血病研究组 B（CAL-BG）将 CR 患者随机分为三组，分别接受 4 个疗程大剂量 Ara－C（HDAC）（$3g/m^2$，q12h，d1～3）、4 个疗程中剂量 Ara－C（IDAC）（$400mg/m^2$，d1～5）和 4 个疗程标准剂量 Ara－C（SDAC）（$100mg/m^2$，d1～5）的巩固治疗，发现 4 个疗程大剂量 Ara－C 巩固治疗可显著提高 60 岁以下 AML 的 DFS 率和 OS 率。按遗传学预后分层进一步分析，发现 4 个疗程大剂量 Ara－C 巩固治疗获益最大的是核心结合因子相关急性髓系白血病（CBF－AML），其次是 CN－AML，而不良预后组的疗效未得到改善。4 个疗程大剂量 Ara－C 方案一度认为是 AML 标准的缓解后治疗方法。目前，国内大多研究中心采用中等剂量 Ara－C $1～2g/m^2$，q12h，d1～3，共 4 个疗程作为缓解后的巩固治疗方案。

自体造血干细胞移植（auto－HSCT）和异基因造血干细胞移植（allo－HSCT）是 AML 缓解后的重要治疗方法。auto－HSCT 经清髓性预处理方案清除体内的 MRD，以降低复发、延长生存。移植前巩固治疗可降低 auto－HSCT 的治疗相关死亡率和复发率，提高疗效。有学者认为移植前巩固治疗疗程数是影响 auto－HSCT 疗效最重要的因素，移植前巩固治疗 2 个疗程以上和不到 2 个疗程的患者 DFS 率分别为 55% 和 21%，差异具有统计学意义（$P＜0.0001$）。欧洲骨髓移植登记处（EBMT）的回顾性分析发现，移植前巩固治疗大于 2 个疗程可将复发率由 65% 降至 42%。但 auto－HSCT 前的最佳巩固治疗方案和疗程数仍在探索中。与化疗和 auto－HSCT 相比，allo－HSCT 复发率更低。allo－HSCT 通过清髓性预处理方案和移植物抗白血病（GVL）来清除残余的 MRD。但 allo－HSCT 并发症较多，治疗相关死亡率较高，部分抵消了 allo－HSCT 的疗效。allo－HSCT 时应综合考虑患者的临床特征、移植时干细胞来源（骨髓、外周血或脐血）、移植方式（全相合、部分相合或半相合，亲缘或非亲缘）和预处理方案（清髓性或非清髓性）对疗效的影响，选择恰当患者给予恰当移植治疗。

（三）老年 AML 的治疗

老年 AML 的 CR 率仅 50%～60%，复发率高达 85%，5 年 OS 率低于 20%，是 AML 治疗的难点。一般情况差、PS 评分大于 2 分、并发症或合并症多的老年患者，应以改善生存质量、延长生存时间为治疗目的，一般采用治疗强度较弱的姑息治疗或仅给予最佳的支持治疗。

1. **诱导治疗** 目前针对老年 AML 患者，国内大多研究中心对于经济条件好且高白细胞数的患者，采用 IA 方案：IDA 8mg/m²，d1 ~ 3；Ara – C 100mg/m²，d1 ~ 7。对于经济条件差的患者可采用 MA – 1 方案：米托蒽醌（Mitoxantrone，MIT）8mg，d1 ~ 3；Ara – C 100mg/m²，d1 ~ 7。对于一般情况和（或）心功能不全的患者可采用 MA – 2 方案：MIT 2mg，d1 ~ 7；Ara – C 100mg/m²，d1 ~ 7。对于低增生性 AML 或者 MDS 转化的 AML 老年患者可采用 CAG 方案：Ara – C 20mg，ih，q12h，d1 ~ 14；Acla 10mg，d1 ~ 8；G – CSF 5μg/kg，ih，d1 ~ 14（根据血象调整，WBC > 30 × 10⁹/L 暂停）。

2. **巩固治疗** 对于经过诱导化疗达到 CR 或 PR 的老年 AML 患者，其巩固治疗采用重复原诱导方案 1 次后，再采用中剂量 Ara – C 1g/m²，q12h，d1 ~ 3，共 4 个循环。

美国国立综合癌症网络（NCCN）指南推荐对获得 CR 的老年 AML，如无明显并发症且有合适供者的患者，可考虑低强度预处理异基因造血干细胞移植（RIC allo – HSCT）；诱导治疗未达 CR 的患者，如白血病细胞负荷较低也可考虑 RIC 移植。体能状态良好（PS 评分 0 ~ 2 分）、无或仅有轻微合并症，良好遗传学预后分层的老年 AML 推荐强化治疗，此时生理年龄并非是治疗选择的决定因素。而中等和不良预后的老年 AML 联合化疗复发率高，生存期较短，可选择新的治疗方法或临床试验。MD Anderson 肿瘤中心应用氯法拉滨（30mg/m²，d1 ~ 5）治疗老年 AML，有效率（CR + CRp）为 46%，中位 DFS 和 OS 分别为 37 周和 41 周，CR 患者中位 OS 可达 72 周。阿扎胞苷和地西他滨为低甲基化药物，原始细胞比例较低（20% ~ 30%）的老年 AML 患者阿扎胞苷治疗的 CR 率为 18%，与常规治疗相当，但更具生存优势，患者中位 OS 和 2 年 OS 率均显著改善。地西他滨（20mg/m²，d1 ~ 5）治疗老年 AML 患者的 CR 率高于常规治疗（18% vs 8%），中位 OS 也有所提高。老年 AML 的治疗突破应寄希望于寻找高效、低毒的分子靶向治疗，目前正在研究的包括 FLT3 抑制剂、法尼基转移酶抑制剂（tipifarnib）、抗血管新生药物（沙利度胺、来那度胺）、蛋白酶体抑制剂（硼替佐米）及哺乳动物雷帕霉素靶蛋白抑制剂（雷帕霉素）等。

（四）中枢神经系统白血病的防治

AML 对中枢神经系统（CNS）浸润较少见，对初诊时有高白细胞数、单核细胞白血病或有中枢神经系统白血病（central nervous system leukemia，

CNSL）表现的患者，可于诱导治疗结束后进行诊断性腰椎穿刺。若确认为CNSL，则进行全身大剂量化疗、腰穿鞘内注射或放射治疗；如 CNS 检查为阴性，则可不再给予预防性腰穿鞘内注射。

（五）随访

AML 治疗结束后应定期随访、检查。缓解后治疗结束 2 年内，应每1～3 个月检查一次血常规，此后 3 年可每 3～6 个月检查一次血常规。MRD 持续阳性或由阴转阳者应及时干预，推荐 allo – HSCT。

八、中医治疗

急性髓系白血病属本虚标实，病位在骨髓，而后侵袭于五脏、脑部、皮肤而出现全身性表现。起病急骤，进展迅速，为虚实夹杂证，病机在于虚、热、毒、痰、瘀多个病理环节相互衍生和转化。本虚多见面色萎黄或㿠白，倦怠懒言，头晕乏力，心悸气短，咽干口燥，五心烦热，失眠多梦，潮热盗汗，腰膝酸软；标实多见热毒壅盛，骨痛，胁下癥积，坚硬不移，大便秘结，小便短赤，舌质紫暗，舌苔厚腻，脉洪数有力等。发热主要责之于外感六淫、邪毒内发及阴虚发热。外感发热，起病时多恶寒，或有寒战，身热，热度较高。在表者宜解；在气化者宜清；在营分、血分者宜清、宜凉。邪毒内发主要是白血病本身引起的发热，其发热是在白血病恶化时出现，以低热为主，常伴骨痛。可有壮热不退，甚则神昏谵语，鼻齿出血及内脏出血等热毒燔灼营血，内陷心包，耗乏气血之证候。阴虚发热常有手脚心热，午后热甚，盗汗，口渴思饮等。急性髓系白血病发病机制与"痰""瘀"关系密切。痰与瘀相互交织而形成"痰瘀互阻"是急性髓系白血病难以治愈的关键病机。

急性髓系白血病不同阶段病机不同，治疗也不同。一般初期以邪盛为突出，治疗应以祛邪为主，兼以扶正；化疗取得缓解后的早期阶段为邪去正伤，应以扶正培本为主，辅以祛邪；晚期以正气不足为主要临床表现，重点应补气养血。

（一）毒热蕴盛，气血逆乱证

证候：发热，口渴，汗出热不解，尿短赤，伴口舌生疮，咽痛，咳黄痰，胸胁满闷，急躁易怒，胁下胀痛，肛门肿痛或衄血、尿血及便血，舌淡红少津，苔黄燥，脉虚大而数。

治法：清热解毒，调畅气机。

主方：清瘟败毒饮（《疫疹一得》）合青黛雄黄散（《奇效良方》）加减。

常用药：生石膏、细生地、水牛角、川连、生栀子、桔梗、黄芩、知母、赤芍、玄参、连翘、竹叶、甘草、丹皮、青黛、雄黄等。

本证相当于急性髓系白血病发病初期并发感染或有出血症状。壮热不退或伴出血是辨证要点。病位在气分、血分，病性为本虚标实。清瘟败毒饮、青黛雄黄散重在清热解毒，清营凉血。临床应用时应根据不同伴随症状酌情加减。出血严重者，加茜草、白茅根；口腔糜烂者，局部涂锡类散或养阴生肌散；咽喉肿痛者，加山豆根、射干；皮肤疖肿者，加蒲公英、野菊花、紫花地丁，并外涂如意金黄膏；肛门肿痛者，外涂九华膏；咳嗽黄痰者，加鱼腥草、瓜蒌；神昏谵语者，加安宫牛黄丸。

（二）毒瘀蕴结，气血亏虚证

证候：身体倦怠，气短自汗，头目眩晕，失眠多梦，面色晦暗或淡暗，胸胁胀满，胁下癥积，舌质淡红或淡暗，舌苔薄白或薄黄，脉细或细弱。

治法：解毒祛瘀，益气养血。

主方：青黛雄黄散（《奇效良方》）、十全大补汤（《太平惠民和剂局方》）、复方浙贝颗粒（《北京中医药大学学报》）合方加减。

常用药：青黛、雄黄、浙贝母、川芎、汉防己、人参、熟地黄、白术、茯苓、当归、白芍、炙甘草、肉桂、黄芪等。

本证相当于急性髓系白血病发病初期并发贫血或有白血病细胞浸润症状。乏力气短或伴面色晦暗、胁下癥积是辨证要点。病位在气分、血分，病性为本虚标实。青黛雄黄散、复方浙贝颗粒重在清热解毒，化痰祛瘀；十全大补汤重在滋补气血。临床应用时应根据不同伴随症状酌情加减。气血亏虚明显者，加重人参、党参、白术、白芍、熟地黄等用量；毒邪亢盛者，选加半枝莲、虎杖、三棱、蜈蚣等；死血瘀积，聚而不散者，选加地龙、水蛭、三棱、莪术等；脘腹胀满者，选加莱菔子、青陈皮、木香等；食欲不振者，选加菖蒲、焦三仙等。

（三）气阴两虚，毒瘀未尽证

证候：头晕乏力，时有心悸气短，活动后加重，面色紫暗或潮红或淡暗，纳差，低热，盗汗或自汗，可有五心烦热，舌质淡，舌体胖，苔少或薄腻，脉细数或虚大。

治法：益气养阴，化瘀解毒。

主方：轻者用生脉散（《备急千金要方》）、复方浙贝颗粒（《北京中医药大学学报》）合方加减。重者用黄芪鳖甲散（《太平惠民和剂局方》）、复方浙贝颗粒（《北京中医药大学学报》）合方加减。

常用药：轻者选用人参、麦冬、五味子、浙贝母、川芎、汉防己等。重者选用人参、肉桂、桔梗、生地黄、法半夏、知母、黄芪、甘草、赤芍、鳖甲、秦艽、茯苓、地骨皮、柴胡、浙贝母、川芎、汉防己等。

本证相当于急性髓系白血病经诱导缓解后或骨髓移植后仍具有微小残留病灶期。微小残留病灶是白血病复发的根源，所以在取得完全缓解后或骨髓移植后应以扶正培本为主，增强机体免疫功能，间接杀伤残留白血病细胞。治疗上可加用解毒抗癌之品，如白花蛇舌草、蚤休、半枝莲、山慈菇、苦参等，其目的是恢复化疗对机体的损伤，增强机体的免疫力，消灭体内残存的白血病细胞，最终达到延长无病生存期及增加治愈率的目的。

（马　薇　李　潇）

第二节　急性早幼粒细胞白血病

一、概述

急性早幼粒细胞白血病（acute promyelocytic leukemia，APL）是急性髓系白血病（AML）的一个特殊类型，即 FAB 分型的 M_3 型。其分子遗传学特征为 t（15；17）（q 22；q21），该异位使染色体上的 *PML*（早幼粒细胞白血病基因）与 *RARα*（维甲酸受体 α 基因）形成 *PML-RARα* 融合基因。APL 具有 AL 常见的临床表现，如贫血、出血、感染、淋巴结和肝脾肿大、骨骼和关节疼痛等，但 APL 患者出血倾向最为显著。近年来，由于全反式维甲酸（ATRA）及砷剂的临床应用，APL 已成为可治愈的白血病之一。

APL 易见于中青年人，平均发病年龄为 39 岁，10 岁以下儿童罕见。男女发病率无明显差异，流行病学研究证实西方国家 APL 发病率占同期白血病的 5.0%～23.8%，占 AML 的 6.2%～40.2%，我国发病率高于西方国家。

在中医古籍中，缺乏有关于急性早幼粒细胞白血病病名的明确论述。据其在病情发展过程中的临床表现，归属于中医"血证""虚劳""瘰疬"等病证范畴。

二、临床表现

APL 是一种预后凶险的白血病。除具有 AL 的常见表现外，严重出血倾向是其主要的临床特点，大约 60% 患者发生弥散性血管内凝血（DIC），10%～20% 患者死于早期出血。

（一）感染

可出现细菌、真菌、病毒等感染，口腔、肺部、皮肤等为感染常见部位。主要表现为发热，严重者可出现感染性中毒性休克而导致死亡。

（二）DIC

DIC 是 APL 最主要的并发症，发生率高，可见于大约 60% 患者。临床常见症状为出血倾向、低血压栓塞及微血管病性溶血。

（三）维甲酸综合征

APL 在应用维甲酸治疗过程中会合并维甲酸综合征，初诊时有高白细胞症，表现为发热、体重增加、肌肉骨骼疼痛、呼吸窘迫、肺间质浸润、胸腔积液、心包积液、皮肤水肿、低血压、急性肾衰竭，甚至死亡。

三、实验室检查

（一）外周血常规

大部分患者以全血细胞减少起病，白细胞数大多低于 $5 \times 10^9/L$，严重者见粒细胞缺乏（$<0.5 \times 10^9/L$）。部分患者起病时外周血白细胞高于 $10 \times 10^9/L$，称为高白细胞症。典型外周血涂片表现为核分裂，"柴捆状" Auer 小体。

（二）骨髓象

骨髓增生程度活跃或以上，原始细胞为异常的早幼粒细胞，多数大于 50%，且细胞形态较一致，原始细胞以下各阶段细胞较少。根据白血病细胞形态，FAB 协作组将其划分为粗颗粒型 APL（M_{3a}）和变异性细颗粒型 APL（M_{3v}），其中粗颗粒型 APL 约占 75%，粗颗粒型 APL 的异常早幼粒细胞的核形态多不规则，常为肾形或双叶形，胞质内颗粒密集、粗大，呈红色或紫红色，使核质分界不清楚。细颗粒型 APL 形态独特，胞质中嗜苯胺蓝颗粒细小，密集分布，核多呈双叶形，胞质内嗜天青颗粒微小，光镜下常不易见到。

（三）细胞化学染色

APL 的细胞化学染色具有典型特征，表现为 POX 染色呈强阳性，NEC 染色呈强阳性，25% 的患者 NEC 呈弱阳性，且不被 NaF 抑制，NAP 和 PAS 染色呈阴性或弱阳性。

（四）免疫表型

APL 的免疫表型特征是不表达或低表达 CD34、HLA – DR 及 CD11a、CD11b 和 CD18，均匀一致地强表达 CD33，而 CD13 的表达较不均。部分治疗后和复发的患者部分免疫表型发生改变，如 CD2、CD34 和 CD56 等。

（五）分子遗传学

分子遗传学特征为 t（15；17）（q 22；q21），形成 *PML-RARα* 融合基因。t（15；17）易位见于绝大多数 APL 患者。17 号染色体上的 *RARα* 与 15 号染色体上的 *PML* 相互易位即发生 t（15；17）（q22；q21），形成 *PML - RARα* 融合基因。分子遗传学检测也可见其他的变异型异常，如 t（11；17）（q23；q21）、t（11；17）（q13；q21）、t（5；17）（q35；q21）、der（17）。

四、诊断

（一）诊断分型

1. FAB 分型　骨髓增生极度活跃或明显活跃；粒系细胞过度增生，以异常的多颗粒早幼粒细胞为主，≥30% 非红细胞计数（NEC）。

2. WHO 分类　①骨髓细胞学检查骨髓中多颗粒的异常早幼粒细胞增多，占非红系 30% 以上。如果有 t（15；17）或者 *PML - RARα*，骨髓中早幼粒细胞可以少于 30%；②白血病细胞免疫表型检测主要表现为常表达 CD33、CD13 等髓系抗原，CD15、HLA - DR 和 CD34 常为阴性，常有 CD2 和 CD9 的共表达，即 CD13 +、CD33 +、CD2/CD9 +、CD34 - / +、HLA - DR -、CD15 +、CD11b -；③细胞遗传学检测可见特异的染色体易位或融合基因，如特异性 t（15；17）（q22；q21），或者其他变异型异常如 t（11；17）（q23；q21）、t（11；17）（q13；q21）、t（5；17）（q35；q21）、der（17）；④分子生物学 *PML - RARα* 融合基因（FISH）及其转录本（RT - PCR/Q - PCR）或者融合蛋白（PML 抗体进行的直接免疫荧光检测 *PML* 癌基因结构域形成的弥漫微颗粒荧光），或者可以检测到变异型 *PLZF - RARα*、*NuMA - RARα*、*NPM - RARα*、*STAT5b - RARα* 融合基因。在以上 4 个指标中，符合 1 + 3 或者 1 + 4 即可诊断 APL，免疫表型作为辅助诊断标准。但需注意，细胞遗传学检查是明确诊断的关键，RT - PCR 检测可能有假阳性或假阴性的结果，故需要几种方法联合应用。

（二）预后分组

临床试验中，根据白细胞（WBC）计数和血小板（PLT）计数将 APL 分为不同危险组。①低危组：$WBC < 10 \times 10^9/L$，$PLT > 40 \times 10^9/L$，5 年复发率 4%；②中危组：$WBC < 10 \times 10^9/L$，$PLT < 40 \times 10^9/L$，5 年复发率 7%；③高危组：$WBC > 10 \times 10^9/L$，5 年复发率 28%。

五、西医治疗

（一）可疑 APL 的治疗

拟诊患者应积极水化、碱化尿液、利尿，以快速纠正电解质紊乱。可用羟基脲降低白细胞值。可疑 APL 患者一旦拟诊，应尽早开始 ATRA 治疗，以减少 APL 相关凝血异常，化疗应在确诊后开始。ATRA 治疗可能导致维甲酸综合征，临床表现有发热、水肿、白细胞升高等。一旦发生维甲酸综合征需检测患者是否存在缺氧、肺间质浸润及胸腔积液，治疗方法包括应用地塞米松（DXM）、停用 ATRA，至症状缓解后可继续 ATRA 治疗。

（二）急性 APL 的治疗

1. 诱导治疗

（1）低/中危组。①ATRA + 柔红霉素（DNR）或去甲氧柔红霉素（IDA）；②ATRA + 亚砷酸或口服砷剂 + 蒽环类药物；③ATRA + 亚砷酸或口服砷剂，双诱导治疗。

（2）高危组。①ATRA + 亚砷酸或口服砷剂 + 蒽环类药物；②ATRA + 蒽环类药物；③ATRA + 蒽环类药物 ± 阿糖胞苷（Ara – C）。

（3）药物剂量。ATRA 20mg/（$m^2 \cdot d$）口服至完全缓解（CR）；亚砷酸 0.16mg/（kg·d）静脉滴注至 CR（连续应用 28～35 天）；口服砷剂 60mg/（kg·d）口服至 CR；IDA 8～12mg/（$m^2 \cdot d$）静脉注射，第 2、4、6 或第 8 天；DNR 25～45mg/（$m^2 \cdot d$）静脉注射，第 2、4、6 或第 8 天；Ara – C 150mg/（$m^2 \cdot d$）静脉注射，第 1～7 天。

（4）评估时机。骨髓评价一般在第 4～6 周血细胞计数恢复后进行。分子学反应一般在巩固 2 个疗程后判断。

2. APL 初始诱导治疗失败患者的治疗

（1）应用 ATRA + 蒽环类药物失败者。①亚砷酸或口服砷剂再诱导；②新药临床研究；③异基因造血干细胞移植（allo – HSCT）。

（2）应用 ATRA + 亚砷酸或口服砷剂 ± 蒽环类药物失败者。①新药临床研究；②allo – HSCT。

3. 缓解后巩固治疗

（1）应用 ATRA + 蒽环类药物达到 CR 者。

1）低/中危组：ATRA 20mg/（$m^2 \cdot d$）×14d + 蒽环类药物×3d，共 2 个疗程。

2）高危组：ATRA 20mg/（$m^2 \cdot d$）×14d + 亚砷酸 + 蒽环类药物×3d + Ara – C 150mg/（$m^2 \cdot d$）×7d，共 2～4 个疗程。或 ATRA 20mg/

（$m^2 \cdot d$）×14d＋高三尖杉酯碱（HHT）2mg/（$m^2 \cdot d$）×3d＋Ara－C 1g/m^2 q12h ×3d，1～2 个疗程。

（2）应用 ATRA＋亚砷酸或口服砷剂达到 CR 者。

1）ATRA＋亚砷酸×28d，共巩固治疗 6～8 个疗程；或 ATRA＋亚砷酸×14d，共巩固治疗 12～16 个疗程。

2）以蒽环类为主的化疗。蒽环类药物×3d＋Ara－C 100mg/（$m^2 \cdot d$）×5d，共 3 个疗程。

3）亚砷酸 0.15mg/（kg·d），每周 5 天，共 4 周，间隔 4 周，共 4 个循环周期；ATRA 45mg/（$m^2 \cdot d$），共 14 天，间隔 14 天，共 7 个循环周期，结束治疗。

巩固治疗结束后进行患者骨髓细胞融合基因的定性或定量 PCR 检测。融合基因阴性者进入维持治疗，融合基因阳性者 4 周内复查，复查阴性者进入维持治疗，复查阳性者按复发处理。

4. CR 患者的维持治疗

（1）低/中危组。①ATRA 20mg/（$m^2 \cdot d$）×14d，间歇 14 天（第 1 个月）；亚砷酸 0.16mg/（kg·d）×14 天，间歇 14d 后同等剂量再用 14 天（第 2～3 个月），或亚砷酸 0.16 mg/（kg·d）×28 d（第 2 个月），完成 5 个循环周期；② ATRA 20 mg/（$m^2 \cdot d$）×14d，间歇 14 天（第 1 个月）；口服砷剂 60mg/（kg·d）×14d，间歇 14 天后同等剂量再用 14 天（第 2～3 个月），完成 8 个循环周期（2 年）。

（2）高危组。①ATRA 20mg/（$m^2 \cdot d$）×14d，间歇 14 天（第 1 个月）；亚砷酸 0.16 mg/（kg·d）×14d，间歇 14 天后同等剂量再用 14 天（第 2～3 个月），或亚砷酸 0.16 mg/（kg·d）×28d（第 2 个月）；甲氨蝶呤（MTX）15mg/m^2，每周 1 次，共 4 次，或 6－巯基嘌呤（6－MP）50mg/（$m^2 \cdot d$）共 2～4 周（第 3 个月），完成 5 个循环周期。②ATRA 20mg/（$m^2 \cdot d$）×14d，间歇 14 天（第 1 个月）；口服砷剂 60mg/（kg·d）×14d，间歇 14 天后同等剂量再用 14 天（第 2～3 个月），完成 8 个循环周期（2 年）。

2 年内每 3 个月应用 PCR 检测融合基因，融合基因持续阴性者继续维持治疗，融合基因阳性者 4 周内复查，复查阴性者继续维持治疗，确实阳性者按复发处理。

（三）造血干细胞移植

第一次获 CR 后不一定需要进行造血干细胞移植（HSCT）治疗，HSCT 主要适用于复发患者或 *PML－RARα* 融合基因长期持续阳性的患者。

不过尽管存在 15% ~20% 的移植相关死亡率，异基因造血干细胞移植（allo - HSCT）对于二次或多次缓解的患者仍是一种重要的治疗选择。对年轻和不能达到遗传学缓解的患者，如果有合适的供者，也应选择 HSCT 治疗。

（四）可疑中枢神经系统白血病

目前对于中枢神经系统白血病（CNSL）有效的防治方法主要是鞘内注射化疗药、全身化疗和颅脑放射治疗。鞘内注射化疗药物：MTX 10 ~15mg，Ara - C 30 ~50mg，DXM 5mg，每周 2 ~3 次直至症状缓解。其后再于 6 ~8 周间每周 1 次以同药同剂量鞘内注射以防止复发。对于已经出现 CNSL 复发的患者，以上 3 种治疗仍然有效。放射治疗，可 ^{60}Co 颅脑照射或脊髓照射。

（五）复发/难治性 APL

对于接受 ATRA 治疗后复发的 APL 患者，三氧化二砷是治疗的首选，诱导缓解后可供选择的巩固治疗方案包括重复多次使用三氧化二砷、联合标准化疗及 HSCT。而其他挽救性治疗包括 ATRA 和再诱导化疗。一般认为再次缓解患者需进一步化疗巩固（尤其是大剂量 Ara - C）或者采用 HSCT，至于移植方式取决于复发患者缓解后化疗巩固治疗的 PCR 监测结果，未检测到微小残留病灶，达到第二次分子生物学缓解者可选择自体造血干细胞移植（auto - HSCT）；未能达到第二次分子生物学缓解者应选择 allo - HSCT。对于常规诱导缓解失败的难治患者，需考虑进行临床试验，同胞供者 allo - HSCT，无关供者 allo - HSCT。

（六）雄黄单药及雄黄制剂治疗 APL

20 世纪 70 年代初期，我国率先使用砷剂治疗 APL，并获得较高临床缓解率，砷剂在 APL 治疗中的应用价值逐渐受到基础及临床工作者重视，对其作用机制及临床应用方面展开了较为深入的研究。基础研究证实雄黄对 APL 细胞具有诱导分化、促进凋亡的作用，并能降解 PML-RARα 融合蛋白。自此，雄黄单药及雄黄制剂在 APL 临床治疗中得到广泛应用。北京医科大学血液病研究所报告单用雄黄治疗 APL 患者 38 例，其中 6 例为对多种药物耐药的复发病例，2 例为对 ATRA 及化疗药物部分耐药的复发病例，另 30 例为经 ATRA 治疗后达 CR 病例，结果经 1 ~3 个疗程雄黄治疗后，8 例部分或完全耐药的病例获得 CR，另 30 例于 CR 期接受雄黄治疗的病例，除 3 例因其他严重合并症或雄黄的副作用退出治疗外，其余 27 例均持续 CR，3 年实际生存率为 100%。黄世林等发现复方黄黛片（雄黄、青黛等）对 APL 有特异性缓解作用，治疗 APL 患者 60 例，CR 率为 96.3%，随访 19 例患者，Kaplan - Merier 生存曲线显示 3 年、5 年预计生存率分别为

80.07%、76.43%，且无严重毒副作用。刘捷等将 71 例难治性或复发性 APL 患者随机分两组，治疗组用复方青黛片治疗，对照组用常规化疗或 ATRA 治疗，观察两组临床疗效及骨髓 CD34 + 细胞 B 淋巴细胞瘤 - 2 基因 （Bcl - 2）表达情况，结果治疗组 CR 率、部分缓解（PR）率明显高于对照组（均 P < 0.01），两组骨髓 CD34 + 细胞 Bcl - 2 蛋白产物的阳性率治疗后均降低，但治疗组降低幅度大于对照组（P < 0.01），初步证实复方青黛片治疗难治性或复发性 APL 疗效确切。

（张雅月　侯　丽）

第三节　急性淋巴细胞白血病

一、概述

急性淋巴细胞白血病（acute lymphocytic leukemia，ALL）是一种起源于 B 系或 T 系淋巴祖细胞的肿瘤性疾病。原始细胞在骨髓异常增殖，并抑制正常造血，表现为贫血、血小板减少和中性粒细胞减少，原始细胞也可侵及髓外组织，如脑膜、肝、脾、淋巴结、性腺、胸腺等，并引起相应病变。

在美国，按年龄调整的发病率为 1.7/10 万，2014 年估计有 6020 例新发病例和 1440 例死亡病例。ALL 平均诊断年龄为 14 岁，60% 的患者诊断时小于 20 岁，而 24% 为 45 岁或以上。ALL 占儿童急性白血病的 75% ~ 80%，是儿童白血病最常见类型。相反，ALL 只占所有成人白血病的 20%。

在中医古籍中，缺乏有关急性淋巴细胞白血病病名的明确论述，但是记载了许多符合本病临床表现、发病演变经过及预后情况的病证。急性淋巴细胞白血病主要特征是白血病细胞异常增生，因增生的白血病细胞具有恶性肿瘤的生物学特征，故称为"血癌"。在疾病发生与发展过程中，根据不同临床表现，可与"虚劳""癥积""痰核""瘰疬"等病名互参。《素问》："病至则先闻腥臊臭，出清液，先唾血，四肢清，目眩，时时前后血，……病名血枯。""有病温者，汗出辄复热，而脉躁疾，不为汗衰……病名阴阳交，交者死也。"《外科正宗》："夫瘰疬者，有风毒、热毒、气毒之异，又有瘰疬、筋疬、痰疬之殊。风毒者，外受风寒，伏于经络，……热毒者，天时亢热，暑中三阳，或内食膏粱厚味，酿结成患，……气毒者，四时杀厉之气感冒而成，……瘰疬者，累累如贯珠，连接三五枚，……痰疬者，饮食冷热不调，饥饱喜怒不常，多致脾气不能传运，遂成痰结。"

二、临床表现

ALL 发病高峰在儿童期（0～9岁），30 岁前随年龄增长呈下降趋势，30 岁后趋向平稳。青少年组（10～29 岁）女性发病率显著低于男性。ALL 临床表现通常无特异性，常见疲乏或倦怠、全身症状（发热、盗汗、体重下降）、头晕、感染和易于受伤或出血。体格检查发现淋巴结肿大、脾大和（或）肝大，可见于大约 20% 的患者。

（一）临床症状

1. 贫血　由于贫血，患者常有面色苍白、乏力、心悸、气短等症状，其程度与贫血的严重程度相关。老年患者，呼吸困难、头晕更为多见。

2. 出血　出血可以是早期表现，并可发生于全身。最常见是皮肤黏膜（鼻、口腔及牙龈）出血，其次是眼底、球结膜出血，女性可有月经增多，血尿较少见。严重的胃肠、呼吸道和颅内出血，是 ALL 出血致死的常见原因。

3. 发热　发热是初诊患者的常见症状，其原因主要是由于中性粒细胞数量减少伴功能缺陷，皮肤、口腔黏膜出血、溃疡导致屏障破坏而引起感染。感染以呼吸道感染、口腔炎、肛周炎最常见，牙龈炎、肛周脓肿等亦较常见，耳部发炎、胃肠炎、皮肤感染、肾盂肾炎等也可见到。感染严重者可发生败血症、脓毒血症等。

4. 头痛、恶心、呕吐　中枢神经系统白血病（CNSL）常出现颅内压增高，患者表现为头晕、头痛、恶心、呕吐，甚至肢体活动障碍。

5. 骨及关节疼痛　疼痛呈游走性，且无红肿现象。骨髓腔中原始细胞增殖迅速，髓腔压力增大，或者白血病细胞浸润骨膜，均可导致胸骨压痛、骨及关节疼痛。少数病例的骨痛症状是由于白血病骨髓坏死所致。四肢或关节疼痛可能是儿童 ALL 的唯一症状。

（二）临床体征

1. 淋巴结、肝、脾肿大　70%～80% 的 ALL 患者可出现淋巴结、肝、脾肿大，较 AML 更为明显。

2. 无痛性睾丸肿大　睾丸肿大多为一侧性，多见于 ALL 化疗缓解后的幼儿或青年，是仅次于 CNSL 的白血病髓外复发部位。

三、实验室检查

（一）外周血常规

约有 60% 患者起病时白细胞增多，少数老年患者以白细胞减少起病。

大多数患者可见血红蛋白降低，多为正细胞正色素性贫血。贫血多为中度至重度。外周血涂片分类检查可见原始和幼稚淋巴细胞。就诊时，约 1/3 患者已出现血小板减少，血小板大小不等，常有畸形血小板、巨型血小板。

（二）骨髓象

骨髓有核细胞增生明显活跃或极度活跃，部分患者增生低下，但原始细胞和幼稚细胞明显增加。骨髓增生明显活跃，并见原始及幼稚淋巴细胞，但髓系及红系前体细胞的形态正常且数量减少，巨核细胞常提示增生不良。除相应系列原始或幼稚细胞增生外，其他系列细胞增生往往受抑。典型细胞化学染色为 POX 与 SB 染色各阶段淋巴细胞均阴性，阳性的原始细胞小于 3%。PAS 染色 20%~80% 的原始淋巴细胞呈阳性反应。酸性磷酸酶（ACP）染色为 T 淋巴细胞呈阳性，B 淋巴细胞呈阴性。非特异性酯酶（NAP）及溶菌酶染色均阴性。

（三）免疫表型

ALL 免疫表型分类涉及使用流式细胞术确定淋巴细胞上的细胞表面抗原。根据免疫表型，ALL 大致可分为急性 B 淋巴细胞白血病（B – ALL）和急性 T 淋巴细胞白血病（T – ALL）。白血病免疫分型诊断标准（EGIL）ALL 免疫学分型（1998）见表 2 – 3 – 1。

表 2 – 3 – 1　EGIL 急性淋巴细胞白血病免疫学分型（1998）

1. B 系 ALL（CD19 +、CD79 +、CD22 + 至少两个阳性）	
早期前 B – ALL（B – Ⅰ）	无其他 B 细胞分化抗原表达
普通型 ALL（B – Ⅱ）	CD10 +
前 B – ALL（B – Ⅲ）	胞质 IgM +
成熟 B – ALL（B – Ⅳ）	胞质或膜 κ^+ 或 λ^+
2. T 系 ALL（胞质/膜 CD3 +）	
早期前 T – ALL（T – Ⅰ）	CD7 +
前 T – ALL（T – Ⅱ）	CD2 + 和（或）CD5 + 和（或）CD8 +
皮质 T – ALL（T – Ⅲ）	CD1a +
成熟 T – ALL（T – Ⅳ）	膜 CD3 +，CD1a –
α/β + T – ALL（A 组）	抗 $TCR\alpha/\beta^+$
γ/δ + T – ALL（B 组）	抗 $TCR\gamma/\delta^+$
3. 伴髓系抗原表达的 ALL（My^+ ALL）	表达 1 个或 2 个髓系标志，但未满足混合表型急性白血病的诊断标准

（四）细胞和分子遗传学

重现性染色体和分子学异常是成人和儿童 ALL 亚型的特征，并且常提供用于危险度分层和治疗决策的预后信息。大约90%的 ALL 有克隆性核型异常，其中66%为特异性染色体重排。部分患者可有 BCR-ABL 融合基因阳性。儿童 ALL 中，最常见的染色体异常是 B-ALL 中的超二倍体，染色体易位 t（12；21）所致的 TEL-AML1 亚型（也见于 B 淋巴细胞系）也常发生。具有超二倍体和 TEL-AML1 亚型的 ALL 预后良好。Ph 染色体阳性ALL，预后不良，在儿童中不常见，却是成人最常见的亚型。Ph 染色体阳性 ALL 的发生频率随着年龄增长而增加，且儿童（1~9 岁）的预后比青少年更好。与 MLL 基因易位相关的亚型，如 t（4；11）易位病例，虽然不常见，但预后很差。亚二倍体只见于 1%~2% 的病例，预后也很差。低亚二倍体/近三倍体和复杂核型（≥5 条染色体异常）的预后很差，发生的频率随着年龄增长而增加。ALL 常见的染色体和分子学异常见表 2-3-2。

表 2-3-2　ALL 常见的染色体和分子学异常

染色体核型	基因	成人发生频率	儿童发生频率
超二倍体	—	7%	25%
亚二倍体	—	2%	1%
t（9；22）（q34；q11.2），Ph+	BCR-ABL1	25%	3%
t（12；21）（p13；q22）	TEL-AML1	2%	22%
t（v；11q23）［如 t（4；11），t（9；11）］ t（11；19）	MLL	10%	8%
t（1；19）（q23；p13）	E2A-PBX1	3%	5%
t（5；14）（q31；q32）	IL3-IGH	<1%	<1%
t（8；14），t（2；8），t（8；22）	c-myc	4%	2%
t（1；14）（p32；q11）	TAL-1	12%	7%
t（10；14）（q24；q11）	HOX11	8%	1%
t（5；14）（q35；q32）	HOX11L2	1%	3%

（五）病理学检查

ALL 基本病理变化为白血病细胞的增生与浸润，除造血系统外，其他组织如肝脏、脑、睾丸、肾脏等组织亦出现明显浸润和破坏。

1. 骨髓、淋巴结、肝、脾　骨髓、淋巴结、肝、脾是最主要累及器官。淋巴结肿大较为多见（约70%），一般为全身性或多发性淋巴结肿大。淋巴结被累及早期淋巴结结构尚可辨认，白血病细胞往往仅累及淋巴结的某一个区域，出现片状均一性幼稚细胞增生浸润，淋巴索增宽，窦变窄，初级滤泡或次级滤泡受挤压而萎缩，晚期淋巴结结构完全破坏。脾脏均有不同程度肿大，镜下白髓有白血病细胞弥散浸润，可波及红髓及血窦，肝内白血病细胞主要浸润门脉区及门脉区周围，造成肝大。扁桃体、胸腺也常被侵及。ALL 胸腺受累占 78.5%，其中以 T – ALL 最常见。被浸润的胸腺增大，临床表现为纵隔肿块，尤其儿童 T – ALL 时肿大较为显著。

2. 神经系统　神经系统是 ALL 浸润的常见部位，ALL 合并中枢神经系统损害较其他类型白血病多见。病理改变主要为脑膜及脑实质白血病细胞的局限性或广泛性浸润，可伴有出血、血肿、脊髓膜炎及硬膜外肿物形成的横贯性脊髓炎。蛛网膜下腔受侵常见，脑实质累及部位依次为大脑半球、基底节、脑干及小脑，病变部位白血病细胞呈弥散性或结节状浸润，浸润周围白质组织明显水肿和坏死，大约 20% 的 CNSL 患者有脑神经麻痹，以面神经麻痹最常见，其次为外展、动眼、滑车神经，而脊髓及周围神经受累罕见。

3. 泌尿生殖系统　ALL 侵犯睾丸较为常见，特别是儿童 ALL，睾丸间质中可见大量白血病细胞浸润，压迫曲细精管引起萎缩，临床表现为睾丸单侧或双侧无痛性肿大、坠胀感。白血病细胞浸润阴茎海绵体或因白血病细胞在静脉窦内淤积、栓塞，血流受阻或血栓形成时可引起阴茎持续异常勃起。ALL 累及肾脏者，肾包膜下可见灰白色斑点或结节以及出血点，肾盂出血点也较常见。皮、髓质散在灰白色小结节。镜下见皮、髓质散在或灶性白血病细胞浸润，肾小球及肾小管上皮受压萎缩或变性坏死。

4. 其他部位　肺脏为白血病常累及脏器之一，浸润病变大多弥散，少数形成粟粒状，甚至结节状病灶，可侵及肺泡、肺小血管及间质，白血病浸润最常累及支气管旁淋巴结，可引起压迫，也可累及胸膜，呈不同程度的弥散性浸润，出现胸腔积液。口咽部也是 ALL 易侵犯部位之一，常合并感染。白血病累及心脏以心肌浸润为主，心肌、肌束间弥漫性及灶性浸润，导致传导障碍、心力衰竭。

（六）其他

血尿酸、血清乳酸脱氢酶可增高。5% ~ 10% 病例胸部 X 线片示前纵隔肿块，常伴有胸腔积液，多见于 T – ALL 患者。

四、诊断

（一）诊断标准

ALL 诊断应包括细胞形态学、免疫学、细胞遗传学及基因分型。诊断

ALL 必须进行骨髓检查，细胞形态学结合组织化学染色是诊断的第一步，FAB 诊断标准中原始及幼稚淋巴细胞大于等于 30% 可诊断 ALL，WHO 最新分类中认为大于等于 20% 即可诊断。免疫学分型可以根据白血病细胞分化抗原表达的不同将 ALL 分为不同亚型，为 99% 的 ALL 患者提供更精确的诊断。细胞遗传学分类与其他方法相比，提供了与疾病更为相关的生物学特征，使分型又进了一步。

1. 国内分型诊断标准 1980 年 9 月，在江苏省苏州市召开了全国白血病分类分型交流讨论会，对 ALL 分型标准提出如下建议。

（1）第一型（L_1）。原始和幼稚淋巴细胞以小细胞（直径 <12μm）为主；核圆形，偶有凹陷与折叠；染色质较粗，结构较一致，核仁少而小，不清楚；胞质量少，轻或中度嗜碱。POX 或 SB 染色阳性的原始细胞一般不超过 3%。

（2）第二型（L_2）。原始和幼稚淋巴细胞以大细胞（直径可大于正常小淋巴细胞 2 倍以上，大于 12μm）为主；核形不规则，凹陷和折叠可见；染色质较疏松，结构较不一致，核仁较清楚，1 个或多个；胞质量常较多，轻或中度嗜碱，有些细胞深染。

（3）第三型（L_3）。似 Burkitt 型，原始和幼稚淋巴细胞大小较一致，以大细胞为主；核形较规则，染色质呈均匀细点状，核仁明显，1 个或多个，呈小泡状；胞质量较多，深蓝色，空泡常明显，呈蜂窝状。

2. FAB 协作组关于 ALL 的形态学分型 具体见表 2-3-3。

表 2-3-3 急性淋巴细胞白血病的 FAB 分型

项目	L_1	L_2	L_3
细胞大小	小细胞为主，大小较一致	大细胞为主，大小不一致	大细胞为主，大小较一致
核染色质	较粗，每例结构较一致	较疏松，每例结构较不一致	呈细点状均匀
核形	规则，偶有凹陷或折叠	不规则，凹陷或折叠常见	较规则
核仁	小而不清楚，少或不见	清楚，1 个或多个	明显，1 个或多个，呈小泡状
胞质量	少	不定，常较多	较多
胞质嗜碱性	轻或中度	不定，有些细胞深染	深蓝
胞质空泡	不定	不定	常明显，呈蜂窝状

注：小细胞，直径 ≤12μm；大细胞，直径 >12μm。

3. ALL 的免疫学分型　具体见表 2 - 3 - 1。

4. 2016 年版 ALL 的 WHO 分型　具体见表 2 - 3 - 4。

表 2 - 3 - 4　急性淋巴细胞白血病 WHO 分型 (2016)

分型	定义
B 原始淋巴细胞白血病/淋巴瘤	B 原始淋巴细胞白血病/淋巴瘤, NOS
	B 原始淋巴细胞白血病/淋巴瘤伴重现性遗传学异常
	B 原始淋巴细胞白血病/淋巴瘤伴 t (9; 22) (q34.1; q11.2); *BCR - ABL1*
	B 原始淋巴细胞白血病/淋巴瘤伴 t (v; 11q23.3); *KMT2A* 重排
	B 原始淋巴细胞白血病/淋巴瘤伴 t (12; 21) (p13.2; q22.1); *ETV6 - RUNX1*
	B 原始淋巴细胞白血病/淋巴瘤伴超二倍体
	B 原始淋巴细胞白血病/淋巴瘤伴亚二倍体
	B 原始淋巴细胞白血病/淋巴瘤伴 t (5; 14) (q31.1; q32.3); *IL3 - IGH*
	B 原始淋巴细胞白血病/淋巴瘤伴 t (1; 19) (q23; p13.3); *TCF3 - PBX1*
	临时分类: B 原始淋巴细胞白血病/淋巴瘤, BCR - ABL1 样
	临时分类: B 原始淋巴细胞白血病/淋巴瘤伴 iAMP21
T 原始淋巴细胞病/淋巴瘤	

5. 中枢神经系统白血病诊断标准　①有中枢神经系统的症状和体征 (尤其是颅内压增高的症状和体征)。②有脑脊液 (CSF) 的改变: A. 腰椎穿刺时颅内压 ≥200mmH$_2$O (1mmH$_2$O = 0.098kPa), 或滴速 > 60 滴/分; B. 脑脊液白细胞数 > 0.01 × 10^9/L; C. 脑脊液涂片上找到白血病细胞; D. 脑脊液蛋白定量 > 450mg/L, 或潘氏试验阳性。③排除其他原因造成的中枢神经系统或脑脊液的相似改变。符合条件③加条件②中任何一项为可疑 CNSL; 符合条件③加条件②中的 C 或其他任两项可诊断为 CNSL。无症状但有脑脊液改变 A ~ D 可诊断为 CNSL。

(二) 预后分组

很多疾病相关因素和个体特异性因素对 ALL 患者具有预后意义。特别是患者年龄、白细胞计数、免疫表型、细胞遗传学亚型和对诱导治疗的疗效, 已作为成人和儿童 ALL 患者确定危险度以及评价预后的重要因素。

①标危组: 年龄 < 35 岁, WBC < 30 × 10^9/L (B - ALL) 或 < 100 ×

10^9/L（T‑ALL），4 周内达完全缓解（CR）；②高危组：年龄≥35 岁，WBC≥30×10^9/L（B‑ALL）或≥100×10^9/L（T‑ALL），免疫分型为 pro‑B‑ALL、早期或成熟 T‑ALL，伴 t（9；22）/BCR‑ABL 或 t（4；11）/MLL‑AF4，达 CR 时间超过 4 周。

五、西医治疗

（一）常规治疗

采取多药联合和大剂量化疗诱导缓解，缓解后治疗包括强化巩固治疗和维持治疗。缓解后治疗是患者长期生存的关键。其中接受异基因造血干细胞移植（allo‑HSCT）的患者复发率明显降低。

（二）抗白血病治疗

ALL 确诊后应尽快根据疾病分型给予合适的治疗。治疗方案选择需要考虑患者年龄、ALL 亚型、治疗后微小残留病灶（MRD）和耐药性、是否有干细胞供体及靶向治疗的药物等因素。

1. 诱导缓解治疗　至少应给予以长春新碱或长春地辛、蒽环/蒽醌类药物（如柔红霉素、去甲氧柔红霉素、阿霉素、米托蒽醌等）、糖皮质激素（如泼尼松、地塞米松等）为基础的方案诱导治疗。目前多采用 VDCLP 方案。

VDCLP 方案如下。长春新碱（VCR）$2mg/m^2$ 或长春地辛（VDS）$4mg/m^2$，iv，d1、8、15、22；柔红霉素（DNR）$40mg/m^2$，iv，d1～3、d15～16（根据血常规、第 14 天骨髓检查决定是否应用 d15～16 的 DNR）；环磷酰胺（CTX）$750mg/m^2$，iv，d1、15（美司钠解救）；左旋门冬酰胺酶（L‑ASP）$6000U/m^2$，iv，d11、14、17、20、23、26；泼尼松（PRED）1mg/（kg·d），po，d1～14，d15～28 可减量 1/3。

2. 早期巩固强化治疗

（1）CALM（T）方案（Ⅱ）：CTX $750mg/m^2$，iv，d1、8（美司钠解救）；Ara‑C $100mg/m^2$，iv，d1～3、8～10；6‑巯基嘌呤（6‑MP）或 6‑硫代鸟嘌呤（6‑TG）$60 mg/m^2$，po，d1～7。

（2）大剂量甲氨蝶呤（MTX）＋L‑ASP 方案（Ⅲ）：MTX $3g/m^2$（T‑ALL 可加量至 $5g/m^2$），24 小时持续 iv，d1；鞘内注射 MTX 10mg ＋地塞米松（Dex）5mg，d1；L‑ASP $6000U/m^2$，iv，d3、4。

（3）MA 方案（Ⅳ）：米托蒽醌（MIT）6～8mg/m^2，iv，d1～3；阿糖胞苷（Ara‑C）$0.75g/m^2$，q12h，iv，d1～3。

注：高危患者，有同胞相合、半相合或无关供体者行 allo‑HSCT。其

中无合适供体的患者，继续下面的晚期强化治疗。

3. 晚期强化治疗

（1）VDLD 或 VDCD 方案（V）（再诱导治疗）：VCR 2mg，iv，d1、8、15、22；DNR 40mg/m²，iv，d1～3；L－ASP 6000U/m²，iv，d11、14、17、20、23、26；Dex 8mg/m²，po 或 iv，d1～7、d15～21。

（2）COATD 方案（Ⅵ）：CTX 750 mg/m²，iv，d1（美司钠解救）；VCR 2mg，d1；Ara－C 100mg/m²，iv，d1～7；VM26 100mg/m²，iv，d1～4；Dex 6mg/m²，po 或 iv，d1～7。头颅和脊髓照射的患者，Ara－C 和 VM26 均减 1 天。

（3）大剂量 MTX＋L－ASP 方案（Ⅶ）：MTX 3g/m²，（T－ALL 可加量至 5g/m²）24 小时持续 ivdrip，d1；L－Asp 10000U，iv，d3～4；IT（MTX 10mg＋Dex 5mg），d1（已行放疗者不再行鞘内注射）。

（4）TA 方案（Ⅷ）：VM26 100mg/m²，iv，d1～4；Ara－C 100mg/m²，iv，d1～7。

4. 维持治疗　每月 1 个疗程，至缓解后 3 年。每 6 个月予强化治疗 1 次，维持治疗期间每 3 个月复查 1 次。

（1）强化方案。MOACD 方案：MIT 8mg/m²，iv，d1～2；VCR 2mg，iv，d1；CTX 600mg/m²，iv，d1；Ara－C 100mg/m²，iv，d1～5；Dex 6mg/m²，po 或 iv，d1～7。

（2）维持方案。6－MP 60mg/m²，po，d1～7；MTX 20 mg/m²，po，d8。

高危组、未行头颅照射的患者，每 6 个月强化治疗的同时鞘内注射 1 次。低危组鞘内注射 12 次，高危组 16 次。L－ASP 应用 16～20 次。

（三）Ph 染色体阳性 ALL 的治疗

治疗原则与主要治疗方法与成人 ALL 的治疗方法基本相似。成人 Ph 染色体阳性 ALL 单纯化疗预后极差，目前仍然认为 HSCT 是治愈 Ph 染色体阳性 ALL 的最佳选择，在第 1 次完全缓解期接受 allo－HSCT 有 27%～65% 患者可以获得长期生存。伊马替尼单药目前主要为老年患者一线治疗方案。单药伊马替尼治疗 Ph 染色体阳性 ALL 持续有效时间短，耐药发生快，研究者将其与化疗联合应用。伊马替尼联合化疗不增加化疗毒性，具有良好的耐受性，几乎可以使所有新诊断的 Ph 染色体阳性 ALL 患者获得完全血液学缓解，并使半数以上病例获得分子生物学缓解。

（四）中枢神经系统白血病的防治

ALL 诱导缓解后需对 CNSL 进行预防治疗，常用的预防措施如下。

①鞘内注射化疗：常用 MTX、大剂量 Ara - C 与 Dex 的三联用药；②预防性头颅放疗：照射部位为单纯头颅或头颅加脊髓，标危组放疗剂量1800cGy，高危组或已发生 CNSL 者放疗剂量 2400cGy，分 12~15 次完成。放疗一般与鞘内注射联合应用，一般在缓解后巩固化疗期进行。需要注意的是颅脑放疗可导致儿童生长停滞，智商低下和继发脑肿瘤。一般不在颅脑放疗后再用大剂量 MTX，以免引起脑损害。

（五）造血干细胞移植

有合适供体的患者（尤其是高危组患者、微小残留病灶监测持续阳性或 $>10^{-4}$ 的标危组患者）建议行 allo - HSCT 治疗。无合适供体的高危组患者（尤其是微小残留病灶持续阴性者）、标危组患者可以考虑在充分的巩固强化治疗后进行 allo - HSCT。

六、中医治疗

中医认为本虚标实，正虚邪盛为急性淋巴细胞白血病基本病理特点。可因虚致病，素体虚弱或劳损过度，复感外来邪毒而致病。正气虚弱，气血失和，卫外功能低下，则易受外来时疫毒邪的入侵。亦可因实致病，人体感受外来病毒、电离辐射、化学物质、药物等毒邪侵袭，热毒过盛，正气不足以抵抗，热毒内壅，损伤脏腑，扰乱气血，致脏腑功能紊乱，阴阳平衡失调。同时在辨证论治时除考虑疾病演变所具有的临床证候外，也要考虑治疗相关因素可引起的临床证候变化，分阶段论治。化疗前期应以扶正为主，解毒为辅，意在鼓舞正气，抵御毒邪，增强机体免疫功能，为化疗提供准备。化疗期主要克服化疗药物导致的严重不良反应，以保证化疗顺利进行，常见脾胃不和、肝郁脾虚的证候表现。化疗后期应调整脏腑功能，促进脏器功能恢复。

（一）邪盛正虚证

证候：面色苍白，头晕，疲乏无力，活动后心慌气短，或发热、出血、骨痛，舌质淡，苔薄白，脉虚大无力或沉细。

治法：祛邪解毒，扶正固本。

主方：黄连解毒汤（《外台秘要》）合当归补血汤（《内外伤辨惑论》）加减。

常用药：黄连、黄芩、银花、连翘、栀子、黄芪、当归、麦冬、玄参等。

外感毒热者，选加生石膏、知母、贯众等；阴虚发热者，选加青蒿、银柴胡、地骨皮、鳖甲等；热毒壅盛者，选加虎杖、白花蛇舌草、半枝莲、龙葵等；血热妄行出血者，选加丹皮、白茅根、大蓟、小蓟、藕节等；胁下癥积坚硬不移者，选加三棱、莪术、地龙、水蛭、蜈蚣等；颈项痰核或瘰疬者，选加半夏、胆南星、浙贝母、玄参等。

（二）邪热炽盛证

证候：壮热口渴，紫斑，齿鼻渗血血色鲜红，舌质红，苔黄，脉数。

治法：清热解毒，凉血止血。

主方：清瘟败毒饮（《疫疹一得》）加减。

常用药：石膏、知母、黄芩、栀子、水牛角、紫草、生地黄、丹皮、玄参等。

血虚者，选加当归、阿胶、丹参、白芍等；血瘀者，选加赤芍、川芎、红花、桃仁等；热毒壅盛者，选加虎杖、银花、连翘、白花蛇舌草、半枝莲等；胁下癥积坚硬不移者，选加三棱、莪术、鳖甲、龟板、水蛭等。

（三）痰瘀互结证

证候：瘰疬痰核，胁下包块，按之坚硬，时有胀痛，或伴有低热、盗汗，面色不华，舌质暗，苔腻，脉弦细或涩。

治法：化痰散结，祛瘀解毒。

主方：消瘰丸（《医学心悟》）合膈下逐瘀汤（《医林改错》）加减。

常用药：浙贝母、玄参、牡蛎、莪术、丹参、赤芍、桃仁、三棱、龙葵、半枝莲等。

痰瘀互结者，选加川芎、红花、地龙、半夏、陈皮、胆南星等；胁下癥积坚硬不移者，加用三棱、莪术、鳖甲、水蛭等；颈项痰核或瘰疬者，选加黄药子、玄参、橘核、荔枝核等。

（四）脾胃不和证

证候：面色萎黄，肢体倦怠，饮食无味，食欲不振或纳食锐减，恶心欲吐，胃脘嘈杂或胃脘疼痛，食后腹胀或脘腹胀满或腹中肠鸣，大便溏稀，舌体胖大，舌质淡红，舌苔白腻，脉象细弱。

治法：健脾和胃，淡渗利湿。

主方：参苓白术散（《太平惠民和剂局方》）加减。

常用药：党参、茯苓、白术、山药、炒扁豆、莲子肉、薏苡仁、桔梗、砂仁、炙甘草等。

化疗期间胃肠道不良反应常为脾胃不和证，应以健脾和胃为主。临床应用时应根据不同伴随症状酌情加减。饮食无味，食欲不振或纳食锐减者，选加菖蒲、陈皮、焦三仙等；脘腹胀满者，选加莱菔子、枳实、香橼皮、木香等；恶心呕吐者，选加橘皮、旋覆花、姜竹茹等；胃脘疼痛者，选加川楝子、延胡索、白芍等；胃脘嘈杂者，选加吴茱萸、黄连、鸡内金等；腹中肠鸣，大便溏稀者，选加乌药、肉豆蔻等。

（五）肝郁脾虚证

证候：胸胁痞满，胁肋胀痛，心烦易怒，食欲不振，或恶心呕吐，肢体困乏，脘腹胀满，大便溏稀，舌质淡红，舌苔薄黄，脉弦滑。

治法：疏肝解郁，理气健脾。

主方：逍遥散（《太平惠民和剂局方》）加减。

常用药：柴胡、当归、白芍、白术、茯苓、煨姜、薄荷、甘草等。

肝郁脾虚证多见于化疗期间抗癌药物引起急性或慢性肝损伤或药物性肝炎等。逍遥散具有疏肝解郁功效，临床应用时应根据不同伴随症状酌情加减。胸胁疼痛者，选加延胡索、川楝子、郁金等；脘腹胀满而痛者，选加乌药、枳实、延胡索等；食欲不振者，选加焦三仙、鸡内金等；恶心呕吐者，选加陈皮、半夏、姜竹茹等；阴黄者，选加茵陈、桂枝、猪苓、泽泻等。

（张雅月）

第四节　浆细胞白血病

一、概述

浆细胞白血病（plasma cell leukemia，PCL）是一种罕见的、具有高度侵袭性的浆细胞疾病。根据临床上有无多发性骨髓瘤（multiple myeloma，MM）病史，可分为原发性和继发性。原发性浆细胞白血病（primary plasma cellleukemia，PPCL）发生于无 MM 病史的患者（占 60% ~ 70%），属白血病独立类型，临床表现与 AL 相似；继发性浆细胞白血病（secondary plasma cell leukemia，SPCL）大多继发于 MM，临床病理特点与 MM 基本相似，为 MM 的一种终末期表现，发病占 MM 的 1.6% ~ 2%，国内报道占 MM 的 8%，也有少数继发于巨球蛋白血症、淋巴瘤、CL 和淀粉样变。PCL 临床表现兼有 AL 与 MM 的特征，骨髓检查可见浆细胞恶性增殖，并可累及外周血，对常规治疗反应率低，尚无标准治疗方案或最佳化疗方案，预后差。

PCL 于 1904 年被首次报道，据不完全统计，国外文献报道有 200 多例，国内报道有百余例，中位生存期为 2~7 个月。

在中医古籍中，缺乏有关浆细胞白血病病名的明确论述，依据其病程特点、临床表现及预后情况，及在病情发展过程中表现出的明显骨痛、乏力、出血及肝脾、淋巴结肿大等临床症状，可归属于中医"骨痹""虚劳""痰核""瘰疬"等病证范畴。《灵枢·刺节真邪》："虚邪之中人也，洒淅动形，起毫毛而发腠理。其入深，内搏于骨，则为骨痹。……虚邪之入于身也深，寒与热相搏，久留而内著……内伤骨为骨蚀。"《素问·长刺节论》："病在骨，骨重不可举，骨髓酸痛，寒气至，名曰骨痹。"《素问·痹论》："五脏皆有合，病久而不去者，内舍于其合也，故骨痹不已，复感于邪，内舍于肾。"《类证治裁·痹证》："诸痹……良由营卫先虚，腠理不密，风寒湿乘虚内袭。正气为邪所阻，不能宣行因而留滞，气血凝涩，久而成痹。"

二、临床表现

PPCL 发病年龄轻，最小为 9 个月，中数发病年龄为 45.2 岁，低于 40 岁者占 34.1%；而继发于 MM 的 SPCL 发病年龄较大，中位发病年龄为 53 岁。

SPCL 兼有 AL 与 MM 的临床特征。起病急，症状明显，大多数在 2 个月内确诊，很少超过半年，表现为发热、贫血、血小板减少、体重减轻、肝脾及淋巴结肿大、胸骨压痛等非特异性症状，与 AL 相似。肿瘤性浆细胞除侵犯骨髓和外周血以外，还可见于髓外组织（如肝、脾、胸腔、腹腔和脑脊液）。骨髓增生显著活跃，浆细胞系明显增生，均较 MM 显著，畸形浆细胞也明显增多。常有多脏器浸润，肝、脾肿大比 MM 多见。

PPCL 临床表现与 AL 相似。PPCL 病程进展快，溶骨性损害较轻，骨痛较少见，而淋巴结、肝、脾肿大、肾衰竭、高钙血症、血清乳酸脱氢酶以及 β_2 微球蛋白水平显著增加更多见。常有多脏器浸润，肝、脾肿大比 MM 多见。

三、实验室检查

（一）外周血常规

白细胞显著增高，白细胞分类中浆细胞的比例大于 20% 或绝对值不低于 $2.0 \times 10^9/L$。因浆细胞恶性增殖，血红蛋白和血小板明显下降。

（二）骨髓象

骨髓中浆细胞大量增生，可达 80%（37%~100%），形态呈多样性，与骨髓瘤细胞形态相似，但分化程度低的原始、幼稚浆细胞更多见，胞质相对较少。

（三）免疫表型

PPCL 几乎 100% 表达浆细胞的相关抗原 CD38 和 CD138，与多数 MM 之间的显著差异是 PPCL 更多表达 CD20，而 MM 更多表达 CD56、CD9、CD117 和 HLA－DR。CD20＋常预示生存期较短，CD56＋常伴有较好的预后，而 CD56⁻的 MM 通常有髓外累及。CD2、CD3 和 CD16 不表达，CD10、CD13 和 CD15 的表达与 MM 相似。SPCL 多表达 CD28，CD28 与高增殖率和疾病进展有关。应用 FISH 技术在 80% 以上的 PCL 患者中可检测到 13q 缺失和 13 号染色体单体，大约 80% 的患者存在 16 号染色体缺失。另外，PCL 患者也往往存在 2q 和 6p 缺失。

（四）细胞遗传学

PPCL 常见异常核型，且不良预后类型（如复杂核型、假二倍体或亚二倍体核型）发生率较高。*IgH* 基因重排也有较高的发生率。13 号染色体单体在Ⅲ期 MM 和 PPCL 中的发生率较高，而 13 号染色体单体预示着预后不良。

（五）其他

若红细胞沉降率增快，提示疾病进展；正常免疫球蛋白 IgA、IgG、IgM、IgE、IgD 含量升高，提示继发于 MM；β_2 微球蛋白升高，提示肿瘤细胞增殖率较高，预后较差。

四、诊断

WHO 分类将浆细胞肿瘤归入成熟 B 淋巴细胞肿瘤，认为浆细胞白血病是浆细胞骨髓瘤的一个亚型，多见于轻链型、IgE 和 IgD 型骨髓瘤，而 IgG 或 IgA 型较少见。其诊断标准如下。

（1）临床上有类似 MM 的临床表现，但溶骨性破坏和骨骼疼痛较少见，而淋巴结和脏器肿大多见，肾衰竭常见。

（2）外周血白细胞分类中浆细胞数占比大于 20%，或绝对值大于 2.0×10^9/L。

（3）根据临床上有无 MM 病史，分为原发性与继发性两类。①PPCL：发生于无浆细胞骨髓瘤病史的患者。起病时外周血浆细胞数大于 20%，或浆细胞绝对值大于 2.0×10^9/L，且有形态学异常。临床表现与 AL 相似。②SPCL：大多数继发于浆细胞骨髓瘤，少数继发于巨球蛋白血症、淋巴瘤、ALL 和淀粉样变。继发于浆细胞骨髓瘤的 SPCL 为浆细胞骨髓瘤的一种终末期表现。

五、西医治疗

PCL 目前总体治疗效果不满意，治疗困难，疗效差，预后差，生存期短，中数生存期为 2～7 个月。PCL 总治疗反应率为 30% 左右。在最初治疗的 10 天内如果不能使血中浆细胞下降 50% 则预示着最终对治疗没有反应。PPCL 患者生存期短，主要是由于部分患者在治疗的前 2 个月死于并发症（22%）。PCL 治疗目标为尽量争取达到完全缓解（CR）或部分缓解（PR），以延长生存期，改善生活质量。

（一）初治 PCL 的治疗

PPCL 目前还没有很好的治疗选择，尚无标准治疗方案或最佳化疗方案。治疗原则上以往多采用治疗 MM 的方案，但是采用 MM 的方案治疗疗效并不满意。PCL 对化疗的疗效及预后远远不如 MM，PPCL 疗效差、生存期短，可能与骨髓中以不成熟的原幼浆细胞为主有关。常用 COAP、CCOP、VCP、CP、CONP 及 MP 方案，部分患者可缓解。

（二）复发/难治性 PCL 的治疗

化疗中浆细胞容易出现多药耐药及再生耐药，是 PCL 复发、难治及预后差的主要原因。应用含蒽环类药物的联合化疗方案，常用去甲氧柔红霉素（IDA）替代柔红霉素克服耐药现象，增加疗效。治疗药物包括：①沙利度胺；②单克隆抗体（简称单抗）的靶向治疗；③造血干细胞移植（HSCT）；④以硼替佐米为主的联合化疗方案；⑤新的免疫调节剂来那度胺的挽救治疗。

单用烷基化物加泼尼松的治疗方案不适用于 PPCL 患者。联合使用 VAD、环磷酰胺、依托泊苷，或交替使用长春新碱、环磷酰胺、马法兰、泼尼松/长春新碱、亚硝（基）脲氮芥、阿霉素、泼尼松的化疗方案可能是最初较好的治疗选择。随着硼替佐米和来那度胺等新药的出现，为 PCL 的治疗提供了新的选择和尝试。若有局灶性病变，局部放疗可减轻部分症状。由于 PCL 预后差，在年龄和临床状况允许的条件下，可以考虑在大剂量化疗后行 HSCT 进行挽救治疗。

六、中医治疗

浆细胞白血病的证候表现是以虚证为主，邪实为标，按照中医学"急则治标，缓则治本"的原则，采用标本同治，扶正、祛邪并举的治则。疾病初期以邪实为主，毒瘀为标，祛邪为要务，治以清热解毒、化痰散结，同时注重气血的调整；化疗期间多为脾肾亏虚，以扶正为主；化疗后为气血两虚为常见，或见邪毒稽留，注重益气养血，兼并祛邪。

（一）邪毒壅盛，气血亏虚证

证候：面色萎黄或面色少华，心悸气短，持续低热或高热不退，周身骨痛，口燥咽干，错语不眠，或鼻衄、齿衄，或见潮热、盗汗，口干喜饮，或热甚发斑，舌质红，舌苔薄黄或黄腻，脉弦涩或弦数。

治法：清热解毒，补益气血。

主方：黄连解毒汤（《肘后备急方》）合当归补血汤（《内外伤辨惑论》）加减。

常用药：黄连、黄芩、黄柏、栀子、生黄芪、当归等。

本证以疾病初起，热毒炽盛之邪实为主。黄连解毒汤重在清热解毒，应用时根据不同伴随症状酌情加减。气血损伤重症者，选加党参、白术、茯苓、紫河车等；吐衄发斑者，选加紫草、生地、升麻、柴胡、甘草等；邪热炽盛而高热烦躁者，选加生石膏、生地黄、犀角（水牛角代）等。

（二）寒痰凝滞，脾肾阳虚证

证候：颈项、耳下或腋下皮下包块，不痛不痒，皮色如常，坚硬如石，甚累累如串珠，面色无华，神疲乏力，呕恶纳呆，或腰膝酸软，肢节筋骨疼痛，精神不振，舌质淡红或淡暗，苔薄白，脉细滑或细弱。

治法：温散寒痰，补脾益肾。

主方：阳和汤（《外科全生集》）合右归丸（《太平惠民和剂局方》）加减。

常用药：肉桂、白芥子、姜炭、生甘草、麻黄、熟地黄、炮附子、山药、山茱萸、菟丝子、鹿角胶、枸杞子、当归、杜仲等。

脾阳虚重症者，选加太子参、党参、白术、白芍等；重度疼痛者，选加延胡索、僵蚕、老鹳草、威灵仙等；大便溏泄者，选加炒白术、升麻、柴胡等；脘腹冷痛胀满者，选加木香、焦槟榔、生白术、枳壳等；食欲不振者，选加鸡内金、焦三仙等。

（三）痰瘀互阻证

证候：高热或午后低热，胁下癥积，痰核瘰疬，周身疼痛，或见头痛，皮肤瘀斑，或内脏出血，大便干结，舌质紫暗，舌苔黄腻，脉弦或滑。

治法：活血化痰。

主方：桃仁红花煎（《素庵医案》）合温胆汤（《备急千金要方》）加减。

常用药：丹参、赤芍、桃仁、红花、制香附、延胡索、青皮、当归、川芎、生地黄、橘皮、半夏、茯苓、枳实、竹茹、甘草、生姜。

心脾两虚者，选加党参、黄芪、白术、茯神、酸枣仁、龙眼肉、木香等；血虚出血者，选用三七、茜草、血余炭等；肝胃不和者，选加柴胡、枳壳、芍药、香附、川芎、甘草、竹茹、半夏、干姜等。

（四）肝肾阴虚，毒瘀互结证

证候：面色潮红或低热，形体消瘦，体倦乏力，周身疼痛，骨痛尤甚，固定不移，肢倦乏力，腰膝酸软，五心烦热，口干咽燥，目赤，神烦，舌质紫绛或淡暗，舌苔少或无苔，脉象细数。

治法：滋养肝肾，化瘀解毒。

主方：鳖甲煎丸（《金匮要略》）加减。

常用药：鳖甲、乌扇、黄芩、柴胡、鼠妇、干姜、大黄、芍药、桂枝、葶苈子、石韦、厚朴、丹皮、瞿麦、紫葳、半夏、人参、䗪虫、阿胶、蜂房、赤硝、蜣螂、桃仁等。

临床应用时应根据不同伴随症状酌情加减。毒瘀亢盛者，选加水蛭、地龙等；热盛者，选加水牛角、黄连、连翘、生甘草、石菖蒲等；肿块多发如串珠者，选加乳香、没药、玄参、生地、夏枯草等；阴竭阳亢者，选加龟板胶、鳖甲胶、生牡蛎、生龙骨等。

（张雅月）

第五节　慢性髓性白血病

一、概述

慢性髓性白血病（chronic myelogenous leukemia，CML）简称慢粒，起源于骨髓异常多能造血干细胞，以粒细胞增生为主，可伴有红系和巨核系细胞增生的获得性骨髓增殖性疾病。95% 的患者骨髓中可找到 Ph 染色体，即 t（9；22）（q34；q11），并均可检测到 $BCR-ABL$ 融合基因。CML 病程发展相对缓慢，可分为慢性期（chronic phase，CP）、加速期（accelerated phase，AP）、急变期（blastic phase or blast crisis，BP/BC）。临床以脾大、粒细胞显著增多、外周血及骨髓中出现大量中、晚幼粒细胞为特征。

CML 全球年发病率为（1.6~2.0）/10 万，占成人白血病的 15% ~ 20%。我国年发病率为（0.36~0.55）/10 万，低于西方国家。西方国家中位发病年龄为 67 岁，我国中位发病年龄为 45 ~ 50 岁。本病男性发病率稍高于女性，男女比例约为 1.6∶1。CML 中位生存期 39 ~ 47 个月，个别可生存 10 ~ 20 年，5 年生存率 25% ~ 50%，随着新药物不断开发，生存期逐渐延长。

在中医古籍中，缺乏有关慢性髓性白血病病名的明确论述，但是却记载了很多符合此病临床表现、发病演变经过及预后情况的病证，据其在病情发展过程中表现出的倦怠乏力、气短、自汗、盗汗、纳差、消瘦、出血及肝、脾肿大等临床症状，可归属于中医"癥积""血积""虚劳"等病证范畴。《黄帝素问宣明方论》最早论述癥积的临床表现："癥积，心腹内结如拳，渐上不止，抢心疼痛，及绕脐腹痛不可忍者。"《血证论》："瘀血在经络脏腑之间，则结为癥瘕。"《丹溪心法》："痞块在中为痰饮，在左为血块，在右为食积。气不能作块成聚，块乃有形之物也，痰与食积、死血而成也。"《太平惠民和剂局方》："血积血瘕，绕脐撮痛。"《诸病源候论》："夫血气者，所以荣养其身也。虚劳之人，精髓萎竭，血气虚弱，不能充盛肌肤，此故羸瘦也。"

二、临床表现

各年龄组均可发病，以中年居多，男性多于女性。起病缓慢，早期常无自觉症状。患者往往在常规健康检查或因其他疾病就医时发现外周血象异常或脾大，在进一步检查时确诊。

（一）临床症状

多数患者以慢性期起病，一般持续 1 ~ 4 年。常无症状或症状缺乏特异性。

1. 全身症状　患者常有乏力、易疲劳、食欲减退、多汗或盗汗、体重减轻等代谢亢进的症状，由于脾大而自觉左上腹胀满感。

2. 发热　常表现为低热，此时并无感染或与感染无相关性，针对本病治疗后体温可降至正常。

3. 出血　慢性期出血少见，有时可见皮下瘀斑。加速期与急变期约 30% 患者表现有不同程度出血。皮下瘀斑、牙龈渗血、鼻腔出血较多见。血小板重度减少可导致脑出血，偶有脾破裂出血。

4. 贫血　慢性期血红蛋白正常或轻度减少，加速期呈明显下降趋势，急变期下降幅度更大，临床见有面色苍白、乏力等贫血症状。

（二）临床体征

脾大为 CML 最重要临床体征，常达脐或脐以下，质地坚实、平滑，无压痛。若发生脾梗死，则出现剧烈腹痛并放射至左肩，脾区压痛明显，并有摩擦音。脾大程度与病程、白细胞计数密切相关。部分患者可见轻度肝脏大。约75%病例有胸骨压痛，胫骨和肋骨骨痛也较常见，少数病例可出现关节和肌肉疼痛。

（三）其他表现

当白细胞显著增高时，可有眼底充血及出血。白细胞极度增高时，可发生白细胞淤滞症。当白血病细胞大量浸润、破坏可致血中尿酸增高，出现痛风、急性关节炎和尿酸性结石。

若出现不明原因发热、虚弱、体重进行性下降、骨骼疼痛，逐渐出现贫血和出血，脾持续或进行性肿大，对原来有效药物失效，则提示进入加速期或急变期。急变期为 CML 的终末期，临床表现与 AL 类似。

三、实验室检查

（一）外周血常规

CML 慢性期白细胞显著增高，常超过 $20 \times 10^9/L$，甚至可达 $100 \times 10^9/L$ 以上，以中性粒细胞为主，可见各阶段粒细胞，以中性中幼、晚幼和杆状核粒细胞居多；原始（Ⅰ型 + Ⅱ型）细胞小于10%；嗜酸、嗜碱性粒细胞增多，后者有助于诊断，可有少量幼红细胞。慢性期血红蛋白和红细胞多正常，或见轻度贫血；血小板多在正常水平，部分患者增多。加速期白细胞计数可持续增高，原始粒细胞可高于10%，嗜碱性粒细胞可高于20%，与治疗无关的血小板持续性减少或治疗无效的持续性血小板增加。急变期外周血原始细胞不低于20%，血小板减少，并出现贫血。

（二）骨髓象

CML 慢性期骨髓增生明显活跃或极度活跃，以粒系增生为主，粒红比例（10 ~ 50）:1，中性中幼、晚幼及杆状核粒细胞明显增多，原始细胞 < 10%。嗜酸、嗜碱性粒细胞增多，红细胞相对减少，巨核细胞正常或增多，晚期减少。可见 Gaucher 样细胞。加速期原始细胞增高达10% ~ 19%，急变期≥20%，可有异形变，骨髓活检示原始细胞大量聚集或成簇。组织病理学常见不同程度的继发性骨髓纤维化。

（三）细胞和分子遗传学

95% 的 CML 骨髓或外周血细胞染色体核型分析或 FISH 检测 Ph 染色体阳性。Ph 染色体发生 t（9；22）（q34；q11）易位，形成 *BCR – ABL* 融合基因。CML 加速期及急变期，可出现其他染色体异常，例如 + 8、双 Ph 染色体、+ 21 等。

Ph 染色体可见于粒系、红系、单核系、巨核系及淋巴细胞中。5% 的 CML 有 *BCR – ABL* 融合基因阳性而 Ph 染色体阴性。

（四）病理学检查

CML 主要病理改变为骨髓、血液和脾脏内充满大量幼稚细胞，肿大的脾脏正常结构为髓外造血细胞所取代，脾脏内粒细胞、幼红细胞和巨核细胞大量聚积，甚至可发生梗死。肿大的肝脏虽然有白血病细胞浸润，但一般不会影响肝脏正常结构。骨髓造血组织容量显著增加，多数患者有不同程度的骨髓纤维化，网硬蛋白染色阳性，常伴有巨核细胞增加，可见假性戈谢细胞和海蓝组织细胞。

（五）其他

中性粒细胞碱性磷酸酶（NAP）活性减低或呈阴性反应。治疗有效时 NAP 活性可以恢复，疾病复发时又下降，合并细菌性感染时可略升高。血液生化检查示血清及尿中尿酸浓度增高，血清乳酸脱氢酶增高。

四、诊断

（一）诊断标准

根据 WHO 诊断标准，CML 属于慢性骨髓增生性疾病（cMPD），源于造血干细胞克隆性异常，具有特异性的 Ph 染色体和（或）具有 *BCR-ABL* 融合基因。一般分三期：初起为隐匿的慢性期，随后进展为加速期或急变期。

1. 临床表现　大部分患者诊断于慢性期。20%～40% 的患者在诊断时无症状，仅在常规检查时发现白细胞数过高。常见的症状有疲劳、体重减轻、贫血、盗汗和脾大。少数患者以急变为首发表现，一般状况较差，有重度贫血、血小板减少和巨脾。

2. 血常规　白细胞数明显增高，以中性粒细胞为主，可见各阶段的粒细胞以晚幼和杆状核粒细胞为主。原始细胞低于 2%，嗜酸、嗜碱性粒细胞绝对值增多，单核细胞一般低于 3%。血小板正常或增多。多数患者有轻度贫血。

3. 骨髓象　骨髓增生明显，尤以粒系为主，分化发育正常，无病态造血。嗜酸、嗜碱性粒细胞增多。原始细胞小于 5%，若大于 10% 则已进展至加速期。40%～50% 的患者巨核细胞明显增多，有的则正常或轻度减少；巨核细胞可小于正常，并有核分叶少。红系比例常减少。约 30% 骨髓标本中可见假性戈谢细胞和海蓝组织细胞。若粒系有明显的病态造血或有明显的小的病态巨核细胞或明显的纤维化均提示已进入加速期。若原始细胞≥20%，则已进展至急变期。

4. 组化/免疫分型　CML 慢性期中性粒细胞的碱性磷酸酶染色明显减弱。CML 急变期 POX 染色可增强、减弱或消失。CML 慢性期的免疫表型为髓系的低表达，如 CD15 + 、HLA - DR + 。CML 急变期则有各种髓系和（或）淋系的抗原表达。

5. 细胞和分子遗传学　90% ~95% CML 具有典型的 t（9；22）（q34；q11）异常核型，即 Ph 染色体。除第 9 号和第 22 号染色体外，也可有涉及第 3 或第 4 条染色体所形成的复杂易位。80% 患者在疾病进展时发生克隆演变，出现 Ph 以外的染色体异常。常见的附加染色体异常有 + 8，双 Ph 染色体，i（17q），- Y 等。

6. 基因诊断　可用 FISH、RT - PCR 或 Southern blot 技术证明骨髓细胞存在 BCR-ABL 融合基因。这是诊断 CML 的金标准，也依此与其他慢性骨髓增生性疾病鉴别。由于 BCR 断裂点的不同，可形成不同的 BCR-ABL 编码蛋白。最常见的在 BCR 外显子 12 ~16 或 b1 ~b5（为 M - BCR），与 ABL 基因编码为典型的 P210 融合蛋白。少数患者的断裂点在 BCR 的 μ 区，外显子 17 ~20 或 c1 ~c4（为 μ - BCR）形成 P230 融合蛋白，此类患者表现明显的中性粒细胞成熟。若断裂在 BCR 外显子 1 ~2（为 m - BCR），形成较短的融合蛋白 P190，常见于 Ph 染色体阳性 ALL，但 90% Ph 染色体阳性 CML 患者可检测到少量的 P190，这类患者往往单核细胞增多，与慢性单核细胞白血病相似。

（二）分期诊断

1. 慢性期　①临床表现：无症状或有低热、乏力、多汗、体重减轻等症状。②血象：白细胞总数升高，主要为中性晚幼和杆状核粒细胞，原始细胞小于 10%，嗜酸和嗜碱性粒细胞增多，有少量有核红细胞。③骨髓象：增生明显至极度活跃，以粒系增生为主，中、晚幼粒和杆状核粒细胞增多，原始细胞小于 10%。④Ph 染色体和（或）BCR - ABL 融合基因阳性。

2. 加速期　具备下列条件之一及以上者可考虑 CML。①外周血白细胞和（或）骨髓有核细胞中原始细胞占 10% ~19%。②外周血嗜碱性粒细胞大于等于 20%。③与治疗无关的持续性血小板减少（<100×10⁹/L）或治疗无效的持续性血小板数增高（>1000×10⁹/L）。④进行性白细胞计数增加和脾大。⑤细胞遗传学示有克隆演变，出现 Ph 染色体之外或初次诊断时不存在的其他遗传学异常。

3. 急变期　具备下列条件之一者可考虑 CML。①外周血白细胞或骨髓有核细胞中原始细胞占大于等于 20%。②骨髓活检示原始细胞大量聚集或成簇。③髓外原始细胞浸润，常见部位是皮肤、淋巴结、脾、骨骼或中枢神经系统。

五、西医治疗

（一）常规治疗

治疗 CML 目标是力争达到血液学、细胞遗传学和分子生物学三个层次的缓解，避免疾病进一步发展。在 CML 的治疗中应详细、全面评估患者的情况，向其推荐优势治疗选择，并参考患者的治疗意愿，选择最佳治疗方案。

1. 酪氨酸激酶抑制剂（TKI）治疗　　NCCN 指南推荐伊马替尼作为 CML 慢性期患者首选治疗，伊马替尼标准剂量 400mg，每日 1 次，被推荐用于初始治疗。伊马替尼为 2 - 苯胺嘧啶衍生物，能特异性阻断 ATP 在 ABL 激酶上的结合位置，使酪氨酸残基不能磷酸化，从而抑制 BCR - ABL 阳性细胞的增殖。伊马替尼通常耐受性良好，常见非血液学不良反应包括水肿、肌痉挛、腹泻、恶心、肌肉及骨骼痛、皮疹、腹痛、疲劳、关节痛和头痛等，但一般症状较轻微，血象下降较常见，可出现粒细胞缺乏、血小板减少和贫血，可并用造血生长因子，严重者需减量或暂时停药。应用 TKI 治疗期间应定期监测血液学、细胞遗传学及分子生物学反应，根据治疗反应评估随时调整治疗方案。早期分子生物学反应至关重要，尤其是伊马替尼治疗 3 个月的 BCR - ABL 融合基因水平。治疗反应次佳或失败的患者在评估治疗依从性、患者药物耐受性、合并用药的基础上及时行 BCR - ABL 激酶区突变的检测，适时更换第二代 TKI，如尼洛替尼或达沙替尼。参照 BCR - ABL 激酶突变类型，目前以下 7 种类型突变对于尼洛替尼或达沙替尼选择有较为明确的指导意义。①T315I：两者均耐药，有条件者可进入临床试验，或选择恰当的治疗方案；②F317L/V/I/C、V299L、T315A：采用尼洛替尼治疗更易获效；③Y253H、E255K/V、F359C/V/I：选择达沙替尼。

2. 干扰素 - α（Interferon - α，IFN - α）　　IFN - α 治疗 CML 的作用机制可能与抗细胞增生、纠正黏附缺陷和介导宿主与白血病细胞相互作用有关。以干扰素为基础的治疗方案成为二、三线选择。以下情况可考虑以干扰素 - α 为基础的治疗方案。①TKI 耐药、不耐受且不适合 allo - HSCT 的 CML 慢性期患者。②各种原因暂时无法应用 TKI 治疗的或无法坚持长期使用 TKI 的慢性期患者。干扰素 - α 常用剂量为 300 万 ~500 万 U/（m² · d）

皮下或肌内注射，每周 3～7 次，持续用数月至数年不等。IFN－α 起效较慢，对白细胞显著增多者，宜在第 1～2 周并用羟基脲（HU）或小剂量阿糖胞苷（Ara－C）。常见副作用为出现流感样症状，如畏寒、发热、疲劳、头痛、厌食、恶心、肌肉及骨骼疼痛。

3. 化学治疗　虽可使多数患者血象及异常体征得到控制，但中位生存期并未获得延长。

（1）羟基脲（Hydroxyurea，HU）。是一种核苷二磷酸还原酶抑制剂，属抑制 DNA 合成的周期特异性药物，主要作用于 S 期。治疗 CML 起效快，用药后两三天白细胞即下降，降低肿瘤负荷效果好，但持续时间短，停药后又很快回升。常用剂量为 3g/d，分 3 次口服，白细胞下降后逐渐减量，直至缓解。需经常检查血象，以便调节药物剂量。HU 副作用少，可以较平稳地控制白细胞。其主要副作用有一过性可逆性骨髓抑制或巨红细胞贫血、口腔及鼻腔溃疡、恶心、呕吐、腹泻、指甲营养不良，妊娠早期应用可致畸胎。该药治疗 CML 仅能达到血液学缓解，无遗传学效应，不能防止急变。

（2）高三尖杉酯碱（Homoharringtonine，HHT）。是抑制蛋白质合成的周期特异性药物，主要作用于 S 期。对 CML 诊断 1 年以上患者予以 HHT 2.5mg/（m^2·d）×14d，静脉输注，诱导缓解后以每月 2.5mg/（m^2·d）×7d 维持治疗，CHR 和 MCR 率分别达 72% 和 15%，7% 获 CCR。对 CML 早慢性期（诊断 1 年以内）患者予以上述 HHT 治疗 6 个疗程，之后以 IFN－α 维持，CHR 和 MCR 率分别达 92% 和 27%。HHT 与 IFN－α 或小剂量 Ara－C 联合可提高疗效，对加速期或急变期，甚至伊马替尼耐药者也有成功的报道。

（3）其他药物。如 Ara－C、环磷酰胺及其他联合化疗亦有效。

4. 异基因造血干细胞移植　作为目前唯一可治愈 CML 的治疗方案，异基因造血干细胞移植（allo－HSCT）仍广泛应用于 CML 的治疗。HSCT 应用受到供者来源和老年患者移植相关毒性较高的限制，一般将适于移植的年龄限制在 65 岁以下。临床上推荐应用 allo－HSCT 的患者筛选原则：①新诊断的儿童和青年 CML 患者；②慢性期患者如果 Sokal 评分高危而欧洲骨髓移植登记组（EBMT）移植风险积分 ≤2 分，且有 HLA 相合供者，可以选择一线 allo－HSCT 治疗；③对于标准伊马替尼治疗失败的慢性期患者，可根据患者年龄和意愿考虑行 allo－HSCT；④在伊马替尼治疗中任何时候出现 BCR－ABL 融合基因 T315I 突变的患者，首选 allo－HSCT；⑤对第二代 TKI 治疗反应欠佳、失败或不耐受的所有患者，应尽早考虑 allo－

HSCT；⑥疾病进展到加速期或急变期的患者。

5. 白细胞淤滞症的紧急处理 初诊 CML 患者多呈白细胞、血小板显著增高，应先以降低白细胞、减少相关并发症为治疗目的。可首选羟基脲、别嘌呤醇以减少尿酸生成、防止高尿酸血症，服用小苏打碱化尿液，以利尿酸排泄、防止尿酸盐肾病，并足量饮水或静脉补液。白细胞过高时可采用白细胞分离术以防白细胞淤滞症。有症状的血小板增多患者除羟基脲之外，还可选择抗血小板聚集剂阿那格雷或者血小板单采。

（二）分期治疗

在疾病不同阶段，根据临床分期不同，应采取不同的治疗手段和方法，尽快达到完全细胞遗传学反应，减缓疾病进展。

1. 慢性期 治疗目的是控制疾病进展和维持血细胞在正常范围。慢性期首选治疗方案为 TKI，推荐首选伊马替尼 400mg，每日 1 次。频繁、长期的 TKI 治疗中断以及患者服药依从性差可能导致不良临床结果，伊马替尼耐受不佳的患者应及时更换第二代 TKI。干扰素为基础的治疗方案及 allo – HSCT 亦可用于 CML 慢性期的治疗。

2. 加速期 参照患者既往治疗史、基础疾病以及 *BCR – ABL* 融合基因激酶突变情况选择适合的 TKI，病情恢复至慢性期者，可继续 TKI 治疗。如果患者有合适的造血干细胞供者来源，可考虑行 allo – HSCT。存在 T315I 突变或第二代 TKI 不敏感突变的患者应及早行 allo – HSCT。

3. 急变期 参照患者既往治疗史、基础疾病以及突变情况选择 TKI 单药或联合化疗提高诱导缓解率，缓解后应尽快行 allo – HSCT。推荐参加新药临床试验。

六、中医治疗

本病属本虚标实，病位在骨髓，而后侵袭于肝脾，最后至五脏六腑、四肢百骸而出现全身性表现。起病隐袭，进展缓慢，多为虚实夹杂证，病机在于虚、毒、瘀三个病理环节相互衍生和转化。疾病慢性期具有邪毒内伏、郁而待发的特点；加速期多为血瘀正衰、气阴两虚表现；急变期多为毒血搏结、阴阳失调或阴竭阳微证候。在疾病演化过程中，也可出现一些兼证、并发症或转化的其他疾病，如在稳定期由于毒邪入侵，气血逆乱于上可出现中风病；加速期由于气血亏损，气不摄血可出现血证；急变期由于气血阴阳俱伤可出现虚劳病。

慢性髓性白血病的证候表现是虚证为主，虚实夹杂的复杂过程，按照中医"急则治标，缓则治本"的原则，采用标本兼治，扶正、祛邪并举，才是两全之法。疾病早期主要以毒热蕴结、血瘀内阻的实证为主，故中医应以清热解毒、活血化瘀为基本治疗原则；进展期多以邪实正虚为主，且邪实胜于正虚，应以祛邪为主，兼以扶正；急变期邪实亦在，正虚明显，虚为肝肾阴虚，气血亏少，实为邪毒内蕴，血瘀痰凝，应以扶正为主，祛邪为辅。临床分型分证论治如下。

（一）毒邪积聚，气血逆乱证

证候：面色晦暗或面红目赤，胸胁满闷，急躁易怒，胁下胀痛，脘腹胀满，食欲不振，食后腹胀，或见潮热盗汗，口干欲饮，并见胁下癥积，质地坚硬，固定不移，舌质暗红，舌苔薄黄或黄腻，脉弦涩或弦数。

治法：清热解毒，调畅气机。

主方：清瘟败毒饮（《疫疹一得》）合青黛雄黄散（《奇效良方》）加减。

常用药：生石膏、生地黄、水牛角、黄连、栀子、黄芩、赤芍、丹皮、玄参、知母、连翘、青黛、雄黄、桔梗、竹叶、甘草等。

本证相当于慢性期临床表现，以邪实为主，虚损证候隐而不现。清瘟败毒饮、青黛雄黄散重在清热解毒，临床应用时应根据不同伴随症状酌情加减。气血损伤者，选加党参、黄芪、白术等；血虚血燥而大便干结者，选加当归、生地、熟地、白芍、火麻仁等；血液瘀滞者，选加桃仁、红花、丹参、川芎等；邪毒壅盛者，选加虎杖、半枝莲、白花蛇舌草等；肝郁气滞者，选加柴胡、香附、川楝子、陈皮等。

（二）毒瘀蕴结，气血两伤证

证候：面色晦暗或淡暗，胸胁胀满，脘腹胀痛，食欲不振，食后腹胀，或身体倦怠，气短自汗，头目眩晕，失眠多梦，胁下癥积，质地坚硬，固定不移，舌质淡红或淡暗，舌苔薄白或薄黄，脉细或细弱。

治法：活血解毒，益气养血。

主方：膈下逐瘀汤（《医林改错》）、青黛雄黄散（《奇效良方》）、当归补血汤（《内外伤辨惑论》）合方加减。

常用药：黄芪、当归、桃仁、红花、川芎、赤芍、丹皮、延胡索、五灵脂、乌药、香附、枳壳、青黛、雄黄、甘草等。

本证相当慢性期临床表现，以实证为主。以上三方合用可活血化瘀，清热解毒，补养气血，临床应用时应根据不同伴随症状酌情加减。气血两虚者，选加人参、党参、白术、白芍、熟地等；毒邪亢盛者，选加半枝莲、虎杖、三棱、蜈蚣等；死血瘀积，聚而不散者，选加地龙、水蛭、三棱、莪术等；脘腹胀满者，选加莱菔子、青陈皮、木香等；食欲不振者，选加菖蒲、焦三仙等。

（三）气阴两虚，瘀毒内阻证

证候：面色紫暗或潮红或淡暗，形体消瘦，体倦乏力，精神疲惫，头晕耳鸣，口干咽燥，潮热盗汗，多梦遗精，胁下癥积，质地坚硬，固定不移，舌体胖大，舌质淡红或淡暗，舌苔少或无苔，脉细弱或细数。

治法：益气养阴，化瘀解毒。

主方：四君子汤（《太平惠民和剂局方》）、六味地黄丸（《小儿药证直诀》）、桃仁红花煎（《陈素庵妇科补解》）合方加减。

常用药：党参、白术、茯苓、熟地黄、山药、山萸肉、丹皮、泽泻、青黛、雄黄等。

本证相当于加速期临床表现，毒瘀蕴结，毒瘀互阻，瘀积脏腑，伤气耗阴，属虚实夹杂证候。以上三方重在益气养阴，辅助清热解毒，临床应用时应根据不同伴随症状酌情加减。毒瘀亢盛者，选加半枝莲、虎杖、三棱、蜈蚣、水蛭、地龙等；脘腹胀满者，选加枳实、大腹皮、焦槟榔等；潮热盗汗者，选加青蒿、鳖甲、地骨皮等；阴虚阳亢者，选加生龙骨、牡蛎、代赭石、杭菊花等；阴精虚极者，选加阿胶、龟板胶、鳖甲胶等。

（四）肾阴亏虚，毒瘀不散证

证候：面目黧黑无华，肌肉大消，卧床不起，午后潮热，或夜间发热，口干咽燥，失眠盗汗，或见食欲大减，脘腹胀满，胁下癥积，质地坚硬，固定不移，舌体胖大，舌质淡暗或紫暗，舌红无苔，脉微弱。

治法：滋补肾阴，祛瘀解毒。

主方：左归丸（《景岳全书》）、青黛雄黄散（《三因极一病证方论》）、失笑散（《太平惠民和剂局方》）合方加减。

常用药：熟地黄、山药、山萸肉、菟丝子、枸杞子、川牛膝、鹿角胶、龟板胶、青黛、雄黄、蒲黄、五灵脂等。

本证相当于急变期临床表现，气血阴阳俱虚，以阴虚为主，但瘀毒不散，邪毒乃盛，虚欲重，实欲坚。在以上三方基础上，临床应用时应根据不同伴随症状酌情加减。阳气暴脱者，选加附子、细辛、肉桂、仙茅、仙灵脾、补骨脂等；虚损出血者，选加旱莲草、仙鹤草、茜草、血余炭等；血液瘀滞者，选加桃仁、红花、丹参、赤芍等；血虚者，选加当归、阿胶、何首乌等。

（侯　丽）

第六节　慢性淋巴细胞白血病

一、概述

慢性淋巴细胞白血病（chronic lymphocytic leukemia，CLL）简称慢淋，是一种慢性淋巴细胞增殖性疾病，是一种形态单一的成熟 B 淋巴细胞肿瘤，肿瘤细胞通常共表达 CD5 和 CD23。它最常累及外周血、骨髓和淋巴结，肝脾亦可受累，偶尔出现结外部位病变。CLL 中位生存期一般为 35 ~ 63 个月，部分患者生存时间长达 10 年以上，5 年生存率约为 50%。

CLL 是西方国家最常见的成人白血病，发病率占所有白血病的 20% ~ 30%，在恶性血液病发病率中居第 3 位，年发病率为 5.1/10 万，中位发病年龄为 60 ~ 72 岁。男性发病率高于女性，男女比例约为（1.5 ~ 2）∶1。我国目前无精确数据，较西方国家少见，同时出生在美国的亚裔与出生在本土者发病率相似，提示遗传因素在 CLL 发病中可能发挥重要作用。CLL 发病率随年龄的增长而增加，大部分患者发病时年龄在 50 岁以上，60 ~ 80 岁高峰，30 岁以下罕见。

在中医古籍中，缺乏有关慢性淋巴细胞白血病病名的明确论述，但却记载了很多符合现代慢性淋巴细胞白血病临床表现、演变经过及预后情况的病证，据其在病情发展过程中表现的淋巴结肿大、肝脾肿大、乏力、气短、自汗、盗汗、纳差、消瘦、出血等临床症状，可归属于中医"恶核""痰核""瘰疬""癥瘕""积聚""虚劳""失荣""石疽"等病证范畴。《灵枢·寒热》最早论述瘰疬临床表现，曰："寒热瘰疬在于颈腋者，皆何气使生？""此皆鼠瘘寒热之毒气也，留于脉而不去者也。"《证治准绳》："痈疽肿硬如石，久不作脓者是也。"《外科心法要诀》载石疽方歌："石疽生于颈项旁，坚硬如石，色照常，肝郁凝结于经络……"《诸病源候论》："此由寒气客于经络，与血气相搏，血涩结而成疽也。其寒毒偏多，则气结聚而皮厚……"《类证治裁》："结核经年，不红不痛，坚而难移，久而肿痛者，为痰核，多生于耳、项、肘、腋等处。"

二、临床表现

患者多为老年人，男性多于女性，90% 于 50 岁以上发病，起病隐匿，往往无自觉症状。多数 CLL 患者因体检、其他疾病等检查血常规而被

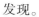

发现。

（一）临床症状

早期常无症状，或有轻度乏力、易疲劳等非特异性表现，中后期出现食欲减退、消瘦、低热、盗汗、反复感染、出血和贫血症状。

（二）临床体征

1. 淋巴结肿大 80%的患者确诊时伴有无痛性淋巴结肿大，可为全身性，偶见巨块型肿大，触之有橡皮感，与皮肤不粘连，常累及颈部、锁骨上、腋下及腹股沟等处，肿大淋巴结可压迫口咽、输尿管、胆道等部位而出现相应症状。扁桃体、泪腺、唾液腺受累时，可导致 Mikulicz 综合征。

2. 肝、脾肿大 半数患者有轻至中度脾大，伴腹部饱胀感，晚期可达盆腔，可发生脾梗死或脾破裂。肿瘤细胞浸润引起的肝大少见。

3. 贫血和出血 病情进展时可导致贫血或血小板（PLT）减少，并出现相应临床症状，多数情况下是由于白血病细胞骨髓浸润或产生自身抗体所致。CLL 可合并自身免疫性溶血性贫血（AIHA），多见于温抗体型，抗体多为多克隆性，少数患者可合并纯红细胞再生障碍性贫血。

4. 结外浸润 CLL 淋巴细胞可浸润至皮肤、肺、胸膜、胃肠道、骨骼、神经系统、肾、前列腺、性腺和眶后组织，但由浸润所致的症状并不多见。若累及眶后、心包、胸膜等组织可导致突眼、胸腔积液和心包积液，侵及胃肠道可出现溃疡、胃肠道出血和吸收障碍。中枢神经系统累及少见。

（三）其他表现

由于低免疫球蛋白血症、补体水平低、T 淋巴细胞功能缺陷及免疫抑制剂的使用，患者体液免疫和细胞免疫均受影响，且 CLL 可合成 TGF-β 等免疫抑制因子，因此，大部分患者可合并免疫缺陷及免疫紊乱表现，如自身免疫性疾病和第二肿瘤等。

三、实验室检查

（一）外周血常规

血常规中白细胞持续增多，绝对值大于 $10 \times 10^9/L$，淋巴细胞比例大于等于50%，成熟淋巴细胞绝对值大于等于 $5 \times 10^9/L$，部分患者确诊时白细胞可达 $100 \times 10^9/L$。分类中80%~90%为成熟小淋巴细胞，也有少量大淋巴细胞、异性淋巴细胞和幼稚淋巴细胞。早期红细胞和血小板正常或轻度减少，晚期可明显减少。大约15%的患者可并发正细胞正色素性贫血，当 CLL 合并 AIHA 时，网织红细胞可升高，可见多染性细胞及幼红细胞。

（二）骨髓象

骨髓增生明显活跃及以上，以成熟淋巴细胞为主，占 50% ~ 90%，细胞形态与外周血基本一致，原始淋巴细胞少见，红系、粒系及巨核系细胞生成受抑，合并 AIHA 时，可见红系增生。有时呈纯红细胞再生不良，伴有 AIHA 时幼红细胞可代偿性增生。

（三）病理学检查

骨髓活检能够确定骨髓浸润的特征，分别称为结节型、间质型、混合型、弥漫型 4 种。免疫组化染色显示：肿瘤细胞表达 CD5、CD20、CD23、CD79a、CD45RA、CD43、ZAP - 70，CD38 偶呈散在表达，不表达 CD10 和 CyclinDl。CLL 呈现均一性小圆淋巴细胞增生，受累淋巴结可见增殖中心，淋巴结病理可见典型的弥漫性小淋巴细胞浸润，细胞形态与血液中的淋巴细胞一致，病理与低度恶性小淋巴细胞淋巴瘤的淋巴结病理表现类似。少数患者可有少量散在分布的 R - S 样细胞。

（四）免疫学检查

利用流式细胞术可检测细胞表面分化抗原、膜表面免疫球蛋白（sIg）和 κ、λ 轻链，以确定细胞是否是克隆性增殖并提供进一步分型。在诊断 CLL 时推荐使用 CD5、CDl0、CD11c、CD19、CD20、CD22、CD23、CD25、CD38、CD69、CD71、CD103 等单抗，典型的 CLL 表型为 CD5 +、CD19 +、CD20 +、CD23 +、CD25 +、CD69 +、CD71 +，CD79 弱阳性或阴性、sIg 弱阳性、FMC7 -，B-CLL 膜表面的免疫球蛋白密度较低，但具有大量胞质免疫球蛋白，CD22、CD79β 的表达很弱或缺失。

（五）基因突变

免疫球蛋白重链可变区（IgVH）基因突变发生在约 50% 的 CLL 患者中，伴或不伴 IgVH 突变患者的预后差异显著。IgVH 基因突变病例中位生存期 25 年，而无突变者仅 8 年。

（六）染色体检查

50% ~ 80% 的患者有染色体数目及结构异常，多为 12 号、14 号和 13 号染色体异常，最常见的染色体畸变有 13 号染色体长臂缺失和 12 号染色体三体型。14 号染色体长臂上有编码免疫球蛋白重链和 T 淋巴细胞受体的基因，17 号长臂上有 $p53$ 抑癌基因，该两者异常在 CLL 中也较多见。研究表明，13q 缺失、12 三体、11q 缺失及 $p53$ 基因单拷贝缺失患者，中位生存期分别为 133、114、79 和 32 个月。

（七）其他

本病淋巴细胞 PAS 染色反应强阳性，积分较正常人显著增高，而中性粒细胞碱性磷酸酶活性正常或稍高，合并 AIHA 时可呈抗人球蛋白试验阳性，约半数以上的病例伴有低丙种球蛋白血症（以 IgA、IgM 减少明显）。90% 以上 CLL 患者的白血病细胞低表达单克隆表面免疫球蛋白 κ 或 λ 轻链。其中 60% 患者表达 κ 轻链，40% 患者表达 λ 轻链。血清 β_2 微球蛋白、乳酸脱氢酶（LDH）、血清胸腺嘧啶脱氧核苷激酶及可溶性 CD3，这些指标均可预测疾病进展和生存情况。

四、诊断

（一）诊断标准

根据 2016 年 WHO 诊断标准，CLL 属于 B 细胞慢性淋巴增殖性疾病（chronic lymphoproliferative disorder，CLPD），是一种成熟 B 淋巴细胞肿瘤，以单克隆、成熟的 CD5 阳性 B 淋巴细胞在外周血、骨髓和肝脾进行性积聚为特征。

1. 临床表现 CLL 患者可有疲乏、体力下降、消瘦、低热、贫血或出血表现，淋巴结（头颈部、腋窝、腹股沟等）、肝、脾肿大。

2. 实验室检查

（1）外周血淋巴细胞数大于等于 $5 \times 10^9/L$，至少持续 3 个月，但如果具有 CLL 细胞骨髓浸润引起的血细胞减少及典型的免疫表型特征，即使淋巴细胞小于 $5 \times 10^9/L$，也诊断为 CLL。

（2）形态以成熟小淋巴细胞为主，外周血淋巴细胞中幼稚淋巴细胞小于 10%。如幼稚淋巴细胞占 10% ~ 54%，诊断为 CLL 伴幼淋细胞增多（CLL/ PL）；大于等于 55% 则诊断为 B 幼淋细胞白血病（B prolymphocytic leukemia，B - PLL）。

（3）典型免疫表型特征：sIgdim、CD5 +、CD19 +、CD20dim、CD23 +、FMC7 -、CD22 -、CD79β - 及轻链限制性表达（即细胞表面只表达 κ 或 λ 轻链）。

（4）排除其他一些易误诊为 CLL 的慢性淋巴增殖性疾病，如套细胞淋巴瘤、脾边缘区淋巴瘤、滤泡淋巴瘤、淋巴浆细胞淋巴瘤、毛细胞白血病等以白血病样表现的小 B 淋巴细胞肿瘤。可根据 CLL 免疫标志积分与其他 B - CLPD 鉴别，CLL 的积分为 4 ~ 5 分，其他 B - CLPD 的积分为 0 ~ 2 分。CLL 的免疫标志积分具体见表 2 - 6 - 1。

表 2 - 6 - 1 CLL 的免疫标志积分系统

免疫标志	积分	
	1 分	0 分
CD5	阳性	阴性
CD23	阳性	阴性
FMC7	阴性	阳性
sIg	弱表达	中等/强表达
CD22/CD79b	弱表达/阴性	中等/强表达

（二）临床分期及危险度分层

Rai 与 Binet 分期系统，常用于诊治 CLL 的分期及预后评估。1978 年 Rai 提出的分期法将 CLL 分为 0 ~ Ⅳ 期，1987 年，Rai 将其分期法补充为低危（0 期）、中危（Ⅰ、Ⅱ）和高危（Ⅲ、Ⅳ）三组（表 2 - 6 - 2）。1981 年 Binet 等提出的分期法共分为 3 期（表 2 - 6 - 3）。

表 2 - 6 - 2 Rai 临床分期系统

分期	改良分期	临床特点	中位生存期（年）
0	低危	淋巴细胞增多	>10
Ⅰ	中危	淋巴细胞增多 + 淋巴结肿大	7 ~ 9
Ⅱ	中危	淋巴细胞增多 + 脾肿大	7 ~ 9
Ⅲ	高危	淋巴细胞增多 + Hb < 110g/L	1.5 ~ 5
Ⅳ	高危	淋巴细胞增多 + PLT < 100×10^9/L	1.5 ~ 5

注：Hb - 血红蛋白；PLT - 血小板计数。

表 2 - 6 - 3 Binet 临床分期系统

分期	临床特点	中位生存期（年）
A	淋巴细胞增多[a]，<3 各区域的淋巴组织肿大	>10
B	淋巴细胞增多[a]，≥3 个区域的淋巴组织肿大	7
C	Hb < 100g/L 和（或）PLT < 100×10^9/L	5

注：[a] 外周血淋巴细胞 > 15×10^9/L（持续 4 周）和骨髓淋巴细胞 ≥40%；Hb - 血红蛋白；PLT - 血小板计数。

五、疗效标准

评估疗效应该包括仔细体检和外周血常规（PB）、骨髓（BM）检查（包括骨髓活检）。CT 扫描等影像学检查除了临床试验监测治疗反应外，常不要求。

（一）完全缓解（CR）

要求完成治疗至少 2 个月后进行评估，并达到以下所有标准。①外周血淋巴细胞计数小于 $4 \times 10^9/L$。②体检无显著淋巴结肿大（如淋巴结直径不应大于 1.5cm）：在临床试验时，如果治疗前异常，应该进行腹部、盆腔、胸部 CT 扫描，淋巴结直径不应大于 1.5cm。③体检无肝或脾脏肿大：临床试验时，如治疗前异常或体检不肯定，疗效评估时应进行腹部 CT 扫描。④无全身症状。⑤外周血血细胞计数正常：中性粒细胞（ANC）≥ $1.5 \times 10^9/L$（未用 G – CSF 等升白细胞药物），PLT > $100 \times 10^9/L$（未用 TPO 等升血小板药物），Hb > 100g/L（未输血及未用 EPO）。⑥对①~②符合 CR 的患者，再进行骨髓穿刺和活检。有些患者达到 CR 标准，但存在明显与 CLL 无关而与药物毒性相关的持续贫血或血小板减少或中性粒细胞减少，定义为骨髓不完全恢复的 CR（CRi）。

（二）部分缓解（PR）

至少持续 2 个月。①外周血淋巴细胞计数较治疗前减少≥50%。②淋巴结缩小≥50% 或任何淋巴结无增大及无新出现的淋巴结肿大。对于小淋巴结（<2cm），增大 <25% 者意义不大。③肝和（或）脾缩小≥50%。④血细胞计数应显示以下一个结果：ANC≥$1.5 \times 10^9/L$ 或在不用 G – CSF 的情况下较基础值≥50% 的改善，PLT≥$100 \times 10^9/L$ 或较基础值≥50% 的改善，Hb≥110g/L 或不输红细胞或不用 EPO 的情况下较基础值≥50% 的改善。

（三）疾病进展（PD）

达到 PD 符合至少以下 1 个条件。①淋巴结肿大。见以下任何一种情形皆提示疾病进展：任何原有肿大的淋巴结，可检测的直径≥50% 的增加；1~1.5cm 的淋巴结必须增大≥50% 至其长轴 >1.5cm；>1.5cm 的淋巴结必须增大至长轴 >2.0cm；或多个淋巴结直径乘积之和≥50%。②肝或脾增大≥50% 或新出现的肝或脾肿大。③ALC（淋巴细胞绝对数）增加≥50%，且 B 淋巴细胞至少 $5 \times 10^9/L$。④转化为侵袭性更高的组织类型（如 Richter 综合征）。⑤出现 CLL 所致的血细胞减少（中性粒细胞减少、贫血或血小板减少）。

（四）疾病稳定（SD）

患者未取得 CR、PR 也不显示 PD，考虑为疾病稳定。

（五）反应持续时间和无进展生存期

反应持续时间为从最后治疗结束计算至 PD。无进展生存期（PFS）定义为首次治疗的第 1 天至 PD 的时间。无事件生存期（EFS）定义为治疗开始的第 1 天至 PD 或复发治疗或死亡（任何原因所致）。生存时间定义为治疗的第 1 天至死亡。

（六）复发

复发定义为既往按上述标准获得 CR 或 PR 的患者，在 6 个月后，出现 PD。

（七）难治疾病（RD）

RD 定义为治疗失败或最后一次抗白血病治疗 6 个月内出现 PD。

（八）微小残留病灶（MRD）

现有研究发现达到 MRD 阴性患者的总生存得到改善。当血液或骨髓中 10000 个白细胞中的 CLL 细胞小于 1 个时，定义为 MRD 阴性的临床缓解。结合 MRD 结果，缓解患者可以分为 4 种类型：CR^+MRD^-、CR^+ MRD^+、PR^+MRD^-、PR^+MRD^+。外周血常可以用作此种评估，但是完成治疗 3 个月内，特别是阿仑单抗、利妥昔单抗和其他靶向治疗的 CLL 患者不适合采用外周血进行评估，这些病例必须使用骨髓检测 MRD。

六、西医治疗

一般来说，CLL 患者中 1/3 患者终生无须治疗，1/3 需要即刻治疗，1/3 诊断时无须治疗，随病情进展需要治疗。

CLL 开始治疗的标准应该至少满足以下 1 个条件。①进行性骨髓衰竭的证据，表现为贫血和（或）血小板减少进展或恶化。②巨脾（如左肋缘下超过 6cm）或进行性或有症状的脾大。③巨块型淋巴结肿大（如最长直径 >10cm）或进行性或有症状的淋巴结肿大。④进行性淋巴细胞增多，如 2 个月内增多 >50%，或淋巴细胞倍增时间（lymphocyte doubling time，LDT）<6 个月。当初始淋巴细胞 $<30 \times 10^9/L$，不能单凭 LDT 作为治疗指征。⑤外周血淋巴细胞计数 >（200 ~ 300）$\times 10^9/L$，或存在白细胞淤滞症状。⑥自身免疫性溶血性贫血（AIHA）和（或）免疫性血小板减少症（ITP）对皮质类固醇或其他标准治疗反应不佳。⑦至少存在下列一种疾病相关症状：A. 在 6 个月内无明显原因的体重下降 ≥10%；B. 严重疲乏，如 ECOG 体能状态评分（PS）≥2 分，不能工作或不能进行常规活动；C. 无其他感染证据，体温 >38.0℃，≥2 周；D. 无感染证据，夜间盗汗超过 1 个月。⑧患者意愿。⑨临床试验。

一旦决定开始治疗，需要对患者进行全面评估，其治疗原则是根据患者的临床生物学特征采取分层治疗。

根据患者的总体健康状况，如根据患者的疾病累积评分（CIRS）及肾功能分成三种情况。①积极治疗：CIRS < 6 分及肌酐清除率 ≥ 70ml/min，患者能完全自理、无合并症，特别是年轻患者接受标准治疗。如标准免疫化学治疗，尽可能使患者达到 CR，甚至 MRD 阴性，延长患者生存期。②缓和治疗：患者有某种并发症、器官功能损害、体能状态下降，接受低强度治疗如减低化疗强度或联合利妥昔单抗。③姑息治疗：有严重器官功能损害、严重并发症，接受最佳支持治疗、单用苯丁酸氮芥或单用利妥昔单抗等；对于年老及"不适合（unfit）"的患者，生活质量及减轻症状仍是治疗的主要目的。

根据患者的染色体特征，如存在 p53 基因缺失或突变，系超高危 CLL，中位生存期仅 2 年左右，故最好采用不通过 p53 途径发挥作用的药物，如阿仑单抗或含大剂量激素为基础的方案，也可采用化学免疫治疗，达到缓解后尽快进行非清髓异基因造血干细胞移植。其他患者的最佳治疗为利妥昔单抗联合不同强度的化疗。

初始治疗达 CR 或 PR 患者需随访观察，除非进行临床试验，否则无须进一步治疗。观察过程中疾病进展的治疗原则同起始治疗。二线治疗需考虑缓解持续时间、首次用药及治疗前的细胞遗传学特征。一线药物（可联合单抗）均可用于二线治疗，阿仑单抗单药可用于复发/难治性 CLL。异基因造血干细胞移植可用于再诱导有效的患者。

（一）化学治疗

1. 苯丁酸氮芥（Chlorambucil，CLB，留可然，瘤可宁） CLB 是治疗 CLL 的经典药物，作用机制目前尚不清楚，可能通过与各种细胞结构如胞膜、蛋白、DNA 和 RNA 等结合发挥作用，其中 DNA 交联并导致细胞凋亡可能是抗白血病的主要因素，CLB 通过 p53 依赖途径诱导白血病细胞凋亡，治疗 CLL 总有效率（overall response rate，ORR）为 45% ~ 86%，但 CR 率低，仅 4% ~ 10%。连续或间断给药疗效无明显差别，但间断给药骨髓抑制作用较轻。

2. 环磷酰胺（Cyclophosphamide，CTX） CTX 是另一种常用的烷化剂，疗效与 CLB 相似。常用剂量为 2 ~ 3mg/（kg·d），或 20mg/kg，每 2 ~ 3 周 1 次。加用皮质激素并不能提高缓解率和生存期，目前多用于伴随有 AIHA 等自身免疫异常的患者。

3. 嘌呤类似物 目前治疗 CLL 主要使用 3 种嘌呤类似物：氟达拉滨（Fludarabine），克拉屈滨（Cladribine）和喷司他丁（Pentostatin）。对于年轻 CLL 患者，单药氟达拉滨可替代 CLB 成为标准治疗，而 CLB 仍然是老年 CLL 患者的有效选择。氟达拉滨主要副作用是骨髓抑制和 CD4 + T 淋巴细胞受损，机会性感染发生率比较高，特别是联合应用皮质激素时。在起始治疗时如果白细胞数较高，容易并发肿瘤溶解综合征（tumor lysis syndrome，TLS），应注意预防。另一个并发症是 AIHA，虽然发生率很低，但在治疗前或治疗过程中发生了 AIHA，应避免应用或停用氟达拉滨。氟达拉滨在肾功能不全及老年患者使用应十分小心，因其活性代谢产物氟 – 阿糖腺苷磷酸盐（F – ara – AP）主要由肾脏分泌，所以注意监测肾功能。

4. 苯达莫司汀（Bendamustine）　苯达莫司汀兼具烷化剂和嘌呤类似物的双重功能，是一种双重功能基烷化剂，其抗肿瘤和杀细胞作用主要归功于 DNA 单链和双链通过烷化作用交联，影响了 DNA 功能与合成，也会引起 DNA 与蛋白、蛋白与蛋白之间的交联，从而发挥抗肿瘤作用，对静止期和分裂期细胞均有效，它与其他烷化剂（CLB、CTX、异环磷酰胺）及氟达拉滨交叉耐药性低。苯达莫司汀主要血液学毒性为中性粒细胞减少（27%）、血小板减少（25%）和贫血（22%），非血液学毒性为发热（24%）、恶心（31%）和呕吐（25%）。

5. 糖皮质激素　糖皮质激素单药治疗对 CLL 也有一定疗效，尤其对伴有 AIHA 或血小板减少的患者较为适用。大剂量甲泼尼龙冲击治疗可使部分患者达到 PR 的标准，但感染发生的概率也将增大。

（二）单克隆抗体为基础的化学免疫治疗

1. 利妥昔单抗（Rituximab，RTX，美罗华）　利妥昔单抗属于Ⅰ型单抗，通过补体依赖的细胞毒作用（CDC）、抗体依赖细胞介导的细胞毒作用（ADCC）及直接诱导凋亡等机制发挥抗肿瘤效应。美国食品和药物管理局（FDA）于 2010 年 2 月 18 日批准 FCR 作为一线、二线方案治疗 CLL。利妥昔单抗主要副作用是发热、寒战、低血压、皮疹等，少数有肾功能受损。

其他的 CD20 单抗药物还包括 Ofatumumab、Obinutuzumab（GA101）等药物。

2. 阿仑单抗（Alemtuzumab，Campath – 1H）　阿仑单抗是重组抗 CD52 的单克隆抗体，最大优势在于其不通过 p53 途径发挥作用，对 p53 基因缺失或突变及复发/难治性 CLL 患者具有较好疗效。

（三）BCR 通路抑制剂

1. Ibrutinib（PCI – 32765）　Ibrutinib 为口服的选择性 BTK 不可逆性小分子抑制剂，副作用小，疗效好且受不良预后因素影响小，特别适合老年、有较多并发症及难治、高危患者。

2. Idelalisib（GS1101）　　第一个口服的 PI3Kδ 选择性抑制剂，Coutre 等报道 Idelalisib 联合利妥昔单抗治疗复发/难治性 CLL 的总有效率为 78%。

（四）放射治疗

明显淋巴结肿大（包括纵隔或巨脾）、神经侵犯、重要脏器或骨骼浸润且有局部症状者可考虑放射治疗，包括全身放疗（TBI）、全淋巴结照射（TNI）和局部照射。与其他方法一起进行序贯治疗可改善全身症状，但持续时间短。放射性核素淋巴结内照射和体外血细胞照射可在一定程度上减少淋巴细胞的数量，但并不延长患者的生存期。

（五）脾切除

脾切除可缓解 CLL 进展期白细胞减少症，特别是血小板减少症，提高生存率。有研究比较，接受脾切除治疗的患者生存率为（31 ±9）%，而未接受脾切除的生存率为（12 ±7）%。

（六）干扰素

重组干扰素 – α 对 CLL 早期患者有效，治疗患者中的 2/3 获得 PR，它可降低淋巴细胞数且副作用小，但对进展期 CLL 大剂量应用者可能加重病情。

（七）造血干细胞移植

自体造血干细胞移植（auto – HSCT）一线治疗 CLL 可以改善患者的 PFS，但对总生存期（OS）无影响，可能克服传统的预后不良因素，第二肿瘤等长期毒副作用风险增高，总体疗效也并不优于目前标准的 FCR 等免疫化学治疗，自体移植在 CLL 治疗中的价值有限。

异基因造血干细胞移植（allo – HSCT）是目前根治 CLL 的唯一手段。主要移植对象建议参考欧洲骨髓移植组织（EBMT）的建议。由于 CLL 的临床特点，采用非清髓 allo – HSCT 似乎更佳。对于决定移植的患者应尽量在缓解期进行，此时进行疗效最佳。

七、中医治疗

本病属本虚标实，病位在骨髓，而后侵袭淋巴结、肝、脾，最后至五脏六腑、四肢百骸而出现全身性表现。起病隐匿，进展缓慢，为虚实夹杂之证，病机在于虚、痰、瘀三个病理环节相互衍生和转化。疾病稳定期具有邪毒内伏、郁而待发的特点；患者无明显症状，仅有白细胞、淋巴细胞总数增高时，多为痰瘀隐伏；淋巴结肿大时，多为气郁痰结；痰瘀日久，多见湿热并存。

慢性淋巴细胞白血病是以实证为主，虚实夹杂的复杂过程，按照中医

"急则治标，缓则治本"的原则，采用标本兼治，扶正、祛邪并举，才是两全之法。疾病早期主要以寒痰凝滞的实证为主，故中医应以温阳补血、散寒通滞为基本治疗原则；进展期多以邪实正虚为主，常见气郁痰结证、肝肺郁热证、血瘀癥积证，且邪实胜于正虚，应以祛邪为主，兼以扶正；晚期多以正虚为主，多见肝肾阴虚证，应以扶正为主，兼以祛邪。临床分型分证论治如下。

（一）寒痰凝滞证

证候：颈项、耳下或腋下、鼠蹊部多个肿核，不痛不痒，皮色如常，坚硬如石，形寒肢冷，或见面色无华，神疲乏力，呕恶纳呆，头晕目眩，舌质淡红或淡暗，苔薄白，脉细滑或细弱。

治法：温阳补血，散寒通滞。

主方：阳和汤（《外科全生集》）加减。

常用药：熟地、鹿角胶、白芥子、炮姜、肉桂、麻黄、甘草等。

本证相当于疾病初期阶段，阳气虚弱，阴寒亢盛，血脉阻滞，流通不畅，瘀阻脏腑、经脉、肌肤而导致以实证为主，虚实夹杂证候。宜祛邪为主，补虚为辅。一切阴疽、附骨疽、流注等皆属于阴寒之证，为平素阳虚，阴寒之邪乘虚而入，阻滞筋骨、血脉，致使血虚寒凝痰滞而生。熟地大补阴血为君药；鹿角胶配合熟地生精补血，与肉桂、炮姜合用以温阳散寒通血脉，均为臣药；白芥子协助姜、桂以散寒凝，化痰滞，并与熟地、鹿角胶相互制约为佐药；甘草解毒而调和药性为使药。全方补而不滞，通而不散，相辅相成，能温阳养血，宣通血脉，散寒祛痰。阳虚明显者，加用附片；血虚明显者，加用阿胶、当归等；痰核明显者，加用浙贝母、半夏、橘核等；食欲不振者，加用茯苓、炒白术、石菖蒲、焦三仙等；伴有血瘀者，加用川芎、丹参、桃仁、红花等。

（二）气郁痰结证

证候：颈项、耳下，或腋下、鼠蹊部有多个肿核，不痛不痒，皮色不变，烦躁易怒，胸腹闷胀，或有胸胁疼痛，纳呆，大便干结，小便短赤，舌质暗红，舌苔微黄，脉弦或弦数。

治法：疏肝解郁，化痰散结。

主方：逍遥散（《太平惠民和剂局方》）加减。

常用药：柴胡、当归、白芍、白术、茯苓、煨姜、薄荷、炙甘草等。

本证相当于疾病发展阶段，由肝气郁滞或寒凝血脉，阻塞气机，气机不利，气滞血瘀所致。依据《黄帝内经》"木郁达之"原则，柴胡疏肝解郁为君药；当归、白芍补血和营以养肝为臣药；茯苓、白术、甘草健脾和中，以堵截生痰之源为佐药；煨姜和中，与当归、白芍合用，以调和气血，薄荷以增强柴胡疏肝解郁作用为使药。全方诸药合用，具有疏肝理脾，和营养血效应。大便干结者，加用大黄、元明粉等；面赤易怒者，加用丹皮、栀子、黄芩等；腹胀嗳气者，加用旋覆花、半夏、陈皮、木香、砂仁、乌药等；痰湿严重者，加用浙贝母、半夏、元参等；血瘀明显者，加用桃仁、红花、丹参、赤芍等。

（三）肝肺郁热证

证候：颈项、耳下，或腋下、鼠蹊部有多个肿核，烦躁易怒，胸胁疼痛，胸闷气短，咳嗽气逆，心悸喘息，头晕乏力，舌红，无苔或少苔，脉象弦数。

治法：清肝泻肺，解郁散结。

主方：黛蛤散（《卫生鸿宝》）合泻白散（《小儿药证直诀》）加减。

常用药：青黛、海蛤壳、桑白皮、地骨皮、生甘草、粳米等。

本证相当于疾病进展期，由肝阴不足，肝阳上亢，或肝气化火，火热上行引起。肝经郁热，日久化火，火邪上炎，犯及肺脏，肺液煎熬成痰，留恋肺脉。故宜清肝为主，泻肺并用。青黛清肝泻热为君药；桑白皮泻肺，地骨皮养阴清虚热为臣药；海蛤壳化痰，粳米养胃为佐药；甘草调和药性为使药。两方合用具有清肝泻肺，化痰软坚散结之功效。痰热明显者，加用浙贝母、黄芩、瓜蒌、陈皮等；痰核肿大者，加用昆布、玄参、夏枯草、生牡蛎等；胸闷明显者，可加半夏、枳壳、香附等；气逆咳嗽剧烈者，加旋覆花、款冬花、杏仁等；热毒壅盛，痰热结滞，发热烦躁，口干欲饮，苔黄，脉数者，可加金银花、连翘、天葵子、重楼、板蓝根等。

（四）血瘀癥积证

证候：颈项、耳下，或腋下、鼠蹊部有多个肿核，腹内结块，形体消瘦，腹胀腹痛，午后潮热，大便干结，或有黑便，舌质暗或有瘀斑苔黄，脉象弦涩。

治法：活血化瘀，软坚散结。

主方：膈下逐瘀汤（《医林改错》）加减。

常用药：当归、桃仁、红花、川芎、赤芍、丹皮、延胡索、五灵脂、乌药、香附、枳壳、甘草等。

本证相当于疾病进展期，正气亏虚，邪气尤胜，正不胜邪，实邪独具，内犯于五脏，外发于肌表、经脉。方中当归、桃仁、红花活血祛瘀为君药；川芎、赤芍、丹皮协助君药活血化瘀为臣药；延胡索、五灵脂、乌药、香附、枳壳调畅气机为佐药；甘草调和药性为使药。诸药合而用之血行瘀去，热毒自解。腹痛明显者，加用白芍、乌药等；腹胀明显者，加用陈皮、木香、大腹皮、枳实等；腹大如鼓者，加用猪茯苓、汉防己等；午后低热者，加用青蒿、鳖甲、地骨皮等；出血明显者，可加仙鹤草、三七等。

（五）肝肾阴虚证

证候：颈项肿核累累，坚硬如石，五心烦热，口干咽燥，腰膝酸软，头晕耳鸣，两胁疼痛，遗精或月经不调，舌质红苔少，脉象细数。

治法：滋补肝肾，软坚散结。

主方：大补阴丸（《丹溪心法》）加减。

常用药：熟地、黄柏、知母、龟板（可用龟板胶替代）、猪脊髓适量（可单独蒸煮，与本方同时食用；也可以食疗方式食用）。

本证相当于疾病严重阶段，正气极虚，无力抗邪，邪实加剧，痰瘀交织，阻滞脏腑、经脉。大补阴丸能滋补肾阴，清降虚火，补精填髓。熟地黄滋阴填精为君药；龟板育阴潜阳，猪脊髓补精填髓，协助君药加强补精填髓功效，在方中为臣药；知母、黄柏清泻肾火，以坚肾阴为佐使药。依据"阴常不足，阳常有余，宜常养其阴，阴与阳济，则水能治火，斯无病矣"理论，大补阴丸培本用熟地、龟板、猪脊髓，一可补精填髓，又可制约知母、黄柏苦燥伤阴；清源用知母、黄柏，既可兼顾肾阴，又可克制相火。本方清补兼顾，有补有泻，寓泻于补，相辅相成，为滋补肝肾，填精益髓之良方。阴虚火旺，手足心热者，加用知母、黄柏、地骨皮、牡丹皮等；盗汗甚者，加牡蛎、浮小麦等；痰核明显者，在补虚基础上加浙贝母、半夏、元参等；血瘀明显者，加用桃仁、红花、丹参、赤芍等；癥块明显者，加用鳖甲、牡蛎等。

（马　薇　李　潇）

第三章

难治性急性白血病

第一节　难治性急性白血病概念

急性白血病是一种病情重、进展快、死亡率高的血液系统恶性肿瘤，近年来发病率有增高趋势。造血干细胞移植是急性白血病最有效的治疗方法，但具体实施受诸多条件限制。因此，联合化疗仍是急性白血病的主要治疗方法。有研究报道，初治急性白血病患者约有 30% 属难治类型，在完全缓解的患者中也有 60% 左右将最终复发而变为难治类型。基于国内外最新研究进展，难治性急性白血病包括以下类型：①原发难治性急性白血病；②复发难治性急性白血病；③耐药难治性急性白血病；④骨髓增生异常综合征转化的难治性急性白血病；⑤老年难治性急性白血病。

难治性白血病的概念由 Hiddemann 于 1990 年最先提出，当时提出的难治性急性白血病诊断标准：①初治病例，用经典诱导方案治疗无效；②首次完全缓解（CR）6～12 月内复发；③首次完全缓解 6～12 月后复发，原诱导方案再治疗无效；④2 次或 2 次以上复发。此标准是国际上最早的权威性标准之一。

1996 年，Estey 修改提出的难治性急性白血病诊断标准：①初治病例，标准方案诱导缓解治疗 2 个疗程不缓解；②首次完全缓解小于 12 个月复发；③2 次或 2 次以上复发，再诱导治疗无效。并提出 "原发难治" 概念，即初始诱导治疗不缓解。

同年，EORTC – GIMEMA 协作组也提出了难治性髓系白血病标准：①绝对耐药（absolute resistance）：诱导缓解治疗第 1 个疗程的第 28 天骨髓中幼稚细胞比例仍超过诊断时的 50%；②低增生性耐药（hypoplastic blastic resistance）：化疗后骨髓抑制，但恢复后骨髓中幼稚细胞比例仍超过诊断时的 50%；③髓外白血病持续存在；④诱导化疗第 1 疗程骨髓中幼稚细胞比例下降 50% 以上，但第 2 疗程后仍不能缓解。Visani 于 1994 年提出干细胞移植后复发，再诱导治疗无效的患者也属于难治性白血病范围。

在我国，1999 年第二届全国难治性白血病研讨会（福州会议）草拟的难治性急性白血病诊断标准包括基本条件与相关因素两个方面。其基本条件包括：①急性髓系白血病（AML），AML – M$_3$ 除外，用经典方案［经典剂量、疗程的 DA（柔红霉素、阿糖胞苷）或 HA（高三尖杉酯碱、阿糖胞苷）方案］诱导化疗 2 个疗程未获完全缓解，急性淋巴细胞白血病（ALL）用经典方案［经典剂量、疗程的 VDLP（长春新碱、柔红霉素、左旋门冬酰胺酶、泼尼松）或 VDCP（长春新碱、柔红霉素、环磷酰胺、泼尼松）方案］诱导化疗 4 ~ 5 周期未获完全缓解；②首次完全缓解后 6 个月内复发，或 6 个月后复发经正规诱导化疗失败；③多次复发。符合上述条件之一者，即可诊断为难治性急性白血病。其相关因素包括：①染色体核型异常，如 t（9；22）、t（4；11）；②初诊时外周血白细胞计数 >100 × 10^9/L；③有骨髓增生异常综合征（MDS）病史；④杂合（混合）白血病或兼有 2 个或 2 个以上异常抗原（IP）表达；⑤多药耐药基因高表达。符合上述 2 项或 2 项以上相关因素者，应高度警惕难治性急性白血病。

2004 年 3 月，第四届全国难治性白血病研讨会（海口会议）进一步商讨了难治性白血病诊断标准。对于难治性 AML 诊断标准确定符合下列条件之一者即可诊断：①经典方案诱导化疗 2 个疗程未获完全缓解的初治病例；②第 1 次完全缓解后 6 个月内复发者（早期复发）；③第 1 次完全缓解后 6 个月后复发者，经正规诱导化疗失败者（晚期复发）；④2 次以上复发者。对于难治性成人 ALL 诊断标准确定符合下列条件之一者即可诊断：①对常规化疗方案没有反应者；②用经典方案诱导化疗 2 个疗程未获完全缓解者。

在由北京中医药大学东直门医院陈信义教授牵头的国家科学技术部"十一五"支撑计划项目（编号：2006BAI04A18）"难治性急性白血病围化疗期中医干预治疗方案临床应用研究"中，课题组经过反复讨论，并结合福州会议"关于难治性急性白血病诊断标准建议（草案）"，确定课题组对于难治性急性白血病诊断标准：①经标准化疗 2 个疗程未获完全缓解；②临床完全缓解后经正规强化、巩固治疗过程中复发；③由慢粒急性变或骨髓增生异常综合征（RAEB 或 RAEB – t 型）转化的急性白血病，经标准 1 个化疗疗程未缓解；④杂合（混合）白血病或兼有 2 个或 2 个以上异常抗原表达，经标准 1 个化疗疗程未缓解；⑤初诊时外周血白细胞计数 > 100 × 10^9/L。

依据上述资料，目前拓展的难治性 AML 诊断标准有 8 条。①绝对耐药：诱导缓解治疗第 1 个疗程的第 28 天骨髓中幼稚细胞比例仍超过诊断时的 50%；②低增生性耐药：化疗后骨髓抑制，但恢复后骨髓中幼稚细胞比例仍超过诊断时的 50%；③初治病例，标准方案诱导缓解化疗 2 个疗程不能达到完全缓解；④骨髓达到完全缓解，但髓外白血病依然持续存在；⑤完全缓解小于 6 个月复发，原诱导治疗方案无效；⑥获完全缓解 6 ~ 12 个月后复发，原诱导治疗方案无效；⑦≥2 次的白血病复发，再诱导治疗无效；⑧干细胞移植后复发，再诱导治疗无效。难治性 ALL 诊断标准有 2 条：①常规一线化疗方案（以长春新碱、泼尼松为基础）治疗，不能达到完全缓解；②一线方案治疗第 14 天，骨髓幼稚细胞比例仍 >50%。

由上述内容可以明确所谓难治性白血病通常是指难治性急性白血病，其特征是对常用化疗药物敏感性差、临床缓解率低、患者生存周期明显缩短。虽然近年针对难治性急性白血病，临床应用加强分子靶向治疗、改进方案的造血干细胞移植和开发新药、组成新的化疗方案等方法，取得了一定疗效，但难治性急性白血病因自身特性难达完全缓解和长期无病生存，仍是目前白血病研究的重点和难点。

难治性急性白血病的中医病名主要参照急性白血病的中医学归属范畴，以贫血为主者，可归于中医学"虚劳"范畴；以出血为主者，归属于"血证"范畴；以肝、脾肿大为主者，归属于"积聚"范畴；以淋巴结肿大为主者，可归属于"痰核""瘰疬"范畴。此外，由于难治性急性白血病的病因病机非常复杂，临床表现涉及五脏六腑、四肢百骸，且病情严重，进展迅速，治疗难以收效，死亡率较高，故而提出"急髓毒"病名。

（侯　丽）

第二节　难治性急性白血病发生机制

难治性急性白血病特征是对化疗药物敏感性差，导致临床缓解率低。白血病细胞对化疗药物产生多药耐药（multiple drug resistance，MDR）是导致白血病治疗失败的主要原因。白血病多药耐药是指白血病细胞在接触一种抗肿瘤药物并产生耐药性后，对未接触过的、结构不同和作用机制各异的其他抗肿瘤药物也具有交叉耐药性。MDR 有 2 种类型，一种是首次使用化疗药物就产生耐药，称为原发性耐药（primary resistance）或天然性耐药（initial resistance）；另一种则是在化疗过程中产生耐药，称为继发性耐药（secondary resistance）或获得性耐药（acquired resistance）。

自从 1970 年 Biedler 发现肿瘤耐药现象后，对 MDR 发生机制以及对抗研究持续了近半个世纪，虽然肿瘤细胞膜耐药蛋白、耐药相关酶以及细胞凋亡失控等耐药机制被相继发现，给逆转肿瘤多药耐药研究提供了重要依据，但还是难以用这些已知耐药机制完全阐明 MDR 现象。近些年研究发现，肿瘤细胞多药耐药并非单一因素，而是多机制联合作用的结果，涉及特异性细胞抗原表达、信号网络通路等复杂的免疫学及分子生物学改变等多种机制。

一、耐药蛋白与 MDR

（一）P－糖蛋白

1976 年，由 Juliano RL 和 Ling V 首先发现 P－糖蛋白（P－glycoprotein，P－gp）并予以报道。P－gp 介导的多药耐药是目前研究最多的，也是最经典的途径。

1. P－gp 的结构　P－gp 由多肽部分和碳水化合物组成，其中多肽部分由 1280 个氨基酸残基组成，分子量为 170kD，其中肽链 140kD，糖链 30kD。氨基端（N 端）与羧基端（C 端）形成相似的两部分结构，氨基酸序列有高度的同源性。每一部分都有 6 个潜在的跨膜位点（TMD）和一个高度保守的 ATP 结合盒式结构（NBF）。第一部分的 TMD 在 50～350 个氨基酸残基之间，NBF 位点在氨基酸的（426～433）/（541～551）位；第二部分的 TMD 在 700～1000 个氨基酸残基之间，NBF 位点在氨基酸的（1068～1075）/（1184～1196）位。P－gp 有 8 个 N－糖基化位点，分别位于第 14、73、91、96、103、702、887、998 位氨基酸残基上，糖链较集中于氨基端。

2. P－gp 的功能　P－gp 具有较复杂的膜转运功能，利用腺苷三磷酸（ATP）水解提供的能量将药物泵出到细胞外。P－gp 靶对象药物有 3 类：①具有芳香杂环的抗癌药；②具有疏水性的抗癌药；③带有正电荷氮残基的抗癌药。临床常用药物如长春新碱（VCR）、蒽环类、依托泊苷、紫杉醇等。

大多数人认为，单分子 P－gp 就是一个功能单位，但 Weinstein 等认为 P－gp 在膜内是以二聚体和四聚体方式存在的，以形成一个畅通的药物通道。Rothenberg 等报道，纯化的 P－gp 无结合长春新碱的能力，而膜中的 P－gp 却有此能力，这表明 P－gp 结合抗癌药物依赖于膜的其他成分。

P－gp 在人体正常组织中也有不同程度的表达，在肾上腺组织多药耐药基因 *MDR1* 表达很高，在肺、胃肠、胰、肾表达中等，而在卵巢、胸腺、骨髓则表达很低甚至无表达。*MDR1* 基因编码的 P－gp 主要分布于有分泌功能的上皮细胞中，如肾上腺皮质细胞、大小肠上皮细胞、肾近曲小管细胞、肝细胞的胆管面、胎盘滋养细胞及大脑毛细血管内皮细胞等。P-gp 的正常生理功能除与内分泌有关，还与解毒有关，它作为细胞防御系统，将异己物质泵出胞外，同时还可能与细胞色素 P450 存在协同作用。

P-gp 的功能很可能是通过磷酸化进行调节的，维拉帕米（VP）等逆转 MDR 的同时也能提高 P-gp 磷酸化水平。近年研究表明，P-gp 除了将细胞内的药物泵出细胞外，降低细胞内的药物浓度，使其免受抗癌药物的杀伤外，还能通过抑制半胱氨酸天冬氨酸蛋白酶-3（Caspase-3）和半胱氨酸天冬氨酸蛋白酶-8（Caspase-8）的激活而抑制细胞的凋亡，肿瘤细胞 MDR 与细胞凋亡的抑制高度相关，这一作用是通过 Bcl-2 家族蛋白高表达而形成的。现在研究证实，多个与 MDR 有关的药物结合位点均在该蛋白的疏水区域，经翻译转录后，编码的蛋白产物 P-gp 具有 ATP 酶活性，它可水解与其结合的 ATP，并由此产生能量而发挥转运底物功能，从而把进入细胞内的抗癌药物"泵"出细胞外，使肿瘤细胞内抗癌药物浓度降低，细胞毒作用下降。细胞膜上 P-gp 表达水平与耐药程度相关。血液恶性肿瘤细胞中，MDR1 和 P-gp 表达增加。Poeta 对 1l7 例 AML 患者的研究表明，*MDR1* 基因在 AML-M_1、AML-M_0、AML-M_5 型病例中表达率增高，以 AML-M_5 型表达率最高，为 88%。MDR1 表型更常见于 CD34+ 的 AML 细胞中，P-gp 的高表达往往与白血病的 CR 率下降、预后差有关。Motoji 等报道，P-gp 阳性 AML 患者预后明显差于 P-gp 阴性 AML 患者，化疗药物不易诱导缓解，提示 P-gp 在 MDR 中起重要作用。

大约 30% 的 AML 患者在初诊时就有 P-gp 的表达，而大于 50% 的 AML 复发患者有 P-gp 的表达。在美国西南肿瘤组（SWOG）发表的文章中，老年 AML 患者中 P-gp 高表达占 71%，明显高于年轻组 30%。Leith 等研究发现，小于 35 岁白血病患者的肿瘤细胞 P-gp 表达率较低（17%），而老年患者肿瘤细胞的 P-gp 表达率较高（39%），P-gp 高表达在成人 AML 患者缓解率低，无病生存期短，易早期复发。使用小剂量钙通道阻滞剂（calcium channel blocker，CCB）可以抑制 P-gp 外排功能，达到逆转耐药效果。Teng YN 等研究发现，去甲氧基姜黄素联合化疗药物可以影响 P-gp 表达，阻止化疗药物外排，提高肿瘤细胞内抗癌药物浓度。有研究发现，剧毒中药砒石提取的三氧化二砷（As_2O_3）可抑制人白血病耐药细胞 K562/D 的 MDR1mRNA 与 P-gp 高表达，恢复或增强耐药肿瘤细胞对阿霉素（ADR）杀伤的敏感性。但用传统的聚合酶链式反应（polymerase chain reaction，PCR）方法和免疫组化法很难准确地从蛋白水平反应 P‑gp 功能在耐药肿瘤细胞中的异常变化，而利用 99mTc‑Sestami‑bi 吸收与外排以及 Western bolt 方法检测 P‑gp 蛋白功能变化，能够为逆转肿瘤多药耐药机制研究提供新的思路。

（二）多药耐药相关蛋白

多药耐药相关蛋白（multidrug resistance‑associated protein，MRP）高表达能导致非 P‑gp 介导的 MDR。研究证明 MRP 对于判断白血病患者临床预后、早期发现复发、指导临床用药与逆转 MDR 具有重要的应用价值。

1. MRP 的结构　以 MRP1 为例，MRP1 分子量 190kD，由 1531 个氨基酸组成，MRP1 含有 3 个 TMD，C 端前两个 TMD 在细胞膜内侧各形成一个 ATP 结合位点。第 1 个 TMD 含有 4 个或 6 个跨膜位点，末端位于细胞膜内侧；第 2 个 TMD 含有 5 个或 6 个跨膜位点，末端位于细胞膜外侧。两个 TMD 由位于细胞膜内侧的接头相互连接，组成 MDR 样核心结构，并通过接头（L_0）连接 N 末端膜结合区（TMD_0）。TMD_0 含 5 个跨膜位点，N 末端在细胞膜外。TMD_0 区（氨基酸 1~203）与 MRP1 的转运功能无关，失去此区域 MRP1 仍具有野生型 MRP1 的功能。而胞质内 L_0 链接区氨基酸（204~281）则可能是一个共转运功能结构域，为 MRP1 转运底物所必需。

2. MRP 的功能　MRP1 介导的药物外排与谷胱甘肽（GSH）有关，GSH 可调节 MRP1 介导的药物转运，MRP1 可能是通过促进药物与 GSH 的结合物的外排而致 MDR。MRP1 除了有药物外排泵的作用，还可能通过改变细胞内的药物分布产生耐药性。有研究发现 MRP 高表达的细胞，蒽环类化合物主要集聚于细胞核周围区域和胞质囊泡中，细胞核中很少。MRP1 本身也在正常人体中有着广泛表达，主要分布在细胞质中，少量表达在细胞膜上。Flens 等证实，除甲状腺、外周神经、肾上腺间质、脑实质、脾脏的外缘区、卵巢的生发细胞和卵泡细胞、乳腺小叶、肾小球、肺细胞、胆管及唾液腺腺泡之外，MRP1 在 41 种人体组织或组织的亚结构中均有表达，MRP1 高表达于支气管上皮细胞、心肌细胞和巨噬细胞中。

MRP2 负责对铂类的抗药，主要表达于胆管肝细胞，也表达于肾近曲小管的上皮细胞等极性细胞的顶膜。MRP2 能介导多种有机阴离子的肝胆分泌，在肝细胞分泌结合胆红素入胆汁过程中起重要作用，缺乏 MRP2 将引起 Dubin‑Johnson 综合征。MRP2 可能主要作用于有机阴离子，如利尿剂和抗生素。在耐药的白血病/肿瘤细胞中，其调节机制和 MRP1 可能并不相同，因为 MRP2 转运的许多底物是 MRP1 ATP 酶的抑制因子。

MRP3 主要表达于肝、结肠、小肠和肾上腺组织中，在一些其他组织中也有低水平表达。在肝组织中，MRP3 主要集中表达于胆管上皮细胞内，在肝细胞内呈中等水平表达。分泌胆汁受阻时，MRP3 能将有机阴离子从肝脏分泌入血。MRP3 转运的特异性底物与 MRP1 和 MRP2 不同，转运 GSH 共轭物的能力差，不引起 GSH 外排增多，却能转运所有胆盐，MRP3 可能在胆盐的肝胆循环中起重要作用。

MRP4 和 MRP5 能转运核苷类似物，并使细胞对别嘌呤醇产生耐药。有研究发现，MRP4 能转运抗反转录病毒核苷类似物。MRP6 是一个亲脂阴离子泵，有较宽的化疗药物耐药谱，此蛋白的突变与弹性假黄色瘤有关。迄今为止，MRP 家族中仅 MRP1 有证据证明其与临床药物耐药有关。

有研究表明，多种急、慢性白血病 MRP 的 MRPmRNA 表达变化，CLL 的阳性表达率较 AML 高，ALL、CML 及多毛细胞白血病呈低表达，结果表明在不同类型白血病中 MRP 的表达呈明显异质性。杨仁池等对 AL 的 MRP 基因表达进行研究表明，AL 各组 MRP 表达增高的发生率均在 30% 以上。

（三）乳腺癌耐药蛋白

乳腺癌耐药蛋白（breast cancer resistance protein，BCRP）与 P-gp、MRP 同属于 ABC 超家族，也是通过药物溢出泵机制导致耐药。实验室研究发现，耐药的白血病细胞 BCRPmRNA 呈高水平表达。

早在 1990 年，Chen 等用阿霉素加维拉帕米从人乳腺癌细胞株 MCF-7 诱导得到一株 MDR 细胞 MCF-7/AdrVp，该耐药细胞株对蒽环类、马法兰、依托泊苷、拓扑替康等有交叉耐药性，而对长春花碱、长春新碱、紫杉醇无交叉耐药，且无 P-gp 的过表达。1998 年，Doyle 等首先从 MCF-7/AdrVp 细胞中克隆出该耐药基因的 cDNA，该基因编码是一种含 655 个氨基酸残基、7.26kD 大小的跨膜转运蛋白，因该蛋白首先从乳腺癌细胞中被发现，故被称为乳腺癌耐药蛋白。BCRP 与 P-gp、MRP 一样，存在 ATP 结合盒，具有 ATP 依赖性药物外排功能，它们同属于 ABC 膜转运超家族的成员。从空间构型来看，BCRP 仅相当于 P-gp 分子的一半，它仅有 6 个跨膜位点和 1 个 ATP 结合位点，故被称为半转运蛋白。BCRP 单体之间以二硫键连接形成同二聚体，而同二聚体形式为 BCRP 发挥功能所必需。与 P-gp 相类似，BCRP 在正常组织中的分布较广泛，主要分布于具有分泌、排泄功能的组织，与 P-gp 不同的是，BCRP 在胎盘屏障形成过程中起重要作用。BCRP 的表达与白血病、非小细胞肺癌、乳腺癌的临床化疗敏感性有关，且与 P-gp、MRP 的表达水平无相关性。乳腺癌耐药蛋白抑制剂 FTC（fumitremorgin C）、GF120918 等能逆转 BCRP 介导的 MDR，而传统的 MDR 逆转剂对此多无逆转效应。

BCRP 介导 MDR 的研究主要来自实验室。RossD 等用 PcDNA3 表达载体，转染 MCF － 7 细胞，使 BCRPmRNA 持续高表达，形成 ABC 转运子耐药表型细胞系 MCF － 7/AdrVp，该细胞系对米托蒽醌、柔红霉素、阿霉素耐药，但仍对顺铂、长春新碱、紫杉醇敏感，同时发现该细胞系对拓扑异构酶抑制剂如拓扑替康、SN － 38 耐药。RossD 等测定了 21 例 AML 细胞的 BCRPmRNA 表达水平，其中 14 例有异常不良预后的染色体异常，7 例（33%）伴 MDR 的患者 BCRPmRNA 呈高水平表达。随着研究的进展，BCRP 的研究从 mRNA 进行到蛋白水平，Scheffer 等用 MCF － 7/MR 免疫小鼠制出抗 BCRP 的单抗 BXP － 34、BXP － 21，用 2 种单抗进行免疫组化方法及流式细胞等技术研究，发现所有经米托蒽醌及拓扑替康筛选的细胞系，BCRP 均为阳性，而对父系细胞及 P － gp、MRP 表达增高的细胞 BCRP 均为阴性。众多的细胞系研究证明 BCRP 为一种新的 ABC 转运蛋白，通过药物溢出机制导致耐药，药敏细胞中转染或过度表达 BCRP 可导致该细胞耐药，可预示白血病患者化疗敏感性及预后，但 BCRP 在体内功能尚不完全清楚。据统计约 30% AL 的患者有 BCRP 表达，且与 P － gp、MRP 表达无关。药敏细胞系转染或过表达 BCRPcDNA 可导致该细胞系 MDR。

（四）肺耐药蛋白

1993 年，Scheper 等用 ADM 从人类非小细胞肺癌 SW － 1573 细胞株中筛选出一种新的耐药细胞株 SW － 1573/2R120。该细胞株虽然无 P － gp 表达却可以表现出能量依赖性药物蓄积能力的下降，同时该细胞株对依托泊苷、长春新碱、短杆菌肽 D 等多种化疗药物出现交叉耐药。有学者应用杂交瘤技术产生 LRP － 56 单克隆抗体，免疫组化技术分析发现，该抗体能使 2R120 细胞强染色，而父代 SW － 1573 细胞和一些 P － gp 阳性的 MDR 细胞弱染色或不染色。同时该抗体还可以使 P － gp 阴性的 MDR 细胞（如小细胞肺癌 GLC4/ADR 细胞、乳腺癌 MCF － 7/Mitox 细胞、纤维肉瘤 HT1080/DR4 细胞、骨髓瘤 8226/MR40 细胞等）发生强染色，染色部位位于细胞质，呈粗颗粒状，后经证实强染色物质是一种分子量约为 110kD 的非糖类蛋白质。因其最初是在肺癌耐药细胞株中发现，遂命名为肺耐药蛋白（LRP）。LRP 基因定位于 16p11.2，LRPcDNA 为 2688 碱基（bp）组成的开放阅读框架，编码由 896 个氨基酸组成的蛋白质，分子量约为 110kD。

LRP 可以在多种正常组织，如血管上皮、消化道上皮、支气管上皮、肾小管上皮等细胞以及吞噬细胞中表达。而这些组织往往具有分泌和排泄功能，因此推断正常组织中的 LRP 具有一定的生理功能，可能发挥清除外界活性物质和某些毒物的作用。此外，LRP 还可以在几乎所有类型的肿瘤细胞中过度表达。

Cheng 等研究发现 LRP 可将 ADM 由细胞核转移到细胞质中去。Kitazono 和 Sakaki 等的研究也得到了相同结论。Meschini 等进一步证实，LRP 可以将进入细胞核内的化疗药物转运到细胞质中的小囊泡内或直接转移到细胞外，从而避免化疗药物对细胞核 DNA 的损伤。Durduxd 等应用共聚焦激光扫描显微镜和流式细胞术对 LRP 功能的研究发现，它可将 DNR 由细胞核内排出到细胞质中。Kusakabe 等研究发现，LRP 也能介导肿瘤细胞对长春新碱的耐药，而且这种耐药性可被环孢素 A 所逆转。认为这可能是因为环孢素 A 与 LRP 结合后，影响了 LRP 调控的药物在细胞核和细胞质以及小囊泡之间的转运。Dorr 等报道，LRP 过表达与高危性 AML 对化疗的敏感性有关。LRP 高表达者化疗敏感性低，疗效差。Damiani 等研究 45 例 AML – M_3 患者在发病和复发时其骨髓或外周血早幼粒细胞中 MDR 相关蛋白 P – gp、MRP1、MRP2 和 LRP 的表达情况，发现在发病时 45 例患者中只有 2 例 P – gp 阳性和 1 例 LRP 阳性，而在疾病发展过程中 P – gp 和 LRP 的过表达明显增加，在第 2 次复发时 P – gp 和 LRP 的平均荧光指数明显高于发病时，而 MRP1 和 MRP2 的表达在病程中无变化。他认为 AML – M_3 患者在治疗过程中较易诱导 P – gp 和 LRP 的表达，这将有助于 AML – M_3 患者临床治疗的选药。List 等研究了 87 例 AML 和 CML 急变患者 LRP 和 P – gp 表达水平，采用正规化疗后，LRP 表达阳性者获 CR 仅有 35%，而 LRP 表达阴性者 CR 率可达 68%，两者比较有统计学意义，且缓解期及生存期亦有统计学意义。

二、耐药酶与 MDR

（一）谷胱甘肽 – S – 转移酶

谷胱甘肽 – S – 转移酶（GST）是一种多功能的二聚体蛋白，是一种与细胞解毒功能有关的酶，可分为五种基因家族，一种为结合于细胞膜的微粒体 GST，另 4 种存在于细胞质中，为 α、μ、θ、π。根据 N 末端氨基酸序列、底物、特异性和对非底物配体的亲和力不同，分为碱性（α）、中性（μ）、酸性或阴离子性（π）3 种，每种之间又可根据个别氨基酸的微小差别分为不同亚型，如 GST – π1 – 1、GST – μ1 – 1、GST – μ4 – 4 等。GST 广泛分布于哺乳动物各组织中，是一个具有多种功能的 Ⅱ 相代谢酶家族。GST – π 是人体内一种 Ⅱ 相代谢酶，其对白血病/肿瘤细胞的耐药作用主要由其解毒功能引起，作用机制为：①催化谷胱甘肽（GSH）与亲电子药物如各种烷化剂结合，增加其水溶性，加速其排泄而使药效减低；②清除蒽环类药物等产生的自由基，减轻药物自由基对细胞的损伤；③通过直接与药物结合的形式降低药物活性；④GST－π 还具有 GSH 过氧化物酶活性，可将有毒的过氧化物转变为低毒的醇类物质，即有阻断脂质过氧化物的作用。

研究发现，GST 同工酶与白血病耐药存在一定关系。对于各型复发白血病的研究发现，GST 均有一定程度的增高。Sauerberg 等用流式细胞仪检测 18 例初诊及 8 例复发 AL 患者，其中 6 例未缓解者有 GST－π 过度表达，20 例缓解患者均无 GST－π 过度表达。刘小军等应用 RT－PCR 法及流式细胞仪检测 55 例 AL 患者 GST－π 的表达，结果发现耐药组中 GST－π 基因水平和蛋白水平均高于非耐药组。在 AML 中 GST－π 高表达者 CR 率低于低表达者；在 ALL 中 GST－π 高表达者与低表达者 CR 率差异无统计学意义。GST－π 高表达对 ALL 的预后无影响，推测可能是 GST－π 与 ALL 化疗方案中含有甾体类药物如泼尼松等非底物疏水配体结合而使 GST－π 活性受抑制所致。GST－π 基因型对接受或未接受小剂量阿霉素治疗的 AML 患者无影响。GST－π 在 CLL 及复发的 ALL 患者中高表达，可遗传的 GST－π 状态可能影响 CLL 进展的危险性。GST－π 在白血病中的表达与耐药及预后的关系和白血病的分型及化疗用药有关，目前的研究提示，在 AML 中 GST－π 高表达者 CR 率低于低表达者，且预后较差，但 GST－π 对 ALL 及多发性骨髓瘤的预后有无影响尚有待于进一步的研究。

（二）Ⅱ型 DNA 拓扑异构酶

Ⅱ型 DNA 拓扑异构酶（DNA topoisomerase Ⅱ，TopoⅡ）又称回旋酶（gyrase），是与细菌 DNA 回旋酶同源的同型二聚体蛋白，经过一种完整的 DNA 螺旋结构在分裂的 DNA 螺旋中产生双链断裂，改变核酸的局部状态，控制核酸的生理功能。在其功能活动中，TopoⅡ 首先与底物非共价结合，切断双链并解开螺旋，继而在二价阳离子 Mg^{2+}、Mn^{2+} 及 ATP 的辅助作用下，TopoⅡ 发生构型转换并将断裂的 DNA 双链重新连接起来。当 ATP 水解后，TopoⅡ 又恢复了其最初的酶活性。TopoⅡ 能引起染色体有丝分裂和成熟分裂，维持染色体结构，还能引起 DNA 复制、转录和重组，参与转导姊妹染色体互换等生物过程，是真核生物细胞生存不可缺少的关键酶。TopoⅡ 有两种同工酶Ⅱα 和Ⅱβ，基因分别定位于 17 号和 3 号染色体上，分子量分别为 170kD 和 180kD。TopoⅡβ 氨基酸显示与 TopoⅡα 有高度同源性，并有相似的酶促活性，但在 C 末端区域有很大差别。TopoⅡα 存在于增殖细胞中的核质，并且多成网状结构聚集在染色体着丝粒周围，蛋白水平存在明显的细胞周期特异性，表现为 G_1 期较低，S 期开始升高，G_2－M 期达顶峰。TopoⅡβ 几乎全部存在于核仁中，并广泛存在于几乎所有细胞中，在整个细胞周期保持相对恒定，无明显细胞周期特异性。

由 Topo Ⅱ 介导的耐药细胞无 MDR1 基因扩增和过表达，故被称为非典型 MDR，引起非典型 MDR 的抗癌药物主要是 Topo Ⅱ 抑制剂。Topo Ⅱ 介导的 MDR 形成，在许多细胞株的所谓非典型 MDR 实验研究中得到证实，它是以细胞内药物积聚障碍和对所有抗 Topo Ⅱ 药物交叉耐药为特征。Topo Ⅱ 靶作用药物的细胞毒性依赖于分裂复合物形成和 DNA 损伤的后继效应。分裂复合物的水平依赖于酶的数量以及药物、酶与 DNA 间有效的相互作用。Deffie 等报道，对 ADM 耐药的白血病细胞 Topo Ⅱ 含量较敏感细胞减少 76%，说明 Topo Ⅱ 活性与耐药有关，白血病/肿瘤细胞的耐药性在一定程度上与 Topo Ⅱ 含量下降有关。Topo Ⅱ 介导的非典型 MDR 细胞发生了 Topo Ⅱ 量和质的改变，酶水平的降低导致 DNA 断裂减少和细胞毒性降低。

（三）蛋白激酶 C

蛋白激酶 C（protein kinase C，PKC）是由 Mshizuka 等于 1977 年首次发现的一组磷脂依赖性 Ca^{2+} 激活的蛋白丝氨酸/苏氨酸激酶，又称 C 激酶，广泛分布于哺乳动物组织细胞中，在细胞跨膜信号转导和调节细胞生长与分化中有重要作用。PKC 由单一多肽组成，相对分子量为 77~83kD。包含两个功能区，即与磷脂、二酰甘油（DAG）和佛波酯（TPA）结合的疏水性调节区以及与 ATP 及底物结合的亲水性催化区。PKC 由一个超基因家族编码，已发现多种同工酶，目前 PKC 有 11 个亚型，即 α、βI、β Ⅱ、γ、δ、ε、ζ、η、θ、μ、λ。无论是生理状态还是病理状态，PKC 各亚型分布各异，即便同一组织不同部位，分布多少也有不同，表现出明显的异质性。PKC 各亚型在产生 MDR 中的作用也各不相同，如 PKC - β 可通过上调凋亡相关基因 *p21* 抑制细胞凋亡，而 PKC - λ 过表达则促进细胞凋亡。

PKC 通常以无活性形式存在于细胞质中，调节区与催化区通过调节区上的一段假底物序列相互作用，以阻止底物进入催化区。PKC 有两种激活途径：①通过某些激活因子与调节区结合而改变其构象，从而调节"开启"催化区；②通过产生 DAG、三磷酸肌醇（IP3）活化 PKC。PKC 活化后可使多种蛋白的丝氨酸、苏氨酸发生磷酸化，从而影响细胞内生物信息的代谢，在调节细胞代谢、分化、增殖及癌变中具有十分重要的作用。

PKC 参与产生 MDR 的机制可能为：①耐药基因编码的膜糖蛋白是 PKC 作用的底物，PKC 可通过使 P - gp 或 MDR1 磷酸化调节其转运功能；②P - gp 的药物外流泵作用与容量依赖性 Cl^- 通道有关，而该通道的活化受 PKC 的调节；③PKC 可能独立于 P - gp 而通过减少药物进入细胞调节耐药；④PKC 的作用可能与核内基因转录有关，即促进 MDR1 基因的表达；

⑤引起 MDR 的外因可能是通过影响 PKC－α 结构基因上游启动子或改变 PKC－α 基因序列、提高同工酶表达。

三、细胞凋亡与 MDR

白血病/肿瘤细胞对凋亡的耐受是 MDR 重要机制之一，近来研究表明多数细胞毒制剂通过诱导凋亡来杀伤细胞治疗肿瘤。细胞凋亡与肿瘤的关系已经成为近年来研究的热点。研究发现细胞凋亡相关基因如 *Bcl－2*、*BCR－ABL*、突变 *p53* 等的过表达与肿瘤的发生有关，且细胞凋亡相关基因为白血病/肿瘤耐药的靶分子，可与其他途径共同介导 MDR。

（一）Bcl－2 家族

近年来研究发现，Bcl－2 基因家族参与了 MDR 的形成。Bcl－2 基因家族是细胞凋亡的重要调控基因，在细胞凋亡的过程中处于调控机制的终末部分，该基因家族在维持细胞生理性分化、发育和细胞数量的动态平衡中具有重要作用，它们的表达状态在一定程度上影响着肿瘤的发生、发展及 MDR 的产生。Bcl－2 基因家族是目前最受重视的调控细胞凋亡的基因家族，可分两大类：凋亡抑制基因包括 *Bcl－2*、*Bcl－x1*、*Bcl－w*、*A－1*、*Mcl－1*、*Bhrfl* 和 *Bfl－1* 等；凋亡诱导基因包括 *Bcl－xs*、*Bax*、*Bad*、*Bak*、*Hrk*、*Bim* 和 *Bnip－3* 等。

Bcl－2 基因最初克隆于滤泡性非霍奇金 B 细胞淋巴瘤患者染色体 t（14；18）易位的断裂点，定位在染色体 18q21。当染色体发生易位时，*Bcl－2* 基因从染色体 18q21 易位至染色体 14q32 编码免疫球蛋白重链的位点上，其编码分子量为 26kD 的蛋白质，这种蛋白质存在于细胞的线粒体膜、核膜和内质网膜上，Bcl－2 蛋白通过抑制线粒体膜上的渗透性转运孔的形成而发挥其抑制凋亡的作用。基因转染的实验已证实，Bcl－2 蛋白能阻止多种因素介导的凋亡，并能消除由 WTp53、c－myc、ICE、ICH－1 等介导的凋亡，说明 *Bcl－2* 基因处于凋亡调控的终末部分，其表达状态可决定细胞的生存与死亡。Miyashita 等通过实验证明，*Bcl－2* 过量表达可使细胞更有效地耐受多种化疗药物。

（二）p53 基因

p53 基因位于 17p13.1，编码分子量为 53kD 的磷酸蛋白，具有抑制细胞增殖、促进 DNA 损伤修复、诱导细胞凋亡、诱导分化发育等生物学功能。肿瘤细胞凋亡可分为 p53 依赖型和非 p53 依赖型。野生型 p53（WTp53）为一种抑癌基因，具有调节细胞增殖及凋亡的双重作用，它能维持细胞的正常生长，当细胞遭受破坏，野生型 p53 可诱导 DNA 受损的细

胞进入 G_1/G_0 静止期，抑制细胞增殖，直至损伤的 DNA 修复，若修复失败则诱导损伤的细胞凋亡。p53 的这种机制可调节增殖，并增强化疗的敏感性。当 *p53* 基因发生缺失、突变导致表达异常时称突变型 p53（MTp53），为一种癌基因。它失去了上述的细胞调节功能，使化疗药物所诱发的细胞凋亡受抑制，以致肿瘤细胞对化疗药物耐受显著增强，同时突变型 p53 可特异性激活 MDR1/P－gp 启动，并可增加 *MDR1*、*MRP* 基因的表达，使肿瘤细胞产生 MDR。

　　p53 基因异常，在 CML 急性病变时较多见，在其他白血病中较少发生。当 *p53* 基因发生缺失突变时，化疗药物所诱发的细胞凋亡受到抑制，导致白血病/肿瘤细胞对化疗药物的耐受性增加，同时，*p53* 基因突变也可以特异性的激活 MDR1/P－gp 启动子，使白血病/肿瘤细胞产生耐药。

　　（三）核因子 κB

　　核因子 κB（NF－κB）普遍存在于各种细胞中，在细胞内发挥多种生物学效应。在正常情况下，NF－κB 与其抑制蛋白 IκB－α 结合，处于失活状态。在适当条件刺激下，IκB－α 被磷酸化并降解，并与 NF－κB 分离。NF－κB 转位进入细胞核内，刺激多种抑制凋亡基因转录翻译，抵抗细胞凋亡。多种肿瘤在发生、发展过程中均有 NF－κB 升高。近年发现，NF－κB 抑制凋亡与 MDR 关系紧密。

四、信号通路与 MDR

　　（一）PI3K/AKT/PTEN/mTOR 通路

　　磷脂酰肌醇－3－激酶/丝苏氨酸蛋白激酶（PI3K/AKT）通路参与人体正常组织和细胞生长与增殖的调控。调控需要激活的磷脂酰肌醇和蛋白激酶 AKT 参与磷酸化全过程。Wang L 等通过下调 PI3K/AKT 信号通路调节核蛋白 NPM 表达，增加了人白血病耐药细胞株 Molt－4/ADR 对化疗药物的敏感性。*PTEN* 是 PI3K/AKT 信号通路的重要负性调控因子，也是一种抑癌基因。成志勇等利用基因干扰技术，以 *PTEN* 为靶标基因，对阿霉素耐药人红白血病细胞系 K562/ADM 多药耐药逆转机制研究时发现，*PTEN* 基因可以增加白血病 K562/ADM 细胞对化疗药物敏感性，能够逆转造血系统肿瘤的 MDR，其机制不仅与 *MDR1* 高表达有关，也与 PI3K/AKT 信号过度激活相关。mTOR 是 PI3K/AKT 信号通路的下游靶点蛋白，在肿瘤发生发展过程中起重要作用，抗肿瘤药物雷帕霉素是 mTOR 蛋白抑制剂，可以改变这条通路的异常状态，达到逆转肿瘤多药耐药效应。Rozen-gurt E 等发现，由于 *mTORC1* 表达受抑制，导致负反馈调节能力下降，信号通路过度激活是肿瘤发生多药耐药关键机制之一，进一步研究表明 *mTORC1* 对 PI3K/AKT 信号通路具有负反馈调节作用。

（二）Hedgehog 通路

Hedgehog（HH）信号通路广泛分布于人体多种组织细胞中，特别对胚胎细胞具有增殖、分化效能，在人体组织器官形成、成体干细胞生长维持、组织再生和修复等方面发挥着重要作用。HH 信号通路过度激活与肿瘤细胞生长、增殖密切相关。有研究表明，HH 信号转导通路异常是白血病干细胞水平产生耐药的主要机制。

（三）Wnt 信号通路

Wnt 是一种参与控制胚胎发育，进化高度保守的信号传导通路，本身也是一种分泌型糖蛋白，通过自分泌及旁分泌发挥功能效应。Wnt 信号通路主要在胚胎发育过程起到自我更新作用，不恰当激活可以导致肿瘤发生，且在肿瘤细胞中持续激活，导致肿瘤细胞多药耐药。

五、肿瘤干细胞与 MDR

Bonnet 在 AML 患者骨髓白血病细胞中分离出一群具有 CD34 +/CD38 - 表型的白血病细胞亚群，并证实具有肿瘤干细胞样生物学特性。其后，研究者也在多种肿瘤细胞中均分离并鉴定出肿瘤干细胞（cancer stem cell，CSC），正因为在肿瘤患者体内存在这样一群特殊细胞，并有自我更新、无限增殖的独特生物学行为，使肿瘤细胞对化疗药物产生抵抗、复发和转移概率明显增加。研究证明，CSC 具有以下 5 个特征。①CSC 细胞多数处于 G_0 期，具有静歇性特征，只有特殊因素刺激时，才可以进入细胞周期。静歇性细胞所处骨髓特殊的微环境决定了其天然耐药性，对放、化疗均不敏感，抗癌效果不佳。②利用流式细胞仪分选的侧群样细胞也具有 CSC 属性，对荧光染料 Hoechst33342 外排与高表达 MDR1mRNA、P - gp 蛋白现象，足以证明侧群细胞同样具有先天耐药特征。③CSC 具有极强的增殖和分化能力，其子代细胞可以出现分化后的细胞表型及相应的表面抗原，但由于分化程序异常，不能完全分化为成熟的血细胞。当 CSC 在某种因素刺激下进入分裂周期后，就不再受反馈机制影响，出现错误型复制、多次突变累积、端粒酶保持活性而导致肿瘤细胞无限量增殖。④CSC 在向肿瘤细胞分化过程中，直接高表达血管生长因子，CSC 还可转化为血管干/前体细胞直接参与新生血管生成，或形成无内皮状态的血管拟态，诱发和促进肿瘤转移。⑤CSC 涉及多条自我更新信号通路及凋亡信号通路的信号传导，这些通路异常活化是 MDR 产生的根源。

六、DNA 损伤修复与 MDR

DNA 甲基化是指 DNA 分子上 CpG 双核苷酸中的胞嘧啶处于甲基化状态，也是基因组一种常见修饰现象。正常细胞在启动子区的 CpG 岛时，通常处于非甲基化状态，多种与癌症相关的基因不能正常表达。当 CpG 岛处于甲基化状态时，会影响基因转录调控，使基因表达出现基因沉默。这种 DNA 修饰方式，受遗传因素调控，并对维持染色体的浓缩状态、调节基因表达和控制遗传物质的稳定均具有重要作用。正常组织中 CpG 岛涉及与细胞凋亡、耐药、代谢和血管生成相关的基因，如果 CpG 岛发生异常，就可突变产生肿瘤。Tang J 等认为，DNA 甲基化与选择性耐药关系更为密切，强调个体化用药可以提高化疗效果。MDS 是甲基化异常的恶性血液病，过去几十年的非去甲基化治疗并没有使患者获得治疗受益。郝杰等应用去甲基化药物地西他滨联合预激方案（HAA）治疗由 MDS 转化白血病获效良好，而且具有良好的安全性，说明不仅 MDS 可以去甲基化治疗，由 MDS 转化的 AL 患者用去甲基化治疗同样能够获得良好的治疗效果。

七、微环境与 MDR

肿瘤微环境是指肿瘤细胞在发生、生长及转移过程中所处的环境，包括肿瘤细胞与基质细胞、各种生物信号及其物质等。现在研究表明，肿瘤微环境与肿瘤耐药密切相关，各种基质细胞、氧浓度、酸碱度以及炎症因子均参与了耐药过程。肿瘤微环境可以影响化疗药物在肿瘤细胞内的传递方式而导致多药耐药。正常情况下，抗肿瘤药物必须从脉管系统渗出后透过肿瘤基质才可以到达靶部位的肿瘤细胞，但受基质细胞及多种分泌物以及血液屏障等影响，使到达肿瘤细胞的药物浓度会明显下降，自然杀伤能力削弱。细胞外基质细胞与肿瘤细胞自身新陈代谢或分泌的相关因子，可以导致肿瘤细胞转移，侵袭，并获得恶性程度更高的生物学行为，且抵抗放、化疗能力更强。在低氧环境下，肿瘤细胞会分泌低氧诱导因子 – 1（HIF – 1），并以促进新生血管形成与上皮间质转化方式来保持肿瘤细胞增殖活力。同时，在低氧环境下，肿瘤细胞自身也对放、化疗敏感性明显下降，易产生多药耐药。低氧环境可以促进肿瘤细胞发生通过释放溶酶体酶对自身结构进行降解的自噬现象。自噬现象是除凋亡之外的细胞程序性死亡的另外一种形式。肿瘤微环境受神经免疫调节，细胞、体液免疫及多种免疫炎症介质的影响，而且，微环境体液因子改变后，可以促进 CSC 的转化。肿瘤微环境也可以通过多种体液因子直接调控肿瘤细胞增殖，自我更新等。当化疗或其他治疗导致机体免疫力下降或者受到免疫抑制后，肿瘤细胞可以发生免疫耐受，并通过自身内分泌及旁分泌效应，诱导肿瘤细胞多药耐药。

MDR 是白血病化疗效果差甚至失败的主要原因之一，MDR 是多因素的，白血病细胞可随诱导药物、细胞种类、分化阶段和细胞所处的器官微环境等条件的不同，而表现出不同的耐药表型，可以是某一耐药基因表达，也可以是多种耐药基因同时表达。我们需要深入研究白血病的耐药机制，探索和发现更多新的耐药基因，为 MDR 的诊断和治疗提供更多的指标和靶点，以提高诊断精准性和治疗效果。

（侯　丽　田劭丹）

第三节　复发/难治性急性白血病西医治疗

虽然治疗急性白血病标准的诱导缓解和巩固化疗方案已被强化，但治疗结果仍不尽如人意。细胞毒性药物诱导化疗初期往往能够将白血病负荷减少到符合 CR 的标准，CR 率高达 80%，但大多数患者最终仍因此疾病而死亡，其中最常见的是白血病复发或难治。

60 岁以下的 AML 患者 CR 率约为 70%，大于 60 岁的患者 CR 率为 50% ~55%，但大部分患者都会复发。如果患者在 12 个月内复发，达到二次缓解的概率为 15%；如果超过 12 个月，其概率增加至 30% ~40%。目前多药联合的化疗方案仍是白血病治疗的主要手段，化疗方案的主要局限性是不能根除白血病残留病变，尤其是白血病干细胞，而且细胞耐药的问题依旧难以解决，大多数患者化疗诱导缓解后不可避免地面临复发。难治、复发、老年 AML 仍是当前临床治疗的难点。2014 年，JCO 杂志的一篇文章总结了近半个世纪以来各类白血病的治疗进展和治疗方法。具体见表 3 - 3 - 1。

表 3 - 3 - 1　1964—2014 年急性白血病治疗进展和方法

	1964 年	1989 年	2014 年
儿童 ALL			
中位生存期	2 个月	>10 年	>10 年
长期生存	5%	85%	>90%
常用药物	MTX,6 - MP,6 - TG, VCR,糖皮质激素	MTX,6 - MP,6 - TG, VCR,糖皮质激素,L - asp,蒽环类药物,鞘内注射	MTX,6 - MP,6 - TG,VCR, 糖皮质激素,L - asp,蒽环类药物,鞘内注射

续表

	1964 年	1989 年	2014 年
成人 ALL			
中位生存期	2 个月	2~3 年	>3 年
长期生存	5%	30%~40%	40%~50%
常用药物	MTX,6-MP,6-TG,VCR,糖皮质激素	MTX,6-MP,6-TG,VCR,糖皮质激素,L-asp,蒽环类药物	MTX,6-MP,6-TG,VCR,糖皮质激素,L-asp,蒽环类药物,TKIs,单克隆抗体(如 Inotuzumab、blinotumomab),CAR-T
AML			
中位生存期	2 个月	1~2 年	1~2 年
长期生存	<5%	20%~30%	30%~40%
常用药物	6-MP,6-TG	柔红霉素,阿糖胞苷,羟基脲	柔红霉素或去甲氧柔红霉素,阿糖胞苷,羟基脲,米托蒽醌,依托泊苷,去甲基化药物

对被纳入临床试验和（或）在大型白血病中心治疗的近 5000 名 AML 患者的调查表明，接受以治愈为目的诱导缓解化疗的患者中，79% 已取得 CR，但仍只有 20 个月的中位生存期，预后较差。白血病细胞耐药是白血病治疗失败的主要原因之一，尽管采取各种可用的挽救性治疗方案，复发/难治性白血病患者的预后依旧普遍较差。目前已经发现有几个因素与复发的不良结局相关，包括诊断时不良的细胞遗传学表现、首次完全缓解持续时间少于 12 个月、高龄以及造血干细胞移植病史，治疗相关性白血病也往往提示预后不良。但即使患者没有上述不利因素，依然面临着获得并维持复发后第二次完全缓解的严峻挑战。

AL 复发可能有 3 个原因：第一，疾病对化疗敏感，但治疗不够充分，没有完全恢复正常，可能伴随着额外的突变；第二，亚克隆，白血病的诊断涵盖了多种具有不同遗传病因的恶性肿瘤，即使对于同一个患者，初次发现时的主要克隆并不一定与最终导致临床复发和死亡的克隆相同；第三，少数病例是由于化疗毒性产生新的白血病，尤其是初治完全缓解 3 年以上的晚期复发患者。

近年来基础研究着重于应用高通量技术对白血病进行研究，如利用基因组学对白血病发病机制的表观遗传学相关异常进行研究，利用二代测序技术对非编码 RNA 药物靶点进行研究。随着分子诊断和新疗法的出现，

AL 的治疗进入一个新时代。生物信息学分析及新一代序列分析带来的巨大信息量及对白血病发生的详尽分子机制的进一步认识，寻找难治性白血病特异的调控通路，将会对白血病的临床诊治产生更重要的意义，有助于研发具有高度活性和应用前景的靶向药物，可能是治疗难治性白血病的有效途径之一。

AML 复发的治疗策略一般通过患者的年龄进行分类。对于年龄 <60 岁的复发患者，参与临床试验是专家强烈推荐的首选方案；如果是复发比较晚（>12 个月），可选择最初成功诱导的方案进行再诱导。检测出复发时，若白血病负荷较低且患者有合适供者，可考虑在化疗后进行 allo - HSCT。推荐在患者达到缓解或在临床试验情况下考虑进行移植。年龄高于 60 岁的复发患者，如果一般情况较好且有治疗愿望，可以考虑以下方案：第一，临床试验（专家强烈建议的首选疗法）；第二，化疗之后视患者情况酌情考虑 allo - HSCT（只有在患者达到缓解或在临床试验情况下才能考虑）；第三，通过之前成功的诱导治疗达到长期缓解的患者进行再诱导治疗。对不耐受强化疗或不愿再进行强化疗的患者可以选择最佳支持性疗法。

虽然全球已经对多种治疗方案进行了大量研究以改善复发/难治性白血病患者的预后，但目前尚未发现一个公认有绝对优势的治疗方案，尤其是合并症较多、机体功能状态欠佳的患者可选择的治疗方案更加有限。本章节列举了难治性白血病的挽救性措施，挽救性治疗时常用的联合化疗方案、单药治疗手段包括小分子靶向药物、免疫调节药物以及免疫疗法等近期试验研究结果。目前对于成人复发/难治性白血病，并没有标准治疗方案，仍首先推荐参加适合的临床试验。

一、复发/难治性急性髓系白血病

（一）化学治疗

大多数患者能够耐受初始的细胞毒诱导化疗并将达到 CR，但疾病复发或难治是患者最常见的死亡原因。这时，治疗方案的选择包括强化治疗或姑息性治疗。强化治疗是为拟进行的 allo - HSCT 搭桥铺路，姑息性治疗适用于不适合行强化治疗的患者。allo - HSCT 被认为是唯一可能治愈白血病的方法，接受移植的患者必须有合适的供体、良好的机体功能状态、合并症少，尽量在接受 allo - HSCT 之前疾病处于完全缓解状态。

1. 大剂量阿糖胞苷　大剂量阿糖胞苷（Hio Ara - C）是治疗复发/难治性 AML 的基本方案，Ara - C 属于脱氧胞嘧啶核苷类似物，是最有代表性的抗嘧啶代谢药，在被活化代谢为三磷酸阿糖胞苷（Ara - CTP）时发挥作用，是许多常用挽救性治疗方案的主要治疗药物。Ara – C 用量为 $3g/m^2$，1 次/12h，共 6 次。大剂量 Ara – C 单药或与其他药物联合使用对复发性 AML 均有一定疗效。为提高疗效，正在研究大剂量 Ara – C 与多种化学药物联合化疗，最常用的诱导化疗方案包括 Ara – C 和蒽环类药物联合输注，或联用第三种药物。按照 NCCN 指南，一般情况下，机体功能状态良好且未接受过大剂量 Ara – C 治疗的患者，挽救治疗可以采用此方案，联合或不联合蒽环类药物，但大剂量 Ara – C 单药治疗所报道的二次 CR 率仅为 32% ~ 47%。对于晚期复发患者，尤其是初治持续完全缓解（CR_1）大于 18 个月者，有时在采用与初始诱导化疗相同的治疗方案时仍可达到第二次完全缓解（CR_2）。

2. FLA/FLAG 嘌呤类似物（氟达拉滨、克拉屈滨、氯法拉滨）疗法，在临床试验中显示缓解率为 30% ~ 45%。氟达拉滨（Fludarabine）是嘌呤类似物，通过抑制核糖核苷酸还原酶（RNR）发挥作用，在使用 Ara – C 之前输注能增强循环中白血病细胞合成 Ara – CTP 的速率。氟达拉滨与 Ara – C 组成的方案已经广泛用于 AML 的挽救性治疗，并取得较好疗效。

研究报道，氟达拉滨联合大剂量 Ara – C（FLA）治疗复发性 AML，联用或不联用粒细胞集落刺激因子（G – CSF），CR 率为 46% ~ 63%。在多种挽救方案中，氟达拉滨、Ara – C、G – CSF 三者联合组成的 FLAG 方案 CR 率可达 55%，缓解期长达 13 个月，心脏毒性低，不良反应可控，是美国 NCCN 指南和《中国急性髓系白血病治疗专家共识》共同推荐的难治或复发性 AML 治疗方案。去甲氧柔红霉素（IDA）属于蒽环类药物，经常与 FLAG 方案联用，尽管缺乏其对改善预后的证据，但仍然是一个合理选择。日本成人白血病研究组（JALSG）应用 FLAGM 方案（氟达拉滨 $15mg/m^2$，bid，d1 ~ 4；Ara – C $2g/m^2$，bid，d1 ~ 4；G – CSF $300\mu g/m^2$，d1 ~ 4；米托蒽醌 $10mg/m^2$，d3 ~ 5）治疗 41 例复发/难治性 AML 的 II 期临床试验，证实 FLAGM 方案治疗复发/难治性 AML 缓解率能达到 70%。

应注意的是，一项随机 MRC AML – HR 试验显示，挽救治疗时 FLA 方案相较于诱导化疗方案 ADE（Ara – C + DNR + 依托泊苷）并没有产生更高的 CR 率（61% *vs* 63%，$P = 0.8$），并且 FLA 方案 4 年生存率相较 ADE 方案显著缩短（16% *vs* 27%，$P = 0.05$）。同样地，这项试验表明在 FLA 方案中加用 G – CSF（FLAG）与单用 FLA 相比未改善患者预后（CR 率：58% *vs* 61%，$P = 0.7$）。然而，对于复发性 AML，FLAG 联合或不联合 IDA 仍是一个公认的可替代大剂量 Ara – C 单药化疗的选择。

3. FLAD 临床试验已经发现脂质体柔红霉素对白血病细胞的作用效

果，至少与非脂质体柔红霉素相同，但毒性更低。对 41 例复发/难治性急性髓系白血病（RR - AML）患者包括 2 名慢性髓性白血病急变期患者，采用脂质体柔红霉素、阿糖胞苷和氟达拉滨（FLAD）联合化疗的评估显示，总 CR 率为 53%，其中复发性 AML 受试者 CR 率 73%，难治性 AML 受试者 CR 率 0%。获得 CR 的患者中有 58% 能够继续进行 allo - HSCT，该方案可用作干细胞移植前的诱导方案。

4. CLAG/CLAG - M　克拉屈滨是另一种抑制 RNR 的嘌呤类似物，与 Ara - C 联用时具有抑制细胞增殖、诱导细胞凋亡及中断线粒体膜电位的协同效应。克拉屈滨与大剂量 Ara - C 和 G - CSF 联用（CLAG）挽救治疗复发性 AML 的 CR 率为 38% ~ 58%，当 CLAG 加用米托蒽醌（CLAG - M）时所观察到的缓解率最高。一个单中心对 162 例接受 CLAG 与 MEC 方案化疗的 RR - AML 患者的回顾性调查显示，两种方案的 CR 率分别为 37.9% 与 23.8%（$P = 0.05$），随访总的中位生存期为 20.3 个月。调查结果虽然受到回顾性研究本身的限制，仍提示 CLAG 方案可能更具有优越性。

5. GCLAC　氯法拉滨（Clofarabine）是二代嘌呤类似物，它是一种强效的 RNR 和 DNA 聚合酶的抑制剂，具有高度耐受细菌嘌呤核苷磷酸化酶的磷酸解作用的特点，能有效抑制 DNA 合成，延长氯法拉滨三磷酸代谢产物在白血病细胞内停留时间。类似于氟达拉滨和克拉屈滨，在 Ara - C 之前使用能抑制 RNR 和增加细胞内三磷酸阿糖胞苷（Ara - CTP）的浓度。研究显示，氯法拉滨与中等剂量 Ara - C（$1g/m^2$）联用的 CR 率为 35% ~ 51%。GCLAC 是含有氯法拉滨、大剂量 Ara - C（$2g/m^2$）以及 G - CSF 的方案，具有类似的 CR 率（Ⅰ/Ⅱ期研究 CR 率 46%）。一项回顾性研究通过比较 50 例接受 GCLAC 方案化疗的患者与 101 例接受 FLAG 或 FLA 方案化疗的患者，发现接受 GCLAC 方案化疗的患者具有更高的 CR 率。最近的多中心试验报道显示，GCLAC 作为初始诱导缓解方案的总体 CR 率达 76%，有必要开展进一步的研究以确定 GCLAC 在治疗 RR - AML 上是否优于其他方案。新的核苷类似物如沙帕他滨（Sapacitabine）和艾西拉滨（Elacytarabine）单独用于老年初治复发性 AML 和 RR - AML 仍在临床试验阶段。

6. FLAM　夫拉平度（Flavopiridol）是一种合成的黄酮衍生物，最初是从印度红果樫木的茎皮中分离，是一种细胞周期蛋白依赖性激酶（CKD）的抑制剂，对 47 例 RR - AML 患者的Ⅱ期临床研究显示，夫拉平度与 Ara - C、米托蒽醌（FLAM）定时序贯联合化疗的 CR 率为 42.5%，其中复发性 AML 患者的 CR 率为 75%，而难治性 AML 患者的 CR 率只有 9%。

一个Ⅰ期临床试验对"混合 FLAM"方案进行评估，先给予夫拉平度 30 分钟静脉推注，随后继予 4 小时静脉点滴，结果显示给予最大耐受剂量时，复发性 AML 患者的 CR 率为 92%（12 例中有 11 例达 CR）、原发难治性 AML 患者 CR 率为 31%（16 例中有 5 例达 CR）。然而，一项对包括原发难治性和移植后复发 AML 在内的 36 例患者的随机Ⅱ期临床研究发现，总缓解率为 28%（6 例患者达到 CR，4 例为 CRi）。这项研究将患者随机分为 FLAM、卡铂 - 拓扑替康（14% 的患者达到 CR 或 CRi）、雷帕霉素 - MEC 组。早期 FLAM 相关死亡率为 28%（10 例中有 4 例死于夫拉平度相关的急性肿瘤溶解综合征和细胞因子释放综合征），且以 65 岁以上的患者为主。因此，该方案有希望用于年轻患者（<60~65 岁），对于老年患者可能毒性过强。

7. MEC/EMA - 86/MAV　对不同剂量和使用时间的米托蒽醌、依托泊苷和 Ara - C 联合化疗方案（MEC、EMA - 86、MAV）治疗复发性 AML 的评价结果显示，其 CR 率在 18%~66%，采用定时序贯疗法时缓解率最高。一项正在进行的Ⅱ期临床研究（NCT01729845）评估 MEC 治疗前采用去甲基化药物地西他滨"预激"的效果，结果显示其 CR 率为 30%，但有 20% 治疗相关死亡率（TRM）。硼替佐米，通常用于多发性骨髓瘤，一项Ⅰ期研究硼替佐米联合 1 疗程 MEC 治疗 RR - AML 患者，其中，33 例患者中的 17 例（52%）达到 CR 或 CRi，TRM 为 9%。

8. CAG　1995 年，日本学者 Yamada 等提出以预激为机制的 CAG 方案，首次报道 CAG 方案应用于 18 例难治、复发和继发性 AML 患者，83% 的患者获 CR。CAG 方案中，阿克拉霉素是第二代蒽环类抗肿瘤药物，可嵌入 DNA 螺旋中，与碱基对、氨基、磷酸基广泛结合，形成固定复合物，导致不可逆的 DNA 螺旋裂解，抑制 DNA 或 RNA 合成酶，最终抑制 DNA、mRNA 和蛋白质合成，使细胞阻滞于 G_1 和 S 期，发挥细胞毒作用。G - CSF 可以促使白血病细胞由 G_0 期进入细胞增殖周期，以利于 S 期特异性药物作用。CAG 方案治疗难治性 AML，CR 率达 41%~70%，中位生存期 8~17 个月，骨髓抑制较轻，患者耐受性好，化疗相关性死亡率较低，更适合于骨髓增生较低或老年患者。我国 CAG 临床治疗协作组应用 CAG/HAG 方案治疗难治性 AML（CAG 方案：阿克拉霉素 14mg/（$m^2 \cdot d$），iv，d1~4；Ara - C 10mg/（$m^2 \cdot d$），iH，q12h，d1~14；G - CSF 200μg/（$m^2 \cdot d$），iH，d1~14。HAG 方案：Ara - C 10mg/（$m^2 \cdot d$），iH，q12h，d1~14；高三尖杉酯碱 1mg/（$m^2 \cdot d$），iv，d1~10 或 14；G - CSF 200μg/（$m^2 \cdot d$），iH，d1~14），共 257 例患者入组，治疗结果 CR 率为

46.3%，总有效率为75.9%，CAG方案与HAG方案的CR与总缓解率OR无统计学差异。

9. HAA 高三尖杉酯碱是从三尖杉分离出的生物碱。对46例RR-AML患者的研究显示，高三尖杉酯碱、Ara-C、阿克拉霉素（HAA）联合化疗一个周期后，CR率为76.1%。对未缓解或仅部分缓解的患者增加一个周期HAA化疗，使总CR率增至80.4%。这项研究中没有治疗相关死亡率（TRM）的记载，但89.1%的患者出现了感染。基础实验表明，与单药相比，高三尖杉酯碱联合阿克拉霉素更明显地抑制急性单核细胞白血病细胞株THP-1荷瘤小鼠瘤体增殖及诱导凋亡，改善荷瘤小鼠的生存。

10. 拓扑异构酶抑制剂 拓扑异构酶Ⅰ抑制剂-拓扑替康（Topotecan，TPT）通过阻断DNA合成及拓扑异构酶Ⅰ的再循环利用，阻止细胞增生，导致肿瘤细胞死亡。经典的CAT方案为环磷酰胺（CTX）$500mg/m^2$，ivgtt，q12h，d1~3；TPT 1.25mg/（$m^2 \cdot d$），ivgtt，d2~6，Ara-C 2g/（$m^2 \cdot d$），ivgtt，d2~6。CTX能使细胞内拓扑异构酶Ⅰ水平增加，增强肿瘤细胞对TPT的敏感性，同时TPT能抑制CTX造成的DNA损伤的修复，二者具有协同作用。CAT为主的方案治疗RR-AML总有效率为23%~37.8%。

11. 去甲基化药物 去甲基化药物中的阿扎胞苷（Azacytidine）和地西他滨（Decitabine）均是胞嘧啶核苷类似物，可作为DNA甲基转移酶的抑制剂，并越来越多地应用在不适合强烈治疗患者的诱导或挽救性化疗。地西他滨是通过磷酸化后直接掺入DNA，抑制DNA甲基化转移酶，引起DNA低甲基化和细胞分化或凋亡来发挥抗肿瘤作用。对于难治或复发性AML患者，以地西他滨为基础的联合治疗是一个可供选择的方案。一项纳入102例RR-AML患者的回顾性研究中，地西他滨可实现15.7%的CR率及177天的中位生存期。

甲基化转移酶抑制剂阿扎胞苷联合蛋白酶体抑制剂硼替佐米或小剂量吉姆单抗/奥佐米星治疗难治或复发性AML，有一定疗效。法国3个研究机构的回顾性研究发现，在47例连用7天阿扎胞苷75 mg/m^2的RR-AML患者中，CR率为21%，PR率为11%，总生存期为9个月。

12. CPX351 CPX351是阿糖胞苷和柔红霉素以5:1的摩尔比组合的纳米级脂质体注射液。在关于初次复发的成人AML的Ⅱ期多中心随机对照研究中，与强化挽救化疗（CR+CRi=40.9%）相比，取得了49.3%的CR率（37%CR+12.3%CRi）。根据临床试验观察结果，CPX351对于欧洲预后指数所定义的风险承受能力低的患者，可以带来临床受益。

13. Vosaroxin Vosaroxin是一类抗癌喹诺酮衍生物，通过嵌入DNA中而抑制拓扑异构酶Ⅱ，从而诱导细胞凋亡。对于年龄在60岁以上却从未接受治疗的老年 AML 患者来说，采用标准化疗方案并未受益，而采用 Vosaroxin 方案，却显示了临床疗效。一个包括124个分中心共711例患者的Ⅲ期随机化多国研究评价结果显示，与安慰剂＋阿糖胞苷组对比，Vosaroxin 与阿糖胞苷联用可提高 CR 率（16.3% vs 30.1%，$P=0.00001$）和中位生存期（6.1个月 vs 7.5个月，双侧分层对数值检验，$P=0.02$）。总生存期（OS）的最大获益者是年龄在60岁或以上的患者（7.1个月 vs 5个月，$P=0.003$）和早期复发患者（6.7个月 vs 5.2个月，$P=0.04$）。另一个Ⅰb/Ⅱ期临床研究同样对 Vosaroxin 联合阿糖胞苷化疗进行了评价，RR - AML 患者 CR + CRi 为28%。值得注意的是，初始 CR 持续时间大于等于12个月患者的 CR + CRi 率为69%，而初始 CR 大于3个月且小于12个月以及难治性 AML 患者 CR + CRi 分别为13%和21%。

（二）靶向药物

随着对 AML 生物学特性认识的不断增加，现已识别出引起白血病细胞增殖的部分相关信号通路，并开发出针对这些信号通路的分子靶向药物。

1. 肿瘤代谢类　已有研究报道，约30%的原发性 AML 患者可检测到异柠檬酸脱氢酶（IDH）的两种亚型 - IDH1 和 IDH2 致癌的基因突变，可能是一个不利的预后因素，但也是一个重要的治疗靶点，其相关药物已投入Ⅲ期研究。AG - 221 是一种 IDH2 突变的可逆性抑制剂，已被证实可有效抑制 AML 患者的 IDH2 突变。另外一种可逆性抑制剂 AG - 120（靶向 IDH1 突变），使近40%的复发/难治性 AML 患者达到 CR，并且这些缓解经基因测序证实与 IDH1 突变消失有关。AG - 221 和 AG - 120 预计将与化疗和去甲基化药物联合作为一线治疗和复发治疗方案。

CPI - 613 是一种硫辛酸衍生物，通过抑制丙酮酸脱氢酶和 α - 酮戊二酸脱氢酶影响线粒体代谢。CPI - 613 联合大剂量 Ara - C、米托蒽醌的Ⅰ期研究显示，18例（50%）获得 CR 或 CRi，但14%的患者在30天内死亡。值得注意的是，60岁及以上的老年患者中，CR + CRi 率也为50%。

2. FLT3 受体酪氨酸激酶抑制剂　FLT3 是一个重要治疗靶点。酪氨酸激酶是最常见的生长因子受体，FLT3 通过阻断酪氨酸激酶可破坏肿瘤细胞的信号传递，从而达到抗肿瘤的目的。20%～30% AML 病例存在 FMS 样酪氨酸激酶受体3基因内部串联重复突变（FLT3 - ITD），是染色体核型正常 AML 的高危因素，并且与 allo - HSCT 后高复发风险相关。这类患者若行 allo - HSCT 移植后复发，几乎无可供选择的治疗方案。FLT3 持续激活是 AML 细胞的共性，FLT3 可激活 ras，而 ras 可以活化 NF - κB。目前已开发出多种小分子 FLT3 酪氨酸激酶抑制剂,并且相关研究已评估了这些药物作为单一或联合挽救化疗方案的疗效。近期,这些药物已被整合至一线标准诱导及巩固化疗方案中。

索拉非尼(Sorafenib)是一种多激酶抑制剂,通过抑制 FLT3 和 RAF/MEK/ERK 信号传导通路直接抑制肿瘤生长,已被批准用于转移性肾、肝细胞肿瘤的治疗。一项前瞻性研究,入组 52 例老年 AML 患者(FLT3 - ITD 占 71%,FLT3 - TKD 占 29%),在 DA 标准化疗方案基础上,加用索拉非尼口服(400mg,bid,d1~7),总 CR 率为 69%,且 70 岁以上患者中 CR 率达 58%,提示索拉非尼可提高老年 AML 患者 CR 率。ITD 及 TKD 两组之间 CR 率无显著差异(70% vs 67%)。虽然在延长 OS、DFS 等方面无明显优势,但索拉非尼仍然为 FLT3 突变及复发/难治性老年 AML 患者治疗提供了更多选择。此外,一个对 13 例 RR - AML(包括 allo - HSCT 后复发)患者的小型回顾性研究显示,索拉非尼单药治疗能产生抗白血病疗效。

德国学者通过问卷调查单药索拉非尼治疗复发/难治 FLT3 - ITD$^+$ AML 有效性及耐受性,18 例患者中 5 例是原发耐药,13 例是初次(11 例)或再次(2 例)复发。给药方法为 200~800mg/d,中位服药时间为 98 天(16~425 天)。所有患者均获得了 HR,其中 17 例获得 CR,180 天的中位治疗时间后,7 例患者出现了临床耐药。应用索拉非尼治疗难治或复发的 FLT3 - ITD$^+$ AML 患者具有显著的临床疗效,也可联合其他方案治疗 FLT3 - ITD$^+$ AML。索拉非尼可减少患者的突变克隆,但是不能根除,必须同诱导及巩固治疗方案同时应用。有研究发现 FLT3 激酶结构域可以产生突变并限制 FLT3 抑制剂的作用。最常见的 *FLT3* 突变发生在 D835 残基,然后是 F691L。

米哚妥林(Midostaurin)是近 30 年里首个与标准化疗联用延长了 AML 总生存期的药物,是星形孢菌素植物碱的衍生物,属于蛋白激酶家族,可对蛋白激酶 C、FLT3 等多种激酶产生抑制作用,从而抑制肿瘤细胞的分化与增殖,达到抗肿瘤目的。最近的一项国际性 Ⅲ 期研究发现,米哚妥林增加至化疗方案中治疗未经治的 FLT3 突变 AML 患者,临床获益显著。CAL-GB 10603(RATIFY)研究结果表明,米哚妥林与 7 + 3 标准诱导治疗(阿糖胞苷 7 天和柔红霉素或伊达比星或米托蒽醌 3 天)联合,能为 AML 患者带来生存获益,尤其对于存在 *FLT3* 突变的患者。米哚妥林联合标准化疗相对于仅应用标准化疗,中位总生存期分别为 74.7 个月 vs 25.6 个月,明显提高了无事件生存率和总生存率,可能会使一部分老年患者免予移植。

自米哚妥林开发以来，多个二代药物也产生了明显的无化疗缓解。2016 年，美国血液学学术年会（ASH）公布了 Gilteritinib 和 Crenolanib 的相关研究结果。Gilteritinib 是一种靶向 FLT3 - ITD 的第二代制剂。在一项 Ⅰ/Ⅱ 期研究中，复发/难治性 FLT3 阳性 AML 患者经 Gilteritinib 治疗后缓解率为 50%，中位总生存期为 31 周，远超标准方案。目前，该药已被纳入Ⅲ期临床试验与标准挽救方案进行比较。Crenolanib 是另一种靶向 FLT3 内部串联重复酪氨酸激酶突变的第二代制剂，已被证实治疗复发/难治性 AML 患者的缓解率约 50%。目前正在研究如何在治疗早期使用这些药物，有研究将 Crenolanib 加至 7 + 3 化疗方案中治疗新诊断 FLT3 突变的 AML 患者，将近 100% 的患者产生了缓解，应用前景非常可观。FLT3 抑制剂将在 AML 亚组的治疗中占据非常重要的地位。

3. 普乐沙福 白血病细胞和骨髓微环境之间的相互作用被破坏，是产生化疗耐药的一个重要机制。普乐沙福（Plerixafor）是一种趋化因子受体 CXCR4 拮抗剂。一项 Ⅰ/Ⅱ 期临床研究显示，普乐沙福联合 MEC 治疗 RR - AML 的 CR + CRi 率为 46%。目前正在进一步的评估上述方案加用 G - CSF 后的治疗效果（NCT00906945）。

4. JAK 抑制剂 目前已经发现 AML 存在 Janus 激酶信号转导和转录激活因子（JAK - STAT）信号通路失调。Ruxolitinib 是一种强效的、选择性 JAK1 和 JAK2 抑制剂。一项 Ⅰ/Ⅱ 期临床研究显示，Ruxolitinib 在整体上具有良好的耐受性，该研究 26 例 RR - AML 患者中有 1 例获得 CRp。在这之前的一项 Ⅱ 期临床研究显示，18 例由骨髓增生性疾病转化为白血病的患者中有 3 例能够获得 CR 或 CRi。

5. mTOR 抑制剂 哺乳动物雷帕霉素靶蛋白（Mammalian target of rapamycin，mTOR）是一种丝氨酸/苏氨酸激酶，通过控制关键蛋白翻译，参与调控细胞的生长和增殖。雷帕霉素（Rapamycin）是一种 mTOR 抑制剂，单药治疗 9 例患者，其中 4 例获得 PR。一项 Ⅰ 期临床试验结果显示，将雷帕霉素与地西他滨联合使用，13 例患者中有 4 例原始细胞百分比下降。依维莫司是另一种 mTOR 抑制剂，一项对 28 例复发性 AML 患者（年龄 < 65）的 Ⅰb 期临床研究结果显示，依维莫司与 7 + 3 化疗方案（柔红霉素 $60mg/m^2$，d1 ~ 3，阿糖胞苷 $200mg/m^2$，d1 ~ 7）联合使用的 CR 率为 68%。

6. 法尼酰基转移酶抑制剂 RAS 基因突变与髓系白血病发生有关，法尼酰基转移酶抑制剂（Farnesyl - transferase Inhibitor，FTI）通过抑制法尼基蛋白转移酶阻止 Ras 蛋白的法尼基化、裂解和羧甲基化修饰，使其失去生物活性，从而抑制了 Ras 信号传导通路，已成为新的很有希望的药物作用靶点。有研究联合法尼基转移酶抑制剂替匹法尼（Tipifarnib）和（+/-）口服依托泊苷与传统的阿糖胞苷/蒽环类为主的诱导治疗进行比较，虽然缓解率不同，但中位生存期无明显差异（6.2 个月 vs7.7 个月，$P = 0.82$）。

7. 组蛋白去乙酰化酶抑制剂　伏林司他（Vorinostat）是第一种抑制组蛋白去乙酰化酶（Histone deacetylase inhibitors）的新型抗癌药物，该药于 2006 年获得美国 FDA 批准上市。伏林司他单药治疗 AML 的研究已经显示出一定的疗效，但在一组 22 例患者包括 RR - AML 患者 16 例和未处理的 AML 患者 6 例，第二阶段的研究显示 CR 率只有 4.5%。同步或序贯联合伏林司他和地西他滨治疗复发或初治的 AML 有效且没有明显的副作用，因此具有应用前景。

8. AZD1152 和 AZD6244　Aurora B 激酶是一种有丝分裂的重要调节剂，它在各种恶性肿瘤包括 AML 中有过表达。AZD1152 是一种选择性 Aurora B 激酶抑制剂，能显著性抑制体内肿瘤的生长。AZD1152 治疗 18 岁以上复发性 AML 患者的 Ⅰ/Ⅱ 期临床试验显示，复发性 AML 患者 AZD1152 的最大耐受剂量为 1200mg，总缓解率为 23%。AZD6244 是 MEK 激酶抑制剂，其在初治、复发性、难治性 AML 的 Ⅱ 期临床试验中，显示了可行性。

9. NEDD8 - 活化酶抑制剂　NEDD8 - 活化酶（NAE）是蛋白质动态平衡通路的一种关键组分。MLN4924 是一种小分子 NAE 抑制剂，能增强阿扎胞苷的抗白血病作用，单药治疗复发/难治性 AML 的活性较好。

10. Polo 样激酶抑制剂　Polo 样激酶 1（polo - likekinase1，PLK1）是一种重要的细胞周期调节分子，在多种肿瘤细胞中高表达。通过抑制 PLK1 可使癌症细胞凋亡，从而达到抗肿瘤的作用。Volasertib 是一种高效的 PLK1 抑制剂。在一项 65 名新诊断 AML 患者参与的 Ⅱ 期研究中，Volasertib 联合低剂量阿糖胞苷，其缓解率为 31%，总生存期为 8 个月，而仅使用低剂量阿糖胞苷的缓解率为 13.3%，总生存期为 5.2 个月。

11. Hedgehog 信号通路抑制剂　Hedgehog 信号通路（HhP）在白血病和骨髓增生异常综合征中异常活化，维持了白血病干细胞的自我更新能力，故通过抑制 HhP 能够减少白血病干细胞数量。Glasdegibis 是一种强效选择性的口服 HhP 抑制剂，Glasdegibis（100mg，1 次/d，po）+ 低剂量阿糖胞苷（20mg，2 次/d，d1～10，iH，周期为 q28 天），完全缓解率要高于单药低剂量阿糖胞苷组，分别为 15% vs 2.3%，中位 OS 为 8.3 个月 vs 4.3 个月。

12. BCL - 2 选择性抑制剂　BCL - 2 抑制剂单药方案或与去甲基化药

物的联合方案对 AML 的治疗均产生了较好结果，也证实了靶向抗凋亡通路的治疗作用。ABT - 199 是一种高效的 BCL - 2 选择性抑制剂。在最近的一项试验中，复发/难治性 AML 和初治但不适宜强化治疗的 AML 患者均接受了 ABT - 199 治疗，结果显示反应率非常好，尤其是 IDH 突变的患者。目前临床上正在开展 ABT - 199 与化疗或去甲基化药物联合方案的试验。

13. NF - κB 信号通路抑制剂　目前在研的可抑制 NF - κB 信号通路的药物有蛋白酶体抑制剂，如硼替佐米（Bortezomib）和小白菊内酯（Parthenolide，PTL）。硼替佐米是临床最早应用的蛋白酶体抑制剂，已广泛应用于多发性骨髓瘤的治疗。在 AML 的治疗中，当硼替佐米与 IDA 或 Ara - C 联合作用时，协同作用加强，可进一步抑制白血病细胞增殖分化及存活能力。硼替佐米的 II 期临床试验结果显示，硼替佐米单药治疗对不适合常规化疗药物的患者有一定疗效。

（三）免疫治疗

免疫治疗旨在引发针对肿瘤细胞的免疫应答，具有传统化疗不具备的一些优势。

1. 抗体　在 AML 中，CD123 和 CD33 抗原是研发单克隆抗体的两个重要靶点。80% ~ 90% AML 患者白血病细胞表达 CD33 抗原，而在正常组织细胞中表达很弱。吉姆单抗/奥佐米星（Gemtuzumab ozogamicin，GO）是抗 CD33 单克隆抗体与细胞毒药物卡奇霉素的偶联物，当它在白血病细胞内水解时可启动凋亡信号。GO 是于 2000 年经美国 FDA 快速审批程序获得批准上市，但于 2010 年被美国 FDA 撤销（2013 年在欧洲被批准用于老年 AML 患者），原因是 SWOG SO106 试验的期中分析无法证明将 GO 加入标准诱导化疗使 AML 患者临床获益，并发现致命性不良事件发生率增加（5.8% vs 0.8%，P = 0.002）。陆续有 GO 单药或联合治疗 RR - AML 的研究，最近的一项研究显示，分割剂量的吉姆单抗联合标准剂量 Ara - C，CR + CRp 率为 75%，2 年生存率为 51%，并且治疗相关死亡率仅 8.3%。回顾性研究分析了采取中高剂量 Ara - C 单药或中高剂量 Ara - C 联合吉姆单抗治疗首次复发性 AML 患者的疗效，显示中高剂量 Ara - C 联合吉姆单抗组和中高剂量 Ara - C 组相比，有更好的反应率（68% vs 48%，P = 0.08），更低的复发率（31% vs 66%，P = 0.02），更长的生存期（中位生存时间 35 个月 vs 19 个月，P = 0.02）以及更长的无事件生存期。

其他抗 CD33 单克隆抗体如 SGN - CD33A。SGN - CD33A 由人源化抗 CD33 单克隆抗体与吡咯开苯并吖庚三烯（pyrrolobenzodiazepine，PBD）二聚物偶联而成，是一种强效的 DNA 交联剂。有试验将 SGN - CD33A 用于复发性 AML 或对传统诱导/巩固化疗敏感性下降的患者，发现有47%的患者获得了白血病细胞清除（形态学无白血病状态），说明 SGN – CD33A 具有抗白血病作用。

双特异性 T 细胞接合子（bispecific T – cell engager, BiTE）抗体属于单链抗体，能与细胞毒性 T 细胞和肿瘤细胞表面的抗原特异性结合，从而将细胞毒性 T 细胞定位至肿瘤细胞发挥杀伤作用。AMG330 是抗 CD33 和 CD3 的 BiTE 抗体。体外研究发现，AMG330 对人 AML 细胞具有强效的细胞溶解作用，并且与细胞表面 CD33 的表达水平成比例，AMG330 还能改善由人 MOLM – 13 AML 细胞诱导的非肥胖型糖尿病/重症联合免疫缺陷（NOD/SCID）白血病小鼠的生存率。

自然杀伤（NK）细胞是固有免疫系统的效应淋巴细胞，具有抗白血病活性，参与调节 allo – HSCT 后的移植物抗白血病（GVL）效应。人源化双特异性 NK 细胞接合子（bispecific NK T – cell engager, BiKE）含有 CD16 和 CD33 结合位点，临床前期研究显示，BiKE 能够诱导 NK 细胞活化，并可能增强和调控移植后 CD33 阳性 AML 患者的 GVL 效应，尤其是巨细胞病毒（CMV）再激活之后。另一项研究利用 NK 细胞的抗 AML 活性，将半相合 NK 细胞过继转移至预后不良的 AML 患者体内，结果显示，这些细胞在患者体内成功扩增，19 例受试者中有 5 例获得 CR。CSL362 是人源化的第二代抗 CD123 单克隆抗体，一项 I 期临床研究的数据显示，CSL362 用于获得 CR + CRp 和复发风险高的 AML 维持治疗安全且耐受性好，并已计划进行第二阶段的研究。一个用于评估 MGD 006 的 I 期临床试验正在进行，MGD006 是针对 CD123 和 CD3 的人源化双亲和再定向（Dual Affinity Re – Targetting, DART）双特异性免疫分子。

2. 过继性细胞免疫治疗　过继性细胞免疫治疗是指在体外激活免疫活性细胞，然后输给带瘤宿主，使免疫活性细胞在体内发挥杀伤、溶解肿瘤细胞，直接或间接介导抗瘤效应的治疗方法。肿瘤的发生与免疫系统对肿瘤细胞的编辑过程相关，许多肿瘤细胞都能够通过下调自身表面的主要组织相容性复合体 I 类分子（major histocompatibility complex – I, MHC – I）或分泌抑制免疫细胞因子而逃逸免疫系统的特异性免疫攻击。1980 年，Rosenberg 等发现淋巴因子激活的杀伤细胞（lymphokine – activated killer cell, LAK），从此过继免疫细胞治疗逐渐应用到白血病治疗中。

抗体与过继免疫治疗的融合形成独特的嵌合抗原受体（chimeric antigen receptor, CAR），CARs 更是逐渐成为一种新的免疫治疗策略。CARs 由胞外结合区、跨膜区域和信号内域组成，其中胞外结合区又分为信号肽

（通常使用轻链的天然信号肽）、单链抗体（主要作为抗原识别域）以及连接跨膜段的区域（类似抗体的铰链区）。嵌合抗原受体 T 细胞（chimeric antigen receptor - transduced T cells，CART）的跨膜结构将强大的 T 细胞免疫效应与抗体特异性识别功能相结合，从而发挥杀伤效应。在对淋巴系统恶性肿瘤的研究显示出令人欣喜的结果之后，现已有专门针对 AML CD33（CART33）和 CD123（CART123）的嵌合抗原受体 T 细胞。有研究用 CART33 细胞治疗复发性 AML 患者，细胞输注 2 个星期后原始细胞比率从高于 50% 下降至低于 6%。但应警惕需要肿瘤坏死因子 - α（TNF - α）抑制剂治疗的细胞因子释放综合征，动物实验已证实 CART123 细胞具有抗白血病活性并且很可能优于 CART33，CART123 与 CART33 对恶性骨髓细胞具有同等的杀伤作用，但 CART123 对正常造血细胞的毒性更低。CART33 和 CART123 治疗 AML 的临床试验正在进行，将来可能与分子靶向药物联合带来更好的临床获益。

WT1（Wilms tumor 1）是一种与白血病形成有关的锌指转录因子，在 70% 的 AML 患者中过表达，现已通过过继转移获得 WT1 特异性 CD8 + 细胞毒性 T 细胞，从而以 WT1 为靶点发挥特异性杀伤作用。研究发现，在一些移植后的患者体内，这些 T 细胞能够安全存活，并发挥抗白血病效应。

对于 allo - HSCT 后复发的患者可以考虑供者淋巴细胞输注（donor lymphocyte infusion，DLI），通过诱发 GVL 效应达到治疗目的。通常，在 DLI 之前获得 CR 的患者更有机会实现持久缓解。值得注意的是，动物实验表明阿扎胞苷可能具有免疫调节作用，并可以减轻 DLI 之后的移植物抗宿主病（graft - versus - host disease，GVHD）。最近的一项 I 期临床研究评价了在 DLI 后运用阿扎胞苷的效果，研究纳入 8 例 allo - HSCT 后复发的 AML 受试者，其中 6 例获得 CR，且仅发生了 1 级或 2 级的急性 GVHD，该项研究说明了在拯救化疗和 DLI 后使用阿扎胞苷的耐受性好。

3. 疫苗 通过接种具有不同白血病相关抗原（包括 WT1、PR1、蛋白酶 3 和 RHAMM）的疫苗，建立能够消除恶性肿瘤细胞的免疫应答，是目前许多研究所关注的热点。这些研究大都证明了肿瘤疫苗的安全性和免疫相关性，但临床疗效不确切。一项纳入了 30 例 AML 受试者（3 例部分缓解，27 例完全缓解伴有高复发风险）的 I / II 期临床研究，将 WT1 树突状细胞肿瘤疫苗用于辅助治疗，疫苗接种后有 23 例受试者 WT1 转录增加，其中 8 例产生分子应答，这 8 例中有 5 例受试者获得持续缓解，中位随访期 63 个月。获得 CR 受试者中有 1 例在疫苗接种时为部分缓解，目前仍维持完全缓解，且距初次诊断已超过 5 年。

（四）异基因造血干细胞移植

异基因造血干细胞移植（allo‐HSCT）是一种积极的干预治疗措施，为身体状况良好、有适合供体的 RR‐AML 患者提供获得持久缓解的最佳机会，也是原发性耐药和缓解后复发白血病患者唯一有希望治愈的治疗方法。

allo‐HSCT 前处于完全缓解状态的复发性 AML 患者移植后总生存率（OS）显著优于检测到白血病残留的患者。有部分患者即使采用抢救性化疗方案也难以获得缓解，一项研究对 43 例未缓解白血病患者行 allo‐HSCT，43 例患者中存活 14 例（实际存活率为 32.6%），死亡 29 例（实际死亡率为 67.4%），其中移植相关死亡 13 例（44.8%），复发死亡 16 例（55.2%）。复发至移植间隔时间 <3 个月是独立的预后因素。Duval 等报道，在 allo‐HSCT 前未处于完全缓解状态的 RR‐AML 患者仍然可以获得改善的长期生存，1673 例患者的 3 年总生存率为 19%。对于缺乏适合相合同胞供者的患者，还有其他来源的干细胞可供选择，包括匹配的无关供者、双脐带血、半相合（单倍体相合）家庭供者。单倍体相合供者往往容易从家庭成员中获得，为没有相合同胞供者的复发性 AML 患者提供了一个毒性可耐受的快速替代治疗方案。但大量的 RR‐AML 患者都是老年人或机体状态欠佳，难以承受清髓移植。现已有学者提出减低强度的预处理（RIC）方案来解决这个问题，通常认为 RIC 方案较清髓方案（MAC）具有更低的治疗相关死亡率（TRM），但复发风险增加。最近的一项回顾性研究比较了 RIC 异基因移植与 MAC 异基因移植的疗效，该研究共纳入了 132 例 35 岁或以上的 AML 患者（包括第一次缓解，二次缓解或更多，或难治性 AML），发现了 RIC 异基因移植具有较低的 4 年非复发死亡率（13% vs 28%，$P=0.009$），但二者的 4 年复发率（44% vs 33%，$P=0.22$）和总生存率（50% vs 43%，$P=0.38$）相似。

移植后复发的 AML 患者生存率很低。对于接受加强挽救治疗的复发性 AML 患者，治疗的最大缓解率约为 30%。对于 allo‐HSCT 后曾获得 CR 的患者，运用供体细胞进行巩固治疗能获得更好的临床结局，相比仅接受了最初挽救性化疗的患者（20%±10%），DLI 或第二次 HSCT 患者的 2 年生存率为 55%±11%。也可使用阿扎胞苷单药化疗，对 204 例 allo‐HSCT 后复发的 AML/MDS 患者采用阿扎胞苷方案，15% 的患者获得 CR。

二、复发/难治性急性淋巴细胞白血病

急性淋巴细胞白血病（ALL）是一类起源于 B 或 T 淋巴细胞前体细胞

的恶性克隆性肿瘤，其生物学特征和临床预后异质性很大。目前，儿童ALL治疗非常成功，但是成人 ALL 的疗效明显不如儿童。目前儿童 ALL 的长期无病生存期已经达到80%以上，但成人 ALL 无论是采用传统的化疗方案、高剂量的强化治疗或者自体造血干细胞移植，5 年无病生存期为20% ~38%，大部分患者无法获得长期无病生存。20 世纪 90 年代，allo - HSCT 开始用于治疗 ALL，使患者的长期生存得到了很大改善，是有望治愈 ALL 的唯一手段，但是移植后仍有30%的患者复发，20% ~40%的患者非复发死亡。成人复发/难治性 ALL 患者，常规化疗后中位生存期仅为4 ~ 6 个月，5 年无病生存期几乎为零。allo - HSCT 是治疗复发/难治性 ALL 有效方法，但 allo - HSCT 和酪氨酸激酶抑制剂（TKIS）在复发/难治性 Ph 染色体阳性 ALL 患者中的治疗效果仍欠佳。

急性 T 淋巴细胞白血病（T - cell acute lymphoblastic leukemia，T - ALL）是我国儿童和青少年常见的恶性疾病之一，其进展迅速，病死率高。T - ALL占成人 ALL 的25%，侵袭性强，通常白血病细胞负荷高，容易有纵隔内肿块及中枢神经系统浸润。1991 年，首次在伴有 t（7；9）的 T - ALL 中发现 Notch1 的一类活化型突变。近期，一个德国研究组对 81 例 T - ALL 患者的 88 个基因图谱进行了定向测序研究，发现 Notch1 是 T - ALL 中最常见的突变，发生率为53%，可作为治疗 T - ALL 的重要靶点。

（一）化学治疗

1. FLAG　有研究应用 FLAG 联合或不联合去甲氧柔红霉素治疗复发/难治性 ALL 患者，CR 率51.9% ~33.3%，CR 率明显低于 AML 患者。氯法拉滨为第二代嘌呤类似物，于 2005 年在美国上市，主要用于治疗顽固或复发性 ALL（患者年龄为 1 ~21 岁），亦是可用于儿童的特异性化疗药。奈拉滨（Nelarabine）是一种脱氧鸟嘌呤核苷类似物，对 T 淋巴细胞具有特异细胞毒性，该药物于 2005 年经美国 FDA 批准用于治疗难治复发性 T - ALL。GMALL Ⅱ期临床试验表明，奈拉滨单药治疗复发 T - ALL 成人患者，总反应率为46%，CR 率为36%。近年一项研究表明，奈拉滨联合 BFM 86 方案治疗初治儿童 T - ALL 患者，5 年 EFS 率达73%。

2. 吡柔比星　吡柔比星（THP）是一种半合成蒽环类抗癌药物，结构上为阿霉素的脱氧己糖基上添加了一个四氢吡喃基，由日本 Umezawa 等人于 1979 年发现。THP 主要不良反应为骨髓抑制和胃肠道不良反应。THP 与其他蒽环类药物无交叉耐药。

TAE 方案：吡柔比星（THP）40mg/d，dl ~ 3；阿糖胞苷（Ara - C）100 ~200mg/d，dl ~ 7 或 dl ~ 5；依托泊苷（Vpl6）100mg/d，dl ~ 3 或 dl ~

5。TAE 治疗复发/难治性 ALL 的 OR 率为 55.5% 左右。广州难治性白血病研究协作组对高危及复发/难治性 ALL 患者应用 VTP/VTLP 方案：长春新碱 2mg/w，吡喃阿霉素（THP）20～40mg/w，泼尼松 40～60mg/d，第 4 周加或不加左旋门冬酰胺酶 10000U/d×7，4 周为 1 个疗程，高危组 ALL 的 CR 率达 66.7%。

CCTV 方案：卡铂 100mg/d，ivgtt，d1～5；环磷酰胺 200mg/d，ivgtt，d1～7；吡喃阿霉素 20mg/d，ivgtt，d1～3；长春新碱 $1.4mg/m^2$，ivgtt，d1。CCTV 方案治疗 20 例复发/难治性 ALL 患者，CR 率为 60%（12/20），PR 为 20%（4/20），其有效患者中位缓解时间 4.6（2～16）个月。

3. CAG　有研究尝试应用 CAG 方案治疗 10 例 RR－ALL 患者，7 例获得 CR，1 例获部分缓解（PR），2 例未缓解（NR）。

4. 高剂量化疗药物　大剂量甲氨蝶呤（HD－MTX）：从 $200mg/m^2$ 开始，于数周内增至 $6g/m^2$，CR 率 33%～75%。HD－Ara－C，每 12 小时一次，共 4～12 次，每疗程累积剂量（12～36）g/m^2。单用 Ara－C 治疗难治性 ALL，CR 率 20%～60%，中位 CR 期 <6 个月。HD－CTX、HD－Ara－C 加 VCR、MTZ、Pred、MTX 治疗难治性复发 ALL，CR 率 74%，总的中位生存期 5.7 个月，2 年生存率 25%。

（二）靶向药物

T－ALL 侵袭性强，容易出现化疗耐药和复发难治，预后更差。PI3K/AKT/mTOR 通路与 T－ALL 细胞增殖、凋亡和耐药有关。为验证是否多种 AKT 抑制剂联用比单用会增加疗效并克服耐药，有研究联用三种 AKT 抑制剂 GSK690693、MK－2206 和 Perifosine 对 T－ALL 细胞系进行体外试验。在高表达 AKT 细胞系，三种药物联用有协同作用，与给药时间相关，较单药显著增加细胞毒作用，使 PI3K/AKT/mTOR 通路浓度非常低。三药联用在诱导细胞阻滞 G_0/G_1 期、细胞凋亡及自噬有更显著的作用。AKT 是很多针对 PI3K/AKT/mTOR 通路的药物的关键蛋白，将 AKT 作为靶标为 T－ALL 患者的治疗提供了新的、很有前景的药理学策略。

NOTCH1 在正常 T 细胞发育和分化过程中具有重要作用，在 T－ALL 中，有 50%～60% 出现活化性 NOTCH1 突变，活化的 NOTCH1 可正调控 mTOR 活性并通过下调 *PTEN* 的表达增强 PI3K/AKT 信号转导。一个包含 212 例成年人 T－ALL 样本的多中心随机临床试验结果显示：*NOTCH1* 和（或）*FBXW7* 突变的有利预后仅限于不伴有 *K－RAS/PTEN* 异常者，同时伴有 *RAS/PTEN* 突变者，属于高危组。有研究已经将 NOTCH1 作为治疗 T－ALL 的重要靶点，临床试验显示 NOTCH1 抑制剂可降低和清除一些

T - ALL中的白血病起始细胞（1eukemia - initiating cells，L - IC），但由于明显的肠道毒性，抗NOTCH1治疗在临床的应用受到局限。

泼尼松龙耐药与ALL细胞高葡萄糖消耗明显相关，通过抑制糖酵解可使对泼尼松龙耐药的ALL原代细胞和细胞株对糖皮质激素重新敏感，这种增敏作用可通过细胞重要的能量传感系统腺苷酸活化蛋白激酶（AMPK）来调控。糖酵解的抑制可活化AMPK，导致mTOR的抑制，进而使抗凋亡蛋白Mcl - 1水平下调。

10%～12%的B - ALL存在 *IKZF*1 基因异常，该亚型虽然不表达 *BCR - ABL*1 基因，但却有与BCR - ABL1白血病细胞类似的基因表达谱，故称为Ph样ALL，其预后差。该亚型ALL中约50%存在 *CRLF*2 基因重排和 *JAK* 基因突变，其他则存在基因重排、缺失和突变等多种异常而导致的细胞因子受体和激酶信号通路的激活（ABL1、EPOR、IL7R、JAK2和PDGFRB等）。Ph样ALL的发病率在儿童标危组、高危组患者中分别为10.8%和13.7%，低于青少年和成人ALL的21.1%、27.3%。CRLF2突变细胞JAK - STAT - PI3K - mTOR通路激活，对mTOR抑制剂（Everolimus和Atemsirolimus）及JAK2抑制剂（Ruxolitinib）有潜在的反应。表观遗传学改变包括肿瘤抑制基因的高甲基化，微小RNA（microRNAs）和癌基因的低甲基化，也是一个ALL靶向药物治疗的研究领域。地西他滨与化疗联用显示了一定疗效。近期也有研究采用地西他滨联合化疗和伏林司他（Vorinostat）治疗ALL，显示了一定疗效，并且化疗疗效与白血病细胞甲基化图谱有关。

CD20是在B系淋巴细胞发育中表达，存在于25%的前B - ALL和几乎所有的成熟B - ALL中。早期研究发现，CD20表达同时伴高白细胞计数的ALL患者有较高的复发率和更差的无事件生存。利妥昔单抗联合hyper - CVAD方案治疗成熟B - ALL患者，CR率达到95%，4年OS率达到77%。对超过60岁的患者受益明显（5% *vs* 19%，$P < 0.01$）。在前B - ALL中，利妥昔单抗与改良的hyper - CVAD方案联合治疗CD20阳性ALL患者（年龄<60岁），对比标准的hyper - CVAD方案（历史对照），也有更好的总生存期，3年OS率为75%，明显高于未应用利妥昔单抗组（47%）。

CD22表达于超过90%的前B - ALL和成熟B - ALL。依帕珠单抗（Epratuzumab）是CD22单克隆抗体，与细胞表面CD22结合后，内化到细胞中起免疫调节作用。相关研究表明，复发儿童前B - ALL患者采用依帕珠单抗联合化疗进行治疗，虽然与历史对照相比并没有提高CR率，但提高了这些患者MRD的阴性率。目前，依帕珠单抗正在进行Ⅱ期临床研究。

另一种抗 CD22 抗体奥英妥珠单抗（Inotuzumab ozogamicin），由人源化抗 CD22 抗体共轭连接卡里奇雷系（calicheamicin）组成。采用奥英妥珠单抗单药治疗 49 例难治/复发 ALL 患者获得了 57% 的缓解率（18% CR，39% CRi），中位 OS 达 6.7 个月。肝功能异常是最显著的不良事件。在年龄大于 60 岁的 ALL 患者中，用低剂量的奥英妥珠单抗联合低强度 hyper – CVAD 方案治疗，CR 率达到 81%，1 年无病生存率为 81%，1 年 OS 率为 78%。奥英妥珠单抗正对 ALL 患者中的青少年和年轻成人进行临床试验。

CD19 抗原可见于 90% 的前 B – ALL 和成熟 B – ALL。Blinatumomab 是第一个针对 CD3 和 CD19 的双特异性抗体，可与 T 细胞结合，直接引导 CD3 阳性 T 细胞作用于表达 CD19 的靶细胞发挥细胞毒作用，杀伤肿瘤细胞。在前期研究中，该药成功使 21 例 MRD 持续阳性的 ALL 患者转阴。36 例复发/难治的前 B – ALL 采用 Blinatumomab 治疗，获得 69% 的血液学缓解，其中 88% 患者在 2 个疗程治疗后获得分子学缓解。这些结果表明，Blinatumomab 是治疗 ALL 一个非常值得期待的生物药物。

CD52 在 B、T 及 NK 细胞、单核巨噬细胞上均有表达，而在造血干细胞、红细胞及血小板中无表达。CD52 单抗，阿仑单抗（alentumab）可能对前体 B 和前体 T – ALL 均有良好活性，可延长 ALL 患者的 DFS。

酪氨酸酶抑制剂（TKIs）耐药是临床上的一个重要问题，其耐药后患者的预后情况也是一个极大的挑战。大多数预后不佳是以 ABL 激酶区的基因点突变为特征。ABL 残基 315 位氨基酸由野生型的苏氨酸置换为异亮氨酸，这样的突变已经在 70% 的二代 TKIs 治疗后复发的患者中出现。一代和二代 TKIs 不能控制高突变率和 T315I 突变体的克隆，故临床亟须治疗 Ph 阳性 ALL 的靶向 T315I 突变的新型 TKIs。三代 TKIs 代表药物为帕纳替尼（Ponatinib），其是一种新型激酶抑制剂，具有抗 BCR – ABL1 酪氨酸激酶和多种突变体的抑制活性。对于 TKIs 耐药或不耐受二代 TKIs 或隐匿性 T315I 突变的患者来说，单一使用该药均已表现出较高的临床活性。一代和二代 TKIs 联合化疗已经彻底改变了 Ph 阳性 ALL 的治疗，并且可作为该类患者的常规治疗，但是，此联合应用 3 年无事件生存率仅为 40%，3 年总生存率仅为 60%。一项 II 期研究结果显示，帕纳替尼联合化疗一线治疗 Ph 阳性 ALL 患者，完全细胞学缓解 100%（32/32），主要分子学缓解为 95%（35/37），完全分子学缓解为 78%（29/37），2 年无事件生存率为 81%，2 年总生存率为 80%。与一代和二代 TKIs 联合化疗疗法相比，该联合疗法明显改善了患者预后。

（三）异基因造血干细胞移植

国际骨髓移植登记组（IBMTR）报道，allo – HSCT 治疗 388 例成人复发/难治性 ALL，其预期 5 年 OS 约 30%，但移植后再次复发率和非复发死亡率仍居高不下。我国一项研究，allo - HSCT 治疗 47 例复发/难治性 ALL 患者，其中 HLA 相合同胞间移植 19 例，HLA 相合的无血缘关系移植 18 例，单倍型移植 10 例。有 13 例患者移植后再次复发。术后有 19 例接受 DLI，6 例疾病未再进展。中位随访期 43（10~77）个月，预期 5 年总生存率为 49.65%，无病存活率为 46.55%。allo - HSCT 治疗失败的主要原因是移植后复发，其次为致命性肺部感染和重度急性 GVHD。DLI 可能有助于减少移植后复发。

早期文献报道常规化疗可以使成人 Ph 染色体阳性 ALL 患者的缓解率达到 60%~80%，与 ALL 患者的缓解率相近，但是预后极差，更强的化疗只能提高缓解率，并不能改善预后。20 世纪 90 年代 allo - HSCT 开始用于治疗该类疾病，使患者的长期生存得到了很大改善，成了有望治愈该病的唯一手段，但是移植后仍有 30% 的患者复发，20%~40% 的患者非复发死亡，使其应用受到了一定的限制。而近年来随着伊马替尼在 Ph 染色体阳性 ALL 患者中的使用，并取得了良好的治疗效果，使伊马替尼与 allo - HSCT 两者的治疗地位成为学者们的研究热点。

（四）嵌合抗原受体 T 细胞

T 细胞可以对肿瘤患者进行免疫治疗，但在靶向性等方面存在一定的缺陷。嵌合抗原受体 T 细胞（chimeric antigen receptor T cell，CAR - T）疗法是指，将患者自身的 T 细胞分离，应用基因工程改造患者自身 T 细胞表达嵌合抗原受体（CAR），在嵌合蛋白中引入多个共刺激分子，使效应 T 细胞更具有靶向性、活性和持久性，之后再注入患者体内。其优势在于抗肿瘤作用的发挥不依赖于人类白细胞抗原分子，肿瘤抗原靶标的选择不局限于蛋白质类物质。CARs 分为三代，共刺激活性进行性增高。在过去的十年中，CAR - T 细胞疗法治疗白血病已经取得了令人兴奋的早期临床结果，这一疗法可能会成为所有类型白血病治疗的策略之一。目前白血病细胞表面的 CD19、CD20、CD22、CD30、CD123 等抗原均已被列入 CAR 的研究。

靶向 CD19 的 CAR - T 细胞疗法，经生物工程改造的嵌合抗原受体 T 细胞以 CD19 为靶点，提供了一种通过免疫疗法治愈 ALL 的可能性，已经成功用于复发/难治性 ALL，缓解率为 50%~90%。CAR - T 细胞疗法主要的严重不良事件是细胞因子释放综合征（CRS）和神经毒性，而且有些患者缓解时间并不持久。ELIANA 研究纳入了 87 例 CD19 阳性的 B - LL 儿科患者，平均年龄 12 岁，有 5 名患者的构建效应 T 细胞失败，6 例患者在接受输注前死亡，3 例患者在输注前因不良事件停止治疗，共 62 名患者接受了 CAR－T 细胞输注。随访 3 个月时，获得前 50 名患者的有效性数据，其中 41 (82%) 名患者 3 个月时达到了完全缓解，最小残留病变也达阴性，6 个月时无复发生存率为 60%，总生存率为 89%。相当一部分 ALL 患者 CD19 缺失，CD19 阴性 ALL，CD22 是一种很好的替代靶向。抗 CD22 CAR－T 细胞可使复发/难治性 ALL 达到 MRD 阴性。患者外周血单个核细胞单采，对分离后的 CD22 高表达 T 细胞进行体外扩增，随后用含抗 CD22 CAR 的慢病毒载体上清液，培养 7～10 天。先给予患者淋巴细胞去除性化疗，随后给予细胞输注。儿童和成人血液恶性肿瘤患者均至少接受过 1 次异基因干细胞移植，有些曾接受过抗 CD19 CAR 治疗，CD22 阳性。对于接受 1×10^6 或更高剂量输注的患者，完全缓解率为 80%，并且在输注 1 个月后微小残留病变均为阴性。

经过几年的辛苦研究，CAR－T 细胞疗法的商业产品即将进入市场。2014 年 7 月美国 FDA 授予诺华与宾夕法尼亚大学合作开发的治疗急性淋巴细胞白血病的 CAR－T 药物 CTL019 "突破性疗法认定" 并引起全球关注，急性白血病的免疫治疗开始崭露头角，有望成为白血病治疗的又一新模式。

CTL019 是一种抗 CD19 CAR－T 细胞疗法，被开发用于复发/难治性急性淋巴细胞白血病 (ALL) 儿科患者中的治疗，完全缓解率达 92%。Kte－C19 (抗 CD19) CAR－T 细胞疗法，被开发用于难治性弥漫性大 B 细胞淋巴瘤患者的治疗。目前治疗 ALL、AML 和 MDS 的靶向其他抗原的 CAR－T 细胞疗法正在开发之中，将来有可能与分子靶向药物联合，并带来更好的临床获益。

三、难治性慢性髓性白血病

伊马替尼是治疗慢性髓性白血病 (CML) 的有效药物，但其耐药性的产生可影响伊马替尼的疗效，例如 ABL 激酶区的突变、代偿性的磷脂酰肌醇－3 激酶/蛋白激酶 B/哺乳动物雷帕霉素靶蛋白 (PI3K/AKT/mTOR) 信号通路的激活。伊马替尼耐药与细胞增高的糖酵解活性和磷脂翻转有关。哺乳动物雷帕霉素靶蛋白 (mammalian target of rapamycin, mTOR) 是 PI3K/AKT 的下游效应器，调节细胞的存活和增殖。以 mTOR 为治疗靶点的雷帕霉素 (Rapamycin) 可以有效抑制 mTOR 的活性，阻断 PI3K/AKT/mTOR 信号通路，诱导细胞凋亡，抑制髓系白血病细胞系的增长。雷帕霉素在体外可以剂量依赖性地抑制所有对伊马替尼耐药的 CML 患者的原始

CML 细胞，雷帕霉素联合伊马替尼可以有效地抑制伊马替尼耐药的 *BCR -
ABL* 突变 *Ba/F3* 细胞的生长，可能是伊马替尼耐药患者的新治疗策略。

四、难治性慢性淋巴细胞白血病

约 20% 的 CLL 患者为难治性，多见早期复发（6 个月内）或对初始治
疗无应答，其中绝大多数 CLL 患者初始化学免疫治疗后会复发。肿瘤抑制
基因 *p53* 定位于染色体 17p13 上，*p53* 基因的缺失是 CLL 中较频发的分子
遗传学异常，无 *p53* 基因缺失的 CLL 患者用嘌呤类似物治疗的有效率较
高，而有 *p53* 基因缺失的 CLL 患者对嘌呤类似物治疗无效。CLL 是一种 B
淋巴细胞的恶性疾病，基础研究发现了 CLL 细胞免疫球蛋白重链可变区
（IGVH），IGVH 是 B 淋巴细胞受体（BCR）的组成部分，可能对 CLL 发病
起关键作用。随着对 BCR 信号通路逐渐深入的认识，激酶抑制剂的新药研
发已持续约 20 年，靶点不断在改变，近年终于得到生存获益。Bruton 酪氨
酸激酶（BTK）抑制剂和磷脂酰肌醇 - 3 激酶（PI3K）抑制剂都是靶向作用
用于 BCR 信号通路，有希望取代目前的化疗方案。对于难治性和复发性
CLL 患者推荐采用单克隆抗体为主的联合治疗方案，但应用靶向药物最担
心的问题是耐药和发生靶点的突变，故远期疗效还需长期观察。

（一）BTK 抑制剂

BTK 抑制剂的靶点为抑制 BCR 信号通路激活，从而抑制淋巴细胞的无
限制增殖。依鲁替尼（Ibrutinib）是一种 BTK 的抑制剂，2013 年美国 FDA
批准该药用于复发性 CLL 和套细胞淋巴瘤的治疗，CLL 治疗进入了靶向非
化疗免疫治疗的新时代。John C. Byrd 领导的 1b - 2 期研究显示，依鲁替尼
420mg/d 和 840mg/d 用于复发/难治性 CLL，有效率达 71%，26 个月的预
计无进展生存期为 75%，总生存期为 83%，中性粒细胞减少、血液学毒性
可耐受。近期一项研究，共有 127 例患者接受依鲁替尼治疗，联用或不联
用利妥昔单抗，迄今为止，33（26%）例患者中止依鲁替尼治疗，中止治
疗的原因包括疾病转化（7 例）、CLL 疾病进展（7 例）、进行干细胞移植
（3 例）、存在不良反应（11 例）、出现严重不良反应甚至死亡（3 例）和
多方面原因（2 例）。大多数早期中止依鲁替尼治疗的 RR - CLL 患者为难
治性 CLL 且预后较差，25 例患者（76%）中止依鲁替尼治疗而死亡，中
止治疗之后的中位总生存期为 3.1 个月。

（二）PI3K 抑制剂

PI3K - delta 是一种在 B 细胞淋巴瘤中特异性过度活化的 PI3K 蛋白质
亚型，对肿瘤生长起关键作用。Idelalisib 是首个选择性地阻断 PI3K - delta

的药物。2014 年 7 月,美国 FDA 批准了 Idelalisib 用于利妥昔单抗治疗后复发的 CLL。一项试验应用 Idelalisib 治疗 54 例复发性或难治性 CLL。这些患者尽管已经平均接受了 5 种方案治疗,但 CLL 仍然持续恶化。应用 Idelalisib 平均治疗 9 个月,约 2/3 的患者有获益,多出现在治疗开始后的 2 个月内,且使病情进展时间平均延缓了 17 个月,7% 的患者由于不良反应停止治疗。

(三) 大剂量甲泼尼龙联合利妥昔单抗

类固醇激素可通过多种机制诱导细胞凋亡,而利妥昔单抗 (Rituximab) 通过下调 B 淋巴细胞瘤 – 2 基因 (Bcl – 2) 的表达而增加白血病细胞对凋亡的敏感性,因此,利妥昔单抗可加强大剂量甲泼尼龙的疗效。有研究对 14 例氟达拉滨耐药的进展性或难治性 CLL 患者进行大剂量甲泼尼龙联合利妥昔单抗治疗,总反应率为 93%,CR 率为 14%,与单药大剂量甲泼尼龙治疗(总反应率为 43%,CR 率为 0%)相比,差异具有统计学意义。对难治性 CLL 患者进行利妥昔单抗治疗前给予新鲜冰冻血浆,可能会提高利妥昔单抗的疗效。通过供给新鲜冰冻血浆衍生的补体成分,可纠正补体系统质量和数量上的异常,并增加免疫球蛋白水平而影响利妥昔单抗的药代动力学,而使 CLL 患者对治疗有反应。

(四) 新型 CD20 单克隆抗体

重组抗体技术的出现,解决了鼠源性抗体的免疫原性问题,为抗体治疗奠定了基础。奥法木单抗 (Ofatumumab) 是一种人源化 CD20 单克隆抗体,比利妥昔单抗有更强的亲和力。2009 年,美国 FDA 批准其用于对氟达拉滨和阿仑单抗耐药的难治性 CLL 治疗,并于 2013 年 9 月授予突破性疗法称号。奥法木单抗联合苯丁酸氮芥可用于既往未接受治疗或不适于氟达拉滨疗法的 CLL 治疗。奥法木单抗有引起多灶性白质脑病的风险,有中枢神经系统疾病的患者应当慎用。奥法木单抗联合 Fc 与单用 Fc 相比,明显延长中位无进展生存期(28.9 个月 vs 18.8 个月,$P = 0.0032$)。

(五) Bcl – 2 抑制剂

Bcl – 2 蛋白家族是线粒体凋亡路径的重要调节因素,而这些蛋白间的相互作用是由信号依赖性信号通路的激活来实现的。Bcl – 2 蛋白家族最早发现于 t (14;18) 染色体易位的 B 细胞淋巴瘤,是淋巴瘤易位基因所产生的蛋白质,可发生于 70% ~95% 的滤泡型淋巴瘤。Bcl – 2 的过度表达是 CLL 的一项特征,所以也是 CLL 的一个重要的治疗靶点。ABT – 263 是一种小分子 Bcl – 2 家族蛋白抑制剂,能够高亲和力结合多个抗凋亡 Bcl – 2 家族蛋白,具有很高的口服生物利用度。29 例复发/难治性 CLL 患者接受了 ABT－263 治疗，9 例（31%）患者达到 PR，7 例患者超过 6 个月保持疾病稳定，平均治疗时间为 7 个月，中位 PFS 为 25 个月。鉴于 ABT－263 突出的不良反应为血小板减少，该化合物被重新设计成 ABT－199，在体内能抑制 Bcl－2 依赖的肿瘤生长，且不消耗人体血小板。ABT－199 治疗多重复发或难治患者的总缓解率为 80%，ABT－199 联合利妥昔单抗治疗复发/难治性 CLL 患者，总缓解率达到 90%，CR 率达到 30%。对 Bcl－2 的过度表达的肿瘤，Bcl－2 抑制剂有良好的应用前景。

五、结语

依据目前定义的细胞遗传学和分子生物学标准，即使在预后有利的风险亚组，许多患者仍不能长期生存。AML 主要在老年人群中发病，而老年人多难以耐受强烈的治疗。那些状态不佳、伴严重合并症或不愿意进行积极治疗的 RR－AML 患者，目前可供选择的方案有限，包括最佳支持治疗或以姑息治疗为目标的低强度治疗。白血病复发的主要问题不在于能不能充分预防或治疗复发，而是初始治疗的效果可能不如我们所预期，复发并不能表明最初治疗已经失败，而是意味着这不是一个成功的治疗方案。正是在这种背景下，对于复发 AML 上述挽救治疗方法应得到评估，虽然有很多挽救治疗方案可供选择，却没有标准推荐方案，所以建议所有的无论复发或难治性 AML 患者尽可能参与临床试验。一般来说，积极的挽救治疗是为进行 allo－HSCT 做准备，但不幸的是，AML 的中位诊断年龄为 67 岁，许多患者由于合并症或状态不佳，不适合进行传统 allo－HSCT。虽然有显著非复发死亡风险，进行 allo－HSCT 仍是实现持续缓解的最佳机会。

近年来，随着新的靶向药物的应用以及对微小残留病检测的深入认识，成人 ALL 的疗效有望改善。随着分子生物学的发展，精准地根据 ALL 的分子靶点，如 *BCR-ABL* 融合基因、*CRLF*2 基因以及表面抗原，ALL 的治疗出现了许多新的靶向药物与治疗方法。CAR 是目前针对 B 淋巴细胞表面抗原的靶向治疗中非常有前景的研究领域。如何减少治疗带来的不良反应、扩大 CAR 的应用白血病类型，是未来将要面临的任务。在精准医疗时代，随着生物技术的发展、二代测序的应用，ALL 的分型、分层将更加精确，而靶向治疗药物与单克隆抗体的不断开发应用，使复发/难治性 ALL 的治疗有望取得明显的进步。

支持性疗法问题对 AL 患者的治疗很重要。支持性疗法一般包括血液制品的使用或输血支持、肿瘤溶解预防法、神经病学评估、预防抗感染和集落刺激因子。输血支持时，推荐使用去白细胞血液制品，接受免疫抑制疗法的患者尤其是接受氟达拉滨治疗和 HSCT 的患者尽量输注辐照血制品。接受大剂量阿糖胞苷治疗的患者应当密切监测肾功能，因为肾功能不全与小脑毒性风险增加高度相关。在接受每次大剂量阿糖胞苷之前，应当监测和评估患者有无眼球震颤、辨距不良、言语不清和共济失调，如有异常的患者不应再接受大剂量阿糖胞苷治疗，随后所有的阿糖胞苷疗法应当按标准剂量进行。鞘内注射治疗应由经验丰富的医师操作，大剂量阿糖胞苷能够穿过血脑屏障，当大剂量阿糖胞苷作为诱导疗法的一部分时可代替鞘内注射化学药品。当完成诱导治疗时必须进行脑脊液评估，视情况进行进一步的鞘内注射治疗。为避免增加神经毒性，鞘内注射治疗或大剂量阿糖胞苷不应当与颅脑放射同时进行。

关于缓解和复发风险评估的研究表明，传统的形态学评估劣于新式的检测手段如流式细胞术或基于 PCR 检测白血病相关基因突变或基因过表达的技术。白血病临床复发代表着疾病处于晚期和进展阶段，而运用敏感的微小残留白血病检测有可能较早发现白血病的复发，虽然目前还不清楚尽早治疗是否比常规的挽救治疗更有效。

白血病是具有不同分子和表型特征的异质性疾病，患者的年龄、是否复发、白细胞水平、细胞遗传学、分子标记均与治疗反应及预后有关，基因组测序技术的发展，实现了基于分子分析和体外药物敏感及耐药性检测，有助于定制个体化治疗方案，使白血病治疗不断获得突破性进展。

（许亚梅　杨　臻　王建英）

第四节　中医药治疗难治性急性白血病研究进展

难治性急性白血病对化疗反应差，诱导缓解率低，生存期短，是白血病治疗中的难题，也是中医药治疗血液病的研究重点。

一、复方浙贝颗粒研究

北京中医药大学东直门医院血液肿瘤科自 1994 年开始开展耐药逆转的研究，即从中药里筛选多药耐药逆转剂，于 1998 年首次公开大黄酸、乌头碱、青蒿素、贝母甲素、贝母乙素等中药活性成分逆转肿瘤细胞多药耐药的体外研究结果，并在国家"九五"重点科技计划项目中对浙贝母碱逆转白血病细胞多药耐药进行研究。浙贝母碱包括贝母甲素、贝母乙素等中药浙贝母的主要活性成分，其化学结构属异甾类生物碱中的瑟文类生物碱，完全不同于钙通道阻滞剂、免疫抑制剂和其他现有的耐药逆转剂。研究显示，在无明显细胞毒剂量下，贝母甲素和贝母乙素具有明显多药耐药逆转活性。在体外细胞孵育条件下，贝母乙素对 K562/AO2、HL60/Adr 细胞的耐药逆转倍数分别为 5.7 和 5.6，主要机制是降低 P-gp 蛋白表达，增加了柔红霉素在耐药细胞内蓄积水平。课题组陆续发表关于白血病多药耐药现状与中药研究前景的文章，对开展中医中药逆转肿瘤多药耐药研究起到领航作用。课题组不断推进基础研究，在理论研究方面探讨难治性急性白血病证型、多药耐药相关蛋白表达、疗效三者之间关系，发现难治性急性白血病常见证型为痰瘀互阻型，基于国内外大量文献，提出难治性急性白血病痰瘀互阻病机理论，确定化痰活血为主并辅助化疗治疗难治性急性白血病的临床研究思路，在病机、方证、药证理论指导下研发具有化痰散结、活血化瘀功效的复方浙贝颗粒（浙贝母、川芎、防己）。在国家自然科学基金等支持下，课题组深入研究了复方浙贝颗粒抗肿瘤多药耐药机制，证实复方浙贝药物血清能抑制耐药白血病细胞对药物的外排，进而抑制细胞增殖、诱导细胞凋亡。课题组又通过靶向性选择白血病干细胞特异性表面抗原与相关信号蛋白及基因的研究，证实复方浙贝颗粒可以在肿瘤干细胞水平逆转 MDR，并在耐药白血病细胞的移植瘤模型上观察到复方浙贝颗粒能明显提高阿霉素对肿瘤的抑制作用，可降低白血病移植瘤细胞膜转运蛋白 P-gp、MRP、LRP 水平，以及降低 K562/AO2 移植瘤 MDR1 基因的表达。基于基础研究结果，开展复方浙贝颗粒辅助化疗治疗难治性急性白血病临床研究，在十一五国家科技支撑计划项目支持下，在国内首次应用随机双盲、安慰剂对照、多中心临床试验方法，选择难治性急性白血病患者为研究对象，在严格盲态下，与安慰剂对照，复方浙贝颗粒配合化疗方案的治疗组完全缓解率与临床有效率分别较安慰剂与化疗方案的对照组提高了 9.43% 与 14.67%，同时按照抗癌药物急性与亚急性毒性反应分度标准观察发现，治疗组在粒细胞减少、周围神经病变等化疗毒性发生率方面较对照组明显减低。结果表明中药辅助化疗具有增效与减毒的双重效应，这一研究结果受到广泛的关注。

二、抗白延年汤研究

老年白血病在所有白血病中所占比例较高，且治疗相对棘手，存在化疗耐药、基础身体状态差等特殊因素，无法耐受标准剂量化疗，且预后差，生存质量低。大量临床及基础研究证实，中医药在逆转化疗耐药，改善患者临床证候，提高生活质量等方面具有显著的优势。经过长期临床辨证论治，课题组发现老年白血病患者仍以气阴两虚者多见，且化疗后，患者同样表现为气阴大伤。对于身体状况较差，存在重要脏器损害，无法进行化疗只能依赖单纯支持治疗的老年患者，治疗上当以"养阴益气"为治疗大法，稍佐以清热解毒、凉血止血之品，随证加减组方，能显著改善患者的临床证候，延长生存时间，基于此，课题组创制可具有益气养阴功效的"抗白延年汤"。在浙江省自然科学基金、浙江省中医药管理局多项课题的资助下，课题组开展了"抗白延年汤"中主要药味（人参、苦参、青蒿、白花蛇舌草等）对白血病细胞株的体外基础研究，结果表明，这些药味在促进肿瘤细胞凋亡、诱导分化、缓解耐药等方面具有显著的作用。同时，课题组对"抗白延年"1号方及2号方的组方进行了血清学体外基础研究，结果提示1号方的促凋亡能力显著高于2号方，2号方则在阻滞细胞周期，抑制细胞增殖方面具有更好的优势。以此为基础，浙江省中医院血液科通过整合全国病例资源，开展"抗白延年汤"联合小剂量化疗治疗老年 AML 的全国多中心随机对照临床研究，证实"抗白延年汤"联合小剂量化疗方案较单纯小剂量化疗方案能提高化疗通过率，改善缓解率，减少化疗相关不良反应，减少早期死亡率，提高患者生存质量及改善临床证候。并探讨与免疫调节、抑制耐药基因表达等方面的作用，明确部分机制，继而形成老年 AML 中西医结合治疗方案。

三、其他机制研究

史哲新等将93例难治性白血病患者随机分为3组，对照组予单纯化疗，治疗 A 组在化疗基础上加用益气养阴方治疗，治疗 B 组在治疗 A 组治疗的基础上加用全蝎解毒汤治疗。观察3组临床疗效，结果提示，治疗 A 组及治疗 B 组在治疗后肿瘤坏死因子（TNF）mRNA 的水平均有明显降低，与对照组比较，差异均有显著性意义（$P < 0.05$）。治疗后治疗 B 组血管内皮生长因子（VEGF）显著下降，分别与对照组、治疗 A 组比较，差异均有显著性意义（$P < 0.05$），证明益气养阴方及全蝎解毒汤通过影响 TNF、VEGF 等肿瘤相关因子表达水平而提高难治性白血病的临床疗效。李章志通过研究姜黄素对 RR - AML 患者血清 VEGF、survivin 表达，发现 RR - AML 患者血清 VEGF、survivin 表达水平较对照组显著升高，经过姜黄素胶囊联合化疗治疗后，患者血清 VEGF、survivin 表达水平显著下降，较单纯化疗组下降更明显，二者差异有统计学意义（$P < 0.05$）。证明姜黄素胶囊联合化疗能显著降低复发/难治性 AML 患者血清 VEGF、survivin 表达水平，

在抑制急性白血病进展上有一定作用。

四、其他临床研究

赵立云等研究治疗 26 例复发、难治 AML 患者，接受 CAG 方案联合中药参白汤治疗，参白汤由黄芪、太子参、天冬、补骨脂、丹参等组成，具有益气养阴、清热利湿、扶正抗癌、化瘀解毒的功效。结果显示，中药联合化疗对治疗复发及难治性 AML 有增效减毒作用。孙雪梅等应用消癌平片联合化疗治疗难治复发 AML，通过对消癌平片联合化疗、单纯化疗、消癌平片联合支持治疗、单纯支持治疗共四组的对照分析，初步结果表明，经 2 个月治疗后，消癌平片联合化疗组血红蛋白数值、血小板数值较单纯化疗组高、输血次数少，均存在统计学差异，二者总体生存率无统计学差异。万强等将 49 例复发性、难治性 AML 患者随机分为治疗组 28 例（康艾注射液联合 FLAG 方案化疗），对照组 21 例（FLAG 化疗组），结果显示康艾注射液配合 FLAG 方案能提高复发性、难治性 AML 的缓解率，缩短骨髓抑制期，明显降低感染的发生率及程度，起到明显的减毒增效作用。郑翠苹等采用榄香烯乳注射液联合化疗治疗 RR‐AML，较单纯化疗组总有效率明显提高。

中医药辅助化疗治疗难治性急性白血病，能够明显提高缓解率，改善患者临床症状，减少化疗并发症及相关死亡率，提高缓解率与生活质量，延长生存期。其治疗机理主要包括有效杀伤白血病细胞、诱导白血病细胞分化与凋亡、提高患者免疫功能以及对白血病患者机体的综合调理。除此以外，中药能够提高难治性白血病临床疗效关键之一与其能够逆转 MDR 有密切关系。目前中医药研究面临挑战，但同时也有巨大的潜力和需求，在提高难治性白血病临床疗效方面具有极大的优势和开发前景。

（张雅月　董　青　侯　丽）

第四章

急性白血病常用中成药

一、主药

复方黄黛片

【药物组成】青黛、雄黄（水飞）、太子参、丹参。

【功能主治】清热解毒，益气生血。用于急性早幼粒细胞白血病，或配伍化疗药物治疗其他的白血病及真性红细胞增多症。

【规　　格】每片重0.27g。

【用法用量】口服。一次5～10片，一日3次。

【禁　　忌】妊娠及哺乳期患者慎用。

【注意事项】本品需在医师的指导下使用；肝功能异常者慎用。

【不良反应】

（1）胃肠道反应：部分患者可发生恶心、呕吐、腹痛、腹泻、胃痛等，一般可适应性消失，无须停药。症状明显者可伍用泼尼松。

（2）少数患者出现肝功能异常，但治疗结束后，绝大多数患者可以恢复正常。

（3）少数患者出现皮疹。

（4）偶有皮肤干燥、色素沉着、口干、眼干、头痛等不良反应。

康艾注射液

【药物组成】黄芪、人参、苦参素。

【功能主治】益气扶正，增强机体免疫功能。用于原发性肝癌、肺癌、直肠癌、恶性淋巴瘤、妇科恶性肿瘤，各种原因引起的白细胞低下及减少症，及慢性乙型肝炎。

【规　　格】每支装5ml、10ml或20ml。

【用法用量】缓慢静脉注射或滴注。一日1～2次，每次40～60ml，用5%葡萄糖注射液或0.9%氯化钠注射液250～500ml稀释后使用。30天为1个疗程或遵医嘱。

【禁　　忌】急性心力衰竭，急性肺水肿，对人参、黄芪过敏者。禁止和含有藜芦的制剂配伍使用。

【注意事项】

（1）对过敏体质的患者，用药应慎重，并随时进行观察。

（2）临床使用应辨证用药，严格按照药品说明书规定的功能主治使用。

（3）医护人员应严格按照说明书规定用法用量使用。

（4）输液速度：滴速勿快，老人、儿童以 20～40 滴/分为宜，成年人以 40～60 滴/分为宜。

（5）加强用药监护。用药过程中，应密切观察用药反应，特别是开始 30 分钟，发现异常，立即停药，对患者采用积极救治措施。

艾迪注射液

【药物组成】斑蝥、人参、黄芪、刺五加。

【功能主治】清热解毒，消瘀散结。用于原发性肝癌、肺癌、直肠癌、恶性淋巴瘤、妇科恶性肿瘤等。

【规　　格】每支装 10ml。

【用法用量】静脉滴注。成人一次 50～100ml，加入 0.9% 氯化钠注射液或 5%～10% 葡萄糖注射液 400～450ml 中，一日 1 次。与放疗、化疗合用时，疗程与放疗、化疗同步，手术前后使用本品 10 天为 1 个疗程；介入治疗 10 天为 1 个疗程；单独使用 15 天为 1 个周期，间隔 3 天，2 周期为 1 个疗程；晚期恶病质患者，连用 30 天为 1 个疗程，或视病情而定。

【禁　　忌】孕妇及哺乳期妇女禁用。

【注意事项】

（1）首次用药应在医师指导下，给药速度开始 15 滴/分，30 分钟后如无不良反应，给药速度控制在 50 滴/分。如有不良反应发生应立即停药并作相应处理。

（2）再次应用时，用量从 20～30ml 开始，加入 0.9% 氯化钠注射液或 5%～10% 葡萄糖注射液 400～450ml，同时可加入地塞米松注射液 5～10mg。

（3）因本品含有微量斑蝥素，外周静脉给药对注射部位静脉有一定刺激，可在静滴本品前后给予 2% 利多卡因 5ml 加入 0.9% 氯化钠注射液 100ml 静滴。

血府逐瘀丸（口服液、胶囊）

【药物组成】 当归、赤芍、桃仁、红花、川芎、地黄、牛膝、枳壳（麸炒）、桔梗、柴胡、甘草。

【功能主治】 活血祛瘀，行气止痛。用于瘀血内阻，头痛或胸痛，内热瞀闷，失眠多梦，心悸怔忡，急躁善怒。

【规　　格】

丸剂：每丸重9g。

口服液：每支装10ml。

胶囊：每粒装0.4g。

【用法用量】

丸剂：空腹，用红糖水送服。一次1~2丸，一日2次。

口服液：口服。一次1支，一日3次，或遵医嘱。

胶囊：口服。一次6粒，一日2次，1个月为1个疗程。

【禁　　忌】 孕妇忌服。

【注意事项】 忌食辛冷。

康莱特注射液

【药物组成】 注射用薏苡仁油。

【功能主治】 益气养阴，消癥散结。适用于不宜手术的气阴两虚、脾虚湿困型原发性非小细胞肺癌及原发性肝癌。配合放、化疗有一定的增效作用。对中晚期肿瘤患者具有一定的抗恶病质和止痛作用。

【规　　格】 100ml：10g。

【用法用量】 缓慢静脉滴注200ml，每日1次，21天为1个疗程，间隔3~5天后可进行下1个疗程。联合放、化疗时，可酌减剂量。首次使用，滴注速度应缓慢，开始10分钟滴速应为20滴/分，20分钟后可持续增加，30分钟后可控制在40~60滴/分。

【禁　　忌】 在脂肪代谢严重失调时（急性休克、急性胰腺炎、病理性高脂血症、脂性肾病变等患者）禁用。肝功能严重异常者慎用。孕妇禁用。

【注意事项】

（1）如偶有患者出现严重脂过敏现象可对症处理，并酌情停止使用。

（2）本品不宜加入其他药物混合使用。

（3）静脉滴注时应小心，防止渗漏血管外而引起刺激疼痛。冬季可用

30℃温水预热，以免除物理性刺激。

（4）使用本品应采用一次性输液器（带终端滤器）。

（5）如发现本品出现油、水分层（乳析）现象，严禁静脉使用。

（6）如有轻度静脉炎出现，可在注射本品前和后输注适量（50～100ml）0.9％氯化钠注射液或5％葡萄糖注射液。

二、辅药

（一）改善乏力类

人参养荣丸

【药物组成】 人参、白术（土炒）、茯苓、炙甘草、当归、熟地黄、白芍（麸炒）、炙黄芪、陈皮、远志（制）、肉桂、五味子（酒蒸）、鲜姜、大枣。

【功能主治】 温补气血。用于心脾不足，气血两亏，形瘦神疲，食少便溏，病后虚弱。

【规　　格】 大蜜丸每丸重9g。

【用法用量】 口服。大蜜丸一次1丸，一日1～2次。

【注意事项】

（1）忌不易消化食物。

（2）感冒发热患者不宜服用。

益中生血胶囊

【药物组成】 党参、山药、薏苡仁（炒）、陈皮、法半夏、草豆蔻、大枣、绿矾、甘草。

【功能主治】 健脾和胃，益气生血。用于脾胃虚弱、气血两虚所致的面色萎黄、头晕、纳差、心悸气短、食后腹胀、神疲倦怠、失眠健忘、大便溏泻、舌淡或有齿痕、脉细弱等；缺铁性贫血见上述证候者。

【规　　格】 每粒装0.3g，2×12粒/盒。

【用法用量】 口服，一次6粒，一日3次，饭后服用。

【禁　　忌】 禁止与茶及含鞣质的药物合用。

【注意事项】

（1）溃疡病、消化道出血性疾病患者遵医嘱用药。

（2）孕妇慎用。

（3）个别患者服药后出现恶心、胃脘部烧灼感、大便次数增多、肠鸣、轻度腹痛、口干多饮，继续用药后上述症状如不消失，可调整用药量为一次 4~5 粒。

复方阿胶浆

【药物组成】阿胶、红参、熟地黄、党参、山楂。

【功能主治】补气养血。用于气血两虚，头晕目眩，心悸失眠，食欲不振，白细胞减少症及贫血。

【规　　格】每瓶装 20ml、200ml 或 250ml。每支装 20ml，6 支/盒。

【用法用量】口服，一次 20ml，一日 3 次。

【禁　　忌】对本品过敏者禁用。

【注意事项】

（1）服用本品同时不宜服用藜芦、五灵脂、皂荚或其制剂；不宜喝茶和吃萝卜，以免影响药效。

（2）凡脾胃虚弱，呕吐泄泻，腹胀便溏、咳嗽痰多者慎用。

（3）感冒患者不宜服用。

（4）本品宜饭前服用。

（5）按照用法用量服用，小儿、孕妇、高血压、糖尿病患者应在医师指导下服用。

（6）服药 2 周或服药期间症状无改善，或症状加重，或出现新的严重症状，应立即停药并去医院就诊。

（7）过敏体质者慎用。

（8）本品性状发生改变时禁止使用。

（9）儿童必须在成人监护下使用。

（10）请将本品放在儿童不能接触到的地方。

（11）如正在使用其他药品，使用本品前请咨询医师或药师。

参麦注射液

【药物组成】红参、麦冬。

【功能主治】益气固脱，养阴生津，生脉。用于治疗气阴两虚型之休克、冠心病、病毒性心肌炎、慢性肺心病、粒细胞减少症。能提高肿瘤患者的免疫功能，与化疗药物合用时，有一定的增效作用，并能减少化疗药物所引起的毒副反应。

【规　　格】每瓶装 2ml、5ml、10ml、20ml、50ml 或 100ml。

【用法用量】肌内注射，一次 2~4ml，一日 1 次。静脉滴注，一次

10～60ml（用5%葡萄糖注射液250～500ml稀释后应用）或遵医嘱。

【禁　　忌】

（1）对本品有过敏反应或严重不良反应病史者禁用。

（2）严重过敏体质者禁用。

（3）新生儿、婴幼儿禁用。

【注意事项】

（1）严格掌握本品功能主治，辨证用药。

（2）本品不能与中药藜芦、五灵脂及其制剂同时使用。

（3）用药前应仔细询问患者用药史、过敏史，过敏体质者慎用。

（4）对老人、儿童、孕妇、肝肾功能异常患者等特殊人群和初次使用本品的患者应慎重使用，加强监测。对长期使用本品的患者在每1个疗程间要有一定的时间间隔。

（5）使用前应进行对光检查，如发现溶液有浑浊、沉淀、变色、异物或瓶身细微破裂漏气者，均不可使用。如经5%葡萄糖注射液稀释后出现浑浊的，亦不得使用。

（6）严格按照说明书推荐剂量、疗程及调配要求用药，给药速度不宜过快。一般不宜使用静脉推注的方法给药。

（7）本品用稀释剂配制后应立即使用。

（8）本品禁止与其他药物在同一容器内混合使用。如确需联合使用其他药物时，应间隔一定时间或在两种药物之间输入适当液体为宜。

（9）加强用药监护（特别是开始30分钟），密切观察用药反应，发现异常，立即停药，必要时采取积极救治措施。

（二）退热类

黄连上清丸（颗粒、胶囊、片）

【药物组成】 白芷、薄荷、川芎、防风、甘草、黄柏、黄连、黄芩、荆芥穗、酒大黄、桔梗、菊花、连翘、蔓荆子、石膏、旋覆花、栀子。

【功能主治】 散风清热，泻火止痛。用于风热上攻、肺胃热盛所致的头晕目眩、暴发火眼、牙齿疼痛、口舌生疮、咽喉肿痛、耳痛耳鸣、大便秘结、小便短赤。

【规　　格】

丸剂：大蜜丸，每丸重6g；水丸，每10丸重0.3g。

颗粒：每袋2g。

胶囊：每粒装0.4g。

片剂：每片重 0.31g。

【用法用量】

丸剂：口服，水丸或水蜜丸一次 3 ~ 6g，大蜜丸一次 1 ~ 2 丸，一日 2 次。

颗粒：一次 2g，一日 2 次。

胶囊：一次 2 粒，一日 2 次。

片剂：一次 6 片，一日 2 次。

【禁　　忌】 孕妇慎用；脾胃虚寒者禁用。

【注意事项】

（1）忌烟、酒及辛辣食物。

（2）不宜在服药期间同时服用滋补性中药。

（3）服药后大便次数增多且不成形者，应酌情减量。

（4）严格按用法用量服用，该药品不宜长期服用。

痰热清注射液

【药物组成】 黄芩、熊胆粉、山羊角、金银花、连翘。

【功能主治】 清热，解毒，化痰。用于风温肺热病痰热阻肺证，症见：发热、咳嗽、咯痰不爽、口渴、舌红、苔黄等。可用于急性支气管炎、急性肺炎（早期）出现的上述症状。

【规　　格】 每支装 10ml。

【用法用量】 静脉滴注，每次 20ml，加入 5% 葡萄糖注射液或 0.9% 生理盐水 500ml，注意控制滴数不超过 60 滴/分，一日 1 次。

【禁　　忌】 对本品过敏或过敏体质者禁用。

【注意事项】

（1）使用前，在振摇时发现药液有漂浮物出现或产生浑浊，则不得使用。

（2）使用本品时，应注意观察用药反应，如出现不良反应，应立即停药，视情况作相应处理。

（3）不得与含酸性成分的注射剂混合使用。

（4）尚未有老年人、儿童应用本品的临床研究资料。

安宫牛黄丸

【药物组成】 牛黄、水牛角浓缩粉、麝香、珍珠、朱砂、雄黄、黄连、黄芩、栀子、郁金、冰片。

【功能主治】清热解毒，镇惊开窍。用于热病，邪入心包，高热惊厥，神昏谵语；中风昏迷及脑炎、脑膜炎、中毒性脑病、脑出血、败血症见上述证候者。

【规　　格】塑料球壳装，每丸重3g。

【用法用量】口服。一次1丸，一日1次；小儿3岁以内一次1/4丸，4岁至6岁一次1/2丸，一日1次；或遵医嘱。

【禁　　忌】尚未明确。

【注意事项】

（1）本品为热闭神昏所设，寒闭神昏不得使用。

（2）本品药物组成中含麝香，芳香走窜，有损胎气，孕妇慎用。

（3）服药期间饮食宜清淡，忌食辛辣油腻之品，以免助火生痰。

（4）本品药物组成中含朱砂、雄黄，不宜过量久服，肝肾功能不全者慎用。

（5）在治疗过程中如出现肢寒畏冷，面色苍白，冷汗不止，脉微欲绝，由闭证变为脱证时，应立即停药。

（6）高热神昏、中风昏迷等口服本品困难者，当鼻饲给药。

（7）孕妇及哺乳期妇女、儿童、老年人使用本品应遵医嘱。

（8）过敏体质者慎用。

（9）儿童必须在成人的监护下使用。

（10）如正在服用其他药品，使用本品前请咨询医师。

（11）服用前应除去蜡皮、塑料球壳及玻璃纸；本品不可整丸吞服。

安脑丸

【药物组成】人工牛黄、猪胆汁粉、朱砂、冰片、水牛角浓缩粉、珍珠、黄芩、黄连、栀子、雄黄、郁金、石膏、赭石、珍珠母、薄荷脑。

【功能主治】清热解毒，醒脑安神，豁痰开窍，镇惊熄风。用于高热神昏，烦躁谵语，抽搐痉厥，中风窍闭，头痛眩晕。亦用于高血压及一切急性炎症伴有的高热不退、神志昏迷等。

【规　　格】每丸重3g。

【用法用量】口服。一次1~2丸，一日2次，或遵医嘱，小儿酌减。

牛黄解毒丸（胶囊、软胶囊、片）

【药物组成】人工牛黄、雄黄、石膏、大黄、黄芩、桔梗、冰片、甘草。

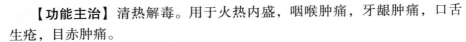

【功能主治】清热解毒。用于火热内盛，咽喉肿痛，牙龈肿痛，口舌生疮，目赤肿痛。

【规　　格】

丸剂：每丸重3g。

胶囊：每粒装0.5g。

软胶囊：每粒装0.4g。

片剂：每片重0.25g。

【用法用量】

丸剂：口服，一次1丸，一日2~3次。

胶囊：口服，一次2粒，一日2~3次。

软胶囊：口服，一次4粒，一日2~3次。

片剂：口服，一次3片，一日2~3次。

【禁　　忌】孕妇忌服。

【注意事项】

（1）忌食油腻厚味。

（2）本品药物组成中含朱砂、雄黄，不宜过量久服，肝肾功能不全者慎用。

（3）服用前应除去蜡皮、塑料球壳；本品可嚼服，也可分份吞服。

清开灵注射液

【药物组成】胆酸、珍珠母（粉）、猪去氧胆酸、栀子、水牛角（粉）、板蓝根、黄芩苷、金银花。

【功能主治】清热解毒，化痰通络，醒神开窍。用于热病，神昏，中风偏瘫，神志不清；急性肝炎、上呼吸道感染、肺炎、脑血栓形成、脑出血见上述证候者。

【规　　格】每支装2ml或10ml。

【用法用量】肌内注射，一日2~4ml。重症患者静脉滴注，一日20~40ml，以10%葡萄糖注射液200ml或氯化钠注射液100ml稀释后使用。

【禁　　忌】尚不明确。

【注意事项】

（1）有表证恶寒发热者、药物过敏史者慎用。

（2）如出现过敏反应应及时停药并做脱敏处理。

（3）本品如产生沉淀或浑浊时不得使用。如经10%葡萄糖注射液或氯化钠注射液稀释后，出现浑浊亦不得使用。

（4）药物配伍：到目前为止，已确认清开灵注射液不能与硫酸庆大霉素、青霉素 G 钾、肾上腺素、间羟胺、乳糖酸红霉素、多巴胺、山梗菜碱、硫酸美芬丁胺等药物配伍使用。

（5）清开灵注射液稀释以后，必须在 4 小时以内使用。

（6）输液速度：注意滴速勿快，儿童以 20～40 滴/分为宜，成年人以 40～60 滴/分为宜。

（7）除按"用法用量"中说明使用以外，还可用 5% 葡萄糖注射液、氯化钠注射液按每 10ml 药液加入 100ml 溶液稀释后使用。

醒脑静注射液

【药物组成】麝香、郁金、冰片、栀子。

【功能主治】清热泻火，凉血解毒，开窍醒脑。用于流行性乙型脑炎、肝昏迷，热入营血，内陷心包，高热烦躁，神昏谵语，舌绛脉数。

【规　　格】每支装 2ml；5ml；10ml。

【用法用量】肌内注射，一次 2～4ml，一日 1～2 次；静脉滴注，一次 10～20ml，用 5%～10% 葡萄糖注射液或 0.9% 氯化钠注射液 250～500ml 稀释后滴注；或遵医嘱。

【禁　　忌】孕妇禁用。

【注意事项】

（1）对本品过敏者慎用。

（2）出现过敏症状时，应立即停药，必要时给予对症处理。

（3）运动员慎用。

（三）消癥散结类

大黄䗪虫丸（胶囊）

【药物组成】熟大黄、土鳖虫（炒）、水蛭（制）、虻虫（去足翅，炒）、蛴螬（炒）、干漆（煅）、桃仁、苦杏仁（炒）、黄芩、地黄、白芍、甘草。

【功能主治】活血破瘀，通经消癥。用于瘀血内停所致的癥瘕、闭经，症见腹部肿块、肌肤甲错、面色黧黑、潮热羸瘦、经闭不行。

【规　　格】

丸剂：大蜜丸，每丸重 3g。

胶囊：每粒装 0.4g。

【用法用量】

丸剂：口服。大蜜丸一次 3~6g，一日 1~2 次。

胶囊：口服。一次 4 粒，一日 2 次。

【禁　　忌】孕妇禁用；皮肤过敏者停用。

【注意事项】

（1）临床偶有过敏反应，患者皮肤出现潮红、发痒，停药后即消。

（2）初服时有的病例有轻泻现象，1 周后能消失。

（3）有出血倾向者可加重齿龈出血或鼻衄，应慎用。

新癀片

【药物组成】肿节风、三七、人工牛黄、猪胆粉、肖梵天花、珍珠层粉、水牛角浓缩粉、红曲、吲哚美辛。

【功能主治】清热解毒，活血化瘀，消肿止痛。用于热毒瘀血所致的咽喉肿痛、牙痛、痹痛、胁痛、黄疸、无名肿毒等症。

【规　　格】片剂：每片重 0.32g。

【用法用量】口服，一次 2~4 片，一日 3 次，小儿酌减。外用，用冷开水调化，敷患处。

【禁　　忌】有消化道出血史者忌用。

【注意事项】胃及十二指肠溃疡者、肾功能不全者及孕妇慎用。

小金丸（胶囊、片）

【药物组成】人工麝香、木鳖子（去壳去油）、制草乌、枫香脂、乳香（制）、没药（制）、五灵脂（醋炒）、当归（酒炒）、地龙、香墨。

【功能主治】散结消肿，化瘀止痛。用于痰气凝滞所致的瘰疬、瘿瘤、乳岩、乳癖，症见肌肤或肌肤下肿块一处或数处，推之能动，或骨及骨关节肿大、皮色不变、肿硬作痛。

【规　　格】

丸剂：每 100 丸重 6g，或每 100 丸重 3g，或每 10 丸重 6g。

胶囊：每粒装 0.3g。

片剂：每片重 0.36g。

【用法用量】

丸剂：打碎后口服。一次 1.2g~3g，一日 2 次；小儿酌减。

胶囊：口服，一次 4~10 粒，一日 2 次；小儿酌减。

片剂：口服，一次 2~3 片，一日 2 次。

【禁　　忌】孕妇禁用。

【注意事项】本品含制草乌，不宜过量久服。

内消瘰疬丸

【药物组成】夏枯草、玄参、大青盐、海藻、浙贝母、薄荷、天花粉、蛤壳（煅）、白蔹、连翘、熟大黄、甘草、地黄、桔梗、枳壳、当归、玄明粉、淀粉、蜂蜜。

【功能主治】软坚散结。用于瘰疬痰核或肿或痛。

【规　　格】丸剂：每10丸重1.85g，或每100粒重6g，或每瓶装9g。

【用法用量】本品为糊丸，瓶装每瓶100 g，口服一次8丸，一日3次，温开水送下。

【禁　　忌】孕妇慎用。

【注意事项】大便稀溏者慎用。

鳖甲煎丸

【药物组成】鳖甲胶、阿胶、蜂房（炒）、鼠妇虫、土鳖虫（炒）、蜣螂、硝石（精制）、柴胡、黄芩、半夏（制）、党参、干姜、厚朴（姜制）、桂枝、白芍（炒）、射干、桃仁、牡丹皮、大黄、凌霄花、葶苈子、石韦、瞿麦。

【功能主治】活血化瘀，软坚散结。用于胁下癥块。

【规　　格】每瓶装50g。

【用法用量】口服。一次3g，一日2~3次。

【禁　　忌】孕妇禁用。

【注意事项】尚不明确。

牛黄醒消丸

【药物组成】牛黄、麝香、乳香（制）、没药（制）、雄黄。

【功能主治】清热解毒，消肿止痛。用于痈疽发背，瘰疬流注，乳痈乳岩，无名肿毒。

【规　　格】3g×8/瓶，2瓶/盒。

【用法用量】用温黄酒或温开水送服，一次3g，一日1~2次。患在上部，临睡前服；患在下部，空腹时服。

【禁　　忌】孕妇忌服。

【注意事项】

（1）胃弱、体虚者慎用。

（2）运动员慎用，或在医师指导下使用。

（3）因本品含有雄黄，不宜长期使用。

（4）疮疡阴证临床表现为疮疡皮色不变、漫肿、流脓清稀、久不愈合者慎用。

（5）颈部淋巴结结核患者不宜单独使用，建议与抗结核药联合使用。

（6）乳腺炎患者应暂停哺乳，可用吸奶器吸出乳汁，保持乳头清洁。

（7）重症患者应采取中西医结合综合措施治疗。

（8）儿童、年老体弱者应在医师指导下服用。

（9）服用牛黄醒消丸症状加重，或出现其他严重症状时，应停药并及时去医院诊治。

点舌丸（梅花点舌丹）

【药物组成】 白梅花、蟾酥、乳香、没药、血竭、冰片、朱砂、雄黄、石决明、硼砂、沉香、葶苈子、牛黄、熊胆、麝香、珍珠。

【功能主治】 清热解毒，消肿止痛。用于火毒内盛所致的疔疮痈肿初起，咽喉、牙龈肿痛，口舌生疮。

【规　　格】 每 10 丸重 1.25g。

【用法用量】 口服，一次 3 丸，一日 1～2 次；外用，用醋化开，敷于患处。

【禁　　忌】 孕妇忌服。

【注意事项】 忌辛辣油腻。

夏枯草膏（颗粒、胶囊、片、口服液）

【药物组成】 夏枯草。

【功能主治】 清火、散结、消肿。用于火热内蕴所致的头痛、眩晕、瘰疬、瘿瘤、乳痈肿痛；甲状腺肿大、淋巴结核、乳腺增生病见上述证候者。

【规　　格】

膏：每瓶装 100g。

颗粒剂：每袋装 3g。

胶囊：每粒装 0.35g。

片：每片重 0.51g。

口服液：每支装 10ml。

【用法用量】

膏：口服，一次 9g，一日 2 次。

颗粒剂：口服，一次 1 袋，一日 2 次。

胶囊：口服，一次 2 粒，一日 2 次。

片：口服，一次 6 粒，一日 2 次。

口服液：口服，一次 10ml，一日 2 次。

【禁　　忌】本品为苦寒泻火之剂，气血亏虚所致的眩晕头痛忌用。

【注意事项】

（1）孕妇慎用。

（2）服药期间饮食宜进清淡易消化之品，忌食辛辣油腻。

（李　潇）

第五章

白血病实验基础技术

目前，人们对白血病的研究方向主要包括白血病流行病学、病因、诊断、治疗和预后等方面，可分为基础研究与临床研究。基础研究是临床研究的基础，其问题来源于临床，结果应用于临床，两者密不可分，特别是近年来转化医学的发展，大大缩短了基础医学与临床医学的距离。本章节重点介绍白血病基础实验研究原则与方法。

第一节 实验设计原则

关于实验设计原则，Ronald A. Fisher 早在 1926 年出版的 *The Arrangement of Field Experiments* 和 1935 年出版的 *The Design of Experiments* 书中提出了实验设计应遵循对照、随机、重复等原则。本书在此基础上，结合现今白血病研究工作实际情况，将基础研究实验设计原则总结为以下五个方面。

一、对照原则

（一）概念

由于在某些研究领域，许多指标并不存在一个独立可测的标准，对于不同处理方法的比较往往更有意义，这就是实验设计中的对照。对照是指在实验中设立与实验组相互比较的对照组，向各组施以不同的处理，然后对实验结果进行比较、分析。它是实验设计的最基本原则。

在医学实验设计中设立对照组需要符合以下条件。①对等性：除实验处理因素外，对照组与实验组的非处理因素要对等。②同步性：对照组与实验组在研究过程中应始终处于同一环境，并同步进行处理。③特定性：为满足同步性，每个实验需要设有专门的、特定的对照组，即不得借用文献研究或既往结果。

（二）设计方法

1. 空白对照 空白对照是指对照组在不给任何干预措施的"空白"条

件下进行观察的对照。例如，在建立小鼠急性淋巴细胞白血病模型研究中，实验组接种对数生长期的小鼠淋巴细胞白血病细胞株 L1210，并于造模成功后接受药物干预，而空白对照组仅接种相应容积的生理盐水，并以同样给药方式给予生理盐水。空白对照在体外研究及动物实验中应用普遍。

2. 模型对照　模型对照是指对照组与实验组给予不同的干预措施，从而观察干预措施产生效应的一种对照方法。此方法常用于探索实验药物疗效的研究。例如，小鼠给予接种小鼠淋巴细胞白血病细胞株 L1210 相同的处理，包括细胞系预处理、动物造模等，但造模成功后，实验组给予药物干预，模型对照组以同样给药方式给予相同容积的生理盐水。

3. 阳性对照　阳性对照是指向对照组施予标准化或效果明确的干预措施后，与实验组进行观察、比较的对照方法。此方法在基础医学、预防医学与临床医学中均十分常见。例如，已知羟基脲可以阻碍 DNA 合成，我们可以把经过羟基脲干预的细胞作为阳性对照，进而探索与评估新的 DNA 合成抑制剂的效应与机制。又如，在中药研究中，我们常把对某一疾病疗效确切的西药或疗效已得到公认的其他中药作为阳性对照药物。

二、随机化原则

（一）概念

随机化（randomization）是指在对某研究总体的抽样或实验研究过程中，使总体中的每一个研究对象以相同概率被随机分配到实验组和对照组，或被抽到研究的样本中去的概率或机会都均等。随机化是实验中随机分组和抽样研究时需要贯彻的重要原则。通过随机化分组，可以避免由于研究者主观选择实验对象及已知或未知的影响因素导致实验结果产生的偏倚。

具体而言，随机化可以体现在以下两个方面。①分组随机：即每个研究对象被分到实验组和对照组的概率相同，以减少主观分配的偏倚，确保各组间研究对象尽可能均衡一致，以提高各组间的可比性。该方法在动物实验和临床研究中普遍适用。需要注意的是随机并不是随意，例如，实验动物分组时将先抓到的小鼠放在一笼，后抓到的放另一笼，表面上看未进行主观挑选，但往往先抓到的小鼠相对不活跃或雌性居多。②抽样随机：即每一个符合条件的研究对象参加实验或被抽到样本中来的机会相同，以保证所得到的样本具有代表性。该方法主要用于基于人群的研究。

（二）设计方法

1. 抽签法　此方法简便易行。例如，将 16 只小鼠随机分为两组，可先将动物编号 1、2、3、4……16，同时制作数字为 1~16 的标签，把标签充分混匀后，抽取 8 个标签，并将标签号对应的小鼠列为第 1 组，其余的 8 个标签号对应小鼠为第 2 组。

2. 随机数字表法　随机数字表是由用计算机程序生成的随机数组成，并保证表中每个位置上出现各个数字是等概率的，利用随机数字表抽取样本保证了各个个体被抽取的概率相等。表中各个数字都是彼此独立的，无论从横向、纵向或斜向的顺序，读取的数字都是随机出现。随机数字表法进行随机分组方法如下，先将 15 只实验动物编号，在随机数字表中按任意方向顺序读取随机数，再将该数除以实验组数 3，按余数分为 A、B、C 共 3 个组，第一次分组后得到 A 组 4 只，B 组 4 只，C 组 7 只，每组应平均分得 5 只，根据数字表中下两个随机数分别为 97、74，除以 5 分别为余数 2、4，故将 C 组中第 2、4 只分别调整至 A、B 组中去（表 5 - 1 - 1）。

表 5 - 1 - 1　随机数余数分组法的分组结果

编号	1	2	3	4	5	6	7	8	9	10	11	12	13	14	15
随机数	03	47	43	73	86	36	96	47	36	61	46	99	69	81	62
余数	3	2	1	1	2	3	3	2	3	1	1	3	3	3	2
组别	C	B	A	A	B	C	C	B	C	A	A	C	C	C	B
调整						A			B						

3. 计算机中央随机数法　在临床试验中，多采用中央随机数法进行分组，即由计算机中央随机系统实现随机化过程，各临床试验中心在按入选病例标准确定受试者进入临床试验前，通过咨询电话或者网络随机获得随机号，并按照相对应的受试药物编号将受试者分配至相应的治疗组别。该方法有利于盲法的实施。盲法（blinding）主要应用于临床试验，是为排除治疗因素外的由于受试者心理状态、研究分析者主观意愿等因素所产生的偏倚，而采取的不让受试者、研究者、统计分析者知晓试验分组的一种方法。根据盲法实施对象不同可分为单盲、双盲和三盲法，在此不做系统介绍。

三、重复原则

（一）概念

在研究中，测量数据通常具有偏差性和不确定性，这就要求我们必须遵守重复原则，才能获得具有意义的结论。重复（replication）包括三层含义：首先，实验研究可通过多次测量、多次实验来获得相对可靠的实验结果，如设置多个复孔、开展多次独立实验；其次，实验样本量必须足够大，以避免实验结果的偶然性，使样本指标更能代表总体；再次，通过多次实验、多个模型来验证实验结果的可信性与普遍性。一个不可重复的研究是没有科学性的。

（二）设计方法

1. **获得稳定标准差** 研究结果往往以平均值和标准差形式表示，对实验进行重复才能获得实验误差估计值。标准差能反映该数据集的离散程度，标准差越大，数据集离散程度越大，实验结果的可信程度也就越低。一般而言，标准差应小于平均值的 10% ~ 20%。为获得标准差，就需要在同样条件下重复实验，比如，在细胞试验中，常常在同样条件下采取 3 个及以上的副孔，并且开展 3 次及以上独立实验；又如，在动物研究中每组一般分配 5 只及以上的实验动物，并通过 3 次及以上独立的实验对结果加以证实。为获得较小而稳定的标准差，需要提高实验者操作技能，同一实验者进行重复，使研究对象处于同一环境与条件下，并采用相同干预措施，当标准差超出规定范围时，应仔细分析可能原因、予以纠正并重复实验。

2. **均值接近真实值** 使实验组与对照组差异能够准确地显露出来。在正确地估计实验误差与组间差异的基础上，选择足够大的样本量，才能做出有效的统计分析，得到可靠的实验结论。无论基础实验、临床研究、流行病学调查，都需要计算样本量。样本量的计算需要根据以上决定因素，参照统计学公式具体计算。通常根据经验，通过粗估法得出样本量大致范围，如在动物实验时，大动物（犬、猫）5 ~ 15 只/组，中等动物（兔、豚鼠）10 ~ 20 只/组，小动物（大鼠、小鼠）15 ~ 30 只/组。疑难病临床研究疗效显著时 5 ~ 10 例即可，急重病死亡率高的（如休克、心力衰竭、肾衰竭、呼吸衰竭）需 30 ~ 50 例，一般病和慢性病 300 ~ 500 例，按 WHO 规定血清流行病学调查需 300 ~ 600 例，一般流行病学调查和正常值调查则常需千例以上，恶性肿瘤的流行病学调查至少 10 万人口以上，多因素分析时，样本含量数是研究因素数的 5 ~ 10 倍以上。样本量越大越能真实地反映总体水平，但同时消耗的人力、物力、周期也越长，研究中应权衡利弊，选择科学、适宜的样本含量。

3. **多角度证实可信** 通常对于某个药物作用效果的研究，要通过细胞试验、动物实验、临床试验等多重研究加以证实。细胞试验需要选择 3 种以上细胞系，动物实验需要建立 2 种以上的动物模型，临床试验需要多中心合作。在检测某个基因时，要从 DNA、RNA、蛋白质等多层次证实其效应；而对于蛋白表达又可同时做免疫组化定性、定位以及 Western blot 定性、定量分析。只有通过多种实验、多个模型、多个角度进行验证，其结论才具有科学依据及说服力。

四、均衡原则

（一）概念

均衡（balance）是指实验组和对照组或各实验组之间，除了所观察的处理因素外，其他一切非处理因素应尽可能相同或一致。人们常把随机化、对照、重复称为实验设计的三原则，而均衡原则与实验设计的随机化、对照、重复和盲法原则是密切相关的。均衡原则贯穿于其他各原则的始终，是实验设计原则的核心体现。遵循随机化、对照、重复原则有助于达到各组间均衡一致，但这不是绝对的，也不能保证实验组与对照组基线值始终一致，因此，研究中掌握均衡原则本身亦具有重要意义。

在不同研究中，均衡原则所涉及的具体内容包括以下几个方面。①细胞试验中，要注意细胞来源、代数、数目、培养温度、湿度、CO_2 浓度、培养基种类，以及实验器材、操作技术等各种因素的一致性。例如，细胞克隆形成实验中，能够均衡地接种少量细胞至培养皿中是实验成功的关键一步。②动物实验中，动物的种属、品系、窝别、年龄、性别、体重、健康状况、生理条件、饲养环境等要保持均衡一致，这样才能排除这些混杂因素，对干预措施进行研究。③临床试验中，若受试对象是白血病患者，则要求患者的白血病分型、分期、病程、前期治疗，及年龄、性别、生活、社会、心理等因素保持均衡一致。

（二）设计方法

1. 交叉均衡法　交叉均衡法是在各实验组中又各设立实验和对照的方法，以使两组的非处理因素均衡一致。例如，在对复方浙贝颗粒治疗难治性急性髓系白血病的前期临床研究中，临床试验将比较单纯化疗和化疗加中药两组缓解率的差别。如果选择西医院接受单纯化疗治疗的患者为对照组，中医院化疗加中药治疗的患者为实验组，即使两组患者年龄、性别和其他条件基本一致，研究结果也是具有很大缺陷的。这样的实验设计存在不均衡问题，即不清楚两所医院的医院级别、专业水平、技术特长、地理位置、患者喜好等是否相同或很相近，实际上这些因素在不同医院间可能存在较大差异。因此，在研究设计过程中应当将中医院、西医院的患者分别随机分入对照组和实验组，研究结束后将两院对照组合并为总的对照组，实验组合并为总的实验组，再比较对照组与实验组之间的差别，以均衡两院间其他非处理因素造成的影响，更有效地判断差异是否具有统计学意义。

2. **分层均衡法**　分层均衡法是指将非处理因素按不同水平划分为若干层，然后在每层内进行处理因素的研究，这样可以有效地消除非处理因素对实验结果的影响。例如，对于肿瘤患者药物疗效的研究，不同的分期会影响预后，因此，研究中可以先按照肿瘤分期进行分层，再对每个层次的患者随机分组进行研究。

3. **均衡性检查**　在实验研究中可先按主要影响因素分层，采用分层随机抽样以获得较好的均衡性，完全随机研究中，需要对研究对象的相关特征、健康状况等进行统计与分析，发现不均衡指数较大时，应及时调整各组间分配，以将各组间非处理因素调至最佳均衡程度。基线资料是否均衡，应写入研究报告结果中，是研究结果可信性的基础。

五、伦理原则

（一）人体实验伦理的概念与原则

人与人之间的关系谓之"伦"，道理与规则谓之"理"，"伦理"即是处理人与人之间的关系应遵循的道理与规则。而人体实验是指以人体为受试对象，医学科研人员有控制地对受试者进行观察和研究，以判断假说真理性的行为过程，包括天然实验和人为实验两大类。人体实验应遵循伦理原则，1946 年，纽伦堡国际军事法庭制定了第一个国际性伦理文件——《纽伦堡法典》，文件中明确提出了人体实验应遵循的伦理学原则。1964年，《赫尔辛基宣言》对医学研究伦理原则进行了完善与发展。此后各国纷纷颁布了相应的人体实验准则。我国结合具体情况提出了人体实验应遵循的伦理原则，主要包括以下几方面。

1. **目的正当原则**　人体实验的目的必须是为了研究人体生理现象和病理机制，提高预防和治疗疾病水平，促进医学发展和维护人类健康。任何违背这一正当目的，为了个人或某集团利益而随意进行的人体实验，都是不符合伦理原则、违背道德与相关法律的。

2. **知情同意原则**　知情同意是人体实验伦理的核心内容，可分为"知情"和"同意"两部分。"知情"即科研人员要给预备参加人体实验的受试者提供足够、正确、易懂的有关信息，包括实验目的、内容、方法、资金来源、利益冲突、科研人员所属机构、实验研究可能引发的痛苦与不适、预期的益处和潜在的风险等。科研人员要使受试者能够充分理解上述内容，并回答受试者提出的疑问，同时还应该告知受试者，他们有权同意、拒绝或中止参加研究，无论拒绝与否或中途退出与否，都不会受到威胁或报复。"同意"即受试者在具有理解和决定能力的前提下"自由同意"参加实验研究。对于不具有理解和决定等自主行为能力者，如身体或智力不能表示同意者或未成年人，需要依照法律得到他们监护人的知情同意，对于未成年儿童有能力做出同意决定时，同时要获得他们的同意。上述同意必须是不受任何外力干涉的自由同意，并需签署知情同意书。

3. 维护权益原则　人体实验必须以维护受试者的权益为前提。人体实验必须以动物实验为基础，只有通过动物实验证明无毒无害、安全有效的新技术及新药物才能进行人体实验。人体实验需要在经验丰富的专家及伦理委员会充分论证后才可开展，同时，在实验开始前要对可能出现的特殊情况充分预知，并制定好应急与补救措施，一旦出现严重危害受试者身心健康的事件，应立即终止实验，以受试者权益为根本出发点。

4. 科学实验原则　人体实验要遵循科学原则，选择适合的研究方法，如采用实验对照和盲法进行随机对照实验等。实验中要严格遵守实验方案及操作规范，实验数据要准确无误，研究结果分析实事求是，病例报告表等原始资料妥善保存，严禁篡改或伪造。

（二）动物实验伦理的概念与原则

动物实验伦理是指关于人与动物关系的伦理信念、道德态度和行为规范，它以尊重动物的价值和权利为核心，其中最重要的是动物福利和3R原则。

1. 动物福利　动物福利（animal welfare）是指为了使动物能够康乐而采取的一系列行为和给动物提供相应的外部条件。科学证明，如果动物健康、感觉舒适、营养充足、安全、能够自由表达天性并且不受痛苦、恐惧和压力威胁，则满足动物福利的要求。而高水平动物福利则更需要疾病免疫和兽医治疗，适宜的居所、管理、营养、人道对待和人道屠宰。动物福利由五个基本要素组成：①生理福利，即无饥渴之忧虑；②环境福利，也就是要让动物有适当的居所；③卫生福利，主要是减少动物的伤病；④行为福利，应保证动物表达天性的自由；⑤心理福利，即减少动物恐惧和焦虑的心情。

2.3R原则　3R原则由动物学家 Russell 和微生物学家 Burch 于1959年在 The Principles of Humane Experimental Technique 一书中首次提出。3R原则是指在动物实验中采用减少（reduction）、替代（replacement）和优化（refinement）的方法，是维护实验动物福利的一个重要原则。

（1）"减少"是指在实验研究中，应使用较少的动物获取同样多的实验数据，或使用一定数量的动物获得更多的实验数据。例如，在研究中根据预实验结果选择能够获得显著性结果的最小样本量；在某些特定条件下，同一动物可以用于不同实验，如同一品系动物的不同实验可能共用同一空白对照组。

（2）"替代"是指用生物学材料、体外方法替代活体动物，或用低级动物替代高级动物。前者是用非生命的体外实验代替活体实验，细胞芯片就是其中的一种。后者是用低等动物代替高等动物，比如用鱼来替代哺乳动物。

（3）"优化"是指必须用动物做实验时，给动物创造一个好的实验环境或减少给动物造成的疼痛和不安，提高动物福利。例如，研究过程中要对动物进行监测，发现动物活动异常或体重下降大于15％时应停止实验；在进行有创伤的检查时应使用麻醉镇痛药物；在处死实验动物时实施安乐死。

3. 伦理措施 实现实验动物伦理的具体措施包括以下几点。①严格的岗前培训制度：对科研人员进行岗前培训，实行考核与准入制度。需要进行动物实验的科研人员通过申请，参加岗前培训，分为面授课程、网络课程与考核、动物实验中心轮转三部分。其中前两部分为理论培训，主要介绍中心的各项规章制度和动物福利方面的法律法规，特别强调在实验过程中应善待动物和贯彻3R原则。第三部分是操作带教，主要是动物实验的基本操作及中心屏障区人、物品、动物进出流程路线。②动物实验伦理审查：实验人员在实验前必须递交"动物实验申请表"和"实验计划书"，由院实验动物管理委员会根据两表对其进行实验伦理审查，审查内容包括该课题是否必须进行动物实验，可做可不做的建议用其他方法替代，所用的动物品系、等级、规格等是否合适，大、小鼠实验必须使用清洁级以上的动物，动物数量是否最小，计划的数量是否有足够的文献支持，实验设计是否符合3R原则等。针对存在的问题与建议进行方案修改，不符合要求的一律禁止实验。③预实验制度：初次进行实验的人员，必须先进行预实验。中心管理人员允许其购进少量实验动物开展预实验，一者通过预实验检验该实验方案是否可行，并及早发现问题，避免正式实验失败而损失大量动物；二者实验人员熟悉实验操作，牺牲少量动物来换取正式实验中大批动物的痛苦和应激等不良反应的减轻。④加强实验监督：一是动物福利机构加强对实验机构的监督，出现问题责令整改，情节严重者取消动物实验资格；二是加强实验中心对实验室的监督，实验中心发现违反3R原则或其他动物福利的行为，直接通知实验室的负责人（primary investigator，PI），若反复出现问题，科研暂停或取消该实验室开展动物实验资格；三是加强高级研究者对初级研究者的监督，初级研究者在独立开展实验前需要熟练掌握各项操作技术，并在高级研究员的指导与监督下进行各项实验。

（王　婧）

第二节　体外孵育技术

一、细胞系介绍

（一）粒系白血病细胞株

1. HL - 60（人急性早幼粒白血病细胞）　　该细胞株癌基因 *MYC* 阳性，并且表达补体受体和 FcR，可自发分化，具有吞噬活性和趋化反应，可稳定表达 t（15；17）染色体核型以及 *PML* 融合基因，细胞总体形态为圆形，细胞膜清晰，细胞质呈多颗粒状。HL - 60 是从患有急性早幼粒细胞白血病的白人女性的外周血中分离并建立的细胞系。细胞悬浮生长，培养基条件为 RPMI 1640（w/o Hepes）+10% 胎牛血清（FBS），维持细胞浓度在 $1 \times 10^5 \sim 1 \times 10^6/ml$，一周换液 2～3 次。

2. K562（人慢性髓性白血病细胞）　　该细胞株处于较原始阶段，因此具有多向分化潜能，可自发向红系、粒系和单核系祖细胞分化，高表达 CD7（25%），对自然杀伤细胞高度敏感，广泛应用于细胞杀伤研究，是在慢性髓性白血病急变期的女性患者胸腔积液中分离建立。细胞悬浮生长，培养条件为 RPMI 1640（w/o Hepes）+10% 胎牛血清，维持细胞浓度在 $1 \times 10^5 \sim 1 \times 10^6/ml$，一周换液 2～3 次。通过长期阿霉素诱导而建立的耐阿霉素 K562/ADM 细胞系多作为肿瘤耐药研究对象。

3. KG - 1（急性髓系白血病细胞）　　该细胞系形态较为原始，类似急性未分化型白血病，表型明显多样化，骨髓母细胞和骨髓细胞占优势，少量细胞是成熟粒细胞，也有微量巨噬细胞和嗜曙红细胞。该细胞系从一个患有红白血病后又发展成急性骨髓原性白血病的男性白人患者骨髓中分离并建立。细胞多半贴壁生长，培养条件为 IMDM 培养基 +20% 胎牛血清。

4. KG - 1a（急性髓系白血病细胞）　　该细胞系为 KG - 1 变异型，细胞学形态更为原始，体外可向多系分化，特异性细胞表型 CD34 +、CD38 -，多作为白血病干细胞模型进行实验研究。细胞为半悬浮生长，细胞聚团明显，培养条件 RPMI 1640 +10% 胎牛血清。

5. KU812（人外周血嗜碱性白血病细胞）　该细胞系 Ph1 染色体阳性，表达 Fc 受体，胞质内有碱性颗粒，可以生成组胺，无淋巴细胞系标记，不表达 CD117，是从一位慢性髓性白血病患者暴发期的外周血中分离并建立。细胞悬浮生长，培养条件为 RPMI 1640 + 10% 胎牛血清，2～3 天换液一次。

（二）淋系白血病细胞株

1. Jurkat（人急性 T 淋巴细胞白血病细胞）　该细胞系细胞形态呈圆形，单个或成片，主要用于研究淋巴细胞白血病及淋巴瘤，是从一位患有 T 淋巴细胞白血病男性患者的外周血中分离并建立。细胞悬浮生长，培养条件为 RPMI 1640（w/o Hepes）+10% 胎牛血清，（1∶5）～（1∶10）传代，每周换液 2～3 次。

2. Jurkat，Clone E6－1（人急性 T 淋巴细胞白血病细胞）　该细胞系是 Jurkat 细胞株衍生的一个克隆，细胞形态呈淋巴母细胞样，高表达 T 细胞受体与 CD3，进行体外诱导可产生大量 IL－2，主要用于细胞杀伤及免疫诱导的研究。细胞悬浮生长，培养条件为 RPMI 1640（w/o Hepes）+10% 胎牛血清。

3. TALL－104（急性 T 淋巴细胞白血病细胞）　该细胞系细胞形态呈淋巴母细胞样，细胞毒性强，α/β TCR 表达阳性，不表达 γ/δ TCR，可产生 IFNγ、TNF－α 和 GM－CSF。该细胞是从一名复发性急性 T 淋巴细胞白血病的儿童的外周血中分离并建立，在实验中发现可以破坏肿瘤细胞生长。细胞悬浮生长，培养条件为 RPMI 1640（w/o Hepes）+10% 胎牛血清。

4. A3（人 T 淋巴细胞白血病细胞）　该细胞系为 Jurkat 细胞系的亚克隆。细胞系对 Fas 介导的凋亡产生自发抗性的比例较低，存在抗 Fas 抗体杀伤的隐性突变，并对新霉素具有一定抵抗性。细胞形态呈淋巴母细胞样，悬浮生长，培养条件为 RPMI 1640（w/o Hepes）+10% 胎牛血清。

5. MOLT－4（人急性淋巴母细胞性白血病细胞）　该细胞系表达 CD1、CD2、CD3、CD4、CD5、CD6、CD7，不表达 p53，可产生高水平的末端脱氧核糖转移酶，不生成免疫球蛋白。细胞系是从一名接受过多种药物联合化疗的急性淋巴细胞白血病复发的患者骨髓中分离并建立。细胞形态呈淋巴母细胞样，悬浮生长，培养条件为 RPMI 1640（w/o Hepes）+10% 胎牛血清，一般 3 天可以传代。

6. SUP－B15（人 Ph＋急淋白血病细胞系）　该细胞系表达 B 淋巴细胞标记，不表达 T 淋巴细胞标记，表面抗原（sIg）和 EB 病毒阴性。β－2

微球蛋白, Leu12, My7 (CD13), OKT9 (CD71), OKT10 (CD38) 及 CALLA (CD10) 抗体阳性。细胞系源于一位 B 淋巴细胞全部为 Ph 染色体阳性的患者的骨髓。细胞形态呈淋巴母细胞样, 悬浮生长, 培养条件为 RPMI 1640 (w/o Hepes) +10% 胎牛血清。

7. CEM/C1 (人急性淋巴细胞白血病细胞)　该细胞系是人 T 细胞白血病细胞株 CCRF – CEM 具有喜树碱抗性的衍生株, 对托泊替康和非水溶性的 9 – 氨基 – CPT 及 10, 11 – 亚甲二氧基 – CPT 具有交叉抗性。有非典型的多药抗性和转换拓扑异构酶 I 催化活性。多用于肿瘤耐药的实验研究。细胞形态呈淋巴母细胞样, 悬浮生长, 培养条件 RPMI 1640 (w/o Hepes) +10% 胎牛血清。

（三）单核系白血病细胞株

THP – 1 (人急性单核细胞白血病细胞)　该细胞系胞膜和胞质内均没有免疫球蛋白, 高表达 C3R 和 FcR, 条件刺激下可向单核系分化, 从一名患有急性单核细胞白血病的男孩外周血中分离建立。属于悬浮细胞, 适合用于转染或感染实验。其表面抗原 HLA 型为 A2, A9, B5, DRw1, DRw2。其培养条件为 RPMI 1640 (w/o Hepes) +10% 胎牛血清。

（四）巨核系白血病细胞株

1. Mo7e (人巨核细胞白血病细胞)　该细胞系是 M – 07 细胞系的亚系, 可不依赖细胞因子生长, 但是生长较为缓慢, 是从一患有急性巨核细胞白血病女婴的外周血中分离并建立, 多用于多种细胞因子活性的检测, 因为该细胞株对 GM – CSF、IFN – α、IFN – β、IFN – γ、IL – 2、IL – 3、IL – 4、IL – 6、IL – 15、NGF、SCF、TNF – α、TPO 刺激敏感。细胞形态圆形, 半贴壁生长, 培养条件为 RPMI 1640 (w/o Hepes) +10% 胎牛血清, 8ng/ml rHuGM – CSF。

2. UT – 7 (人类原巨核细胞型白血病细胞)　该细胞对多种细胞因子刺激反应明显, 是从一名患有急性粒细胞白血病的男性的骨髓细胞中分离并建立。细胞形态呈圆形, 悬浮生长, 有 1% ~2% 细胞轻微贴壁生长, 培养条件为 RPMI 1640 (w/o Hepes) +10% 胎牛血清。

3. Dami (人巨核细胞白血病细胞)　该细胞系可与血小板糖蛋白 (GP) lb and IIb/IIIa 及血型糖蛋白单克隆抗体反应, 对抗淋巴腺、单核细胞、粒性白细胞、巨噬细胞抗原的抗体无应答。该细胞系从一个巨核细胞白血病患者外周血中分离并建立, 多作为巨核细胞生化及分化模型进行研究。细胞悬浮生长, 培养基条件为 RPMI 1640 (w/o Hepes) +10% 胎牛血清。

4. MEG – 01（人成巨核细胞白血病细胞） 该细胞株用单克隆抗体 BA – 1，HPL – 3 和 20.3（抗单核细胞，血小板）染色呈阳性，其他淋巴和骨髓类抗体呈阴性。该细胞株从一位慢性粒细胞白血病患者成巨核细胞转换期的骨髓细胞中分离并建立。细胞形态呈淋巴母细胞样，悬浮生长，培养条件为 RPMI 1640（w/o Hepes）+10% 胎牛血清。

（五）红系白血病细胞株

1. TF – 1（人红系白血病细胞） 其免疫表型有 CD3 – 、CD13 + 、CD14 – 、CD15 – 、CD19 – 、CD33 + 、CD34 + 、CD41 + 、CD42 + 、CD6 + 、CD68 + 、CD71 + 、CD235a – 、HLA – DR + 。该细胞系不表达血型糖蛋白 A 和碳酸酐酶 I，可向巨噬细胞样细胞分化，对多种淋巴因子及细胞因子刺激高度敏感，但对 IL – 5 刺激不敏感。该细胞系从一具有严重全血细胞减少症的男性患者骨髓中抽取分离并建立。细胞悬浮生长，形态如淋巴母细胞样，培养条件为 RPMI 1640（w/o Hepes）+10% 胎牛血清。

2. Kasumi – 1（人红白血病细胞） 细胞系均表现髓系原始细胞的形态学特点，膜表面均表达髓系抗原，染色体均为复杂核型，该细胞系分化较成熟，存在 t（8；21），融合基因 *AML*1 – *ETO* 表达升高，AML1 – ETO 蛋白高表达。该细胞系于一位急性白血病患者的外周血分离并建立。细胞形态为淋巴母细胞样，悬浮生长，培养条件为 RPMI 1640（w/o Hepes）+10% 胎牛血清。

二、体外实验技术

（一）细胞传代技术

细胞传代技术具体操作步骤如下。

（1）准备：打开培养液，PBS 缓冲液；取出离心管，拧开管盖，管盖倒放。从吸管筒中依次取出吸管，装上吸头，插入离心管备用。

（2）从培养箱内取出细胞，放在显微镜下观察其生长状态、密度。

（3）首先观察培养板孔中培养液量。用吸管分别吸出两个孔中的细胞连同培养液，转入离心管中。再另取一支吸管吸取 PBS 缓冲液，放入培养板孔中，轻轻吹打孔壁，吸出转入离心管。

（4）离心，设置离心机 1000r/min，4～5 分钟。

（5）取出离心管，轻轻吸出上清，倒入废液缸。吸取培养液约 7ml 放入离心管，轻轻吹打细胞，使之均匀悬浮。

（6）吸取 1ml 细胞悬液转入 EP 试管中，备计数用。

（7）其余的细胞分别放入六个孔中，每孔约 1ml。

（8）吸取培养液加入板孔中至1/3孔容量。

（9）镜下观察细胞是否分布均匀，放入培养箱培养。

（二）细胞计数及生长曲线测定技术

1. 培养细胞生长过程：潜伏期→指数增生期→停滞期

（1）潜伏期（latent phase）。细胞接种后，先经过一个在培养液中呈悬浮状态的悬浮期。此时，细胞质回缩，胞体呈圆球形，然后细胞贴附于底物表面，称贴壁，悬浮期结束。细胞贴壁速度与细胞种类、培养基成分和底物的理化性质等密切相关。一般情况下，原代培养细胞贴壁速度慢，可达10～24小时或更多，而传代细胞系贴壁速度快，通常10～30分钟即可贴壁。细胞贴附于支持物后还需经过一个潜伏阶段，才进入生长和增殖期。原代培养细胞潜伏期长，24～96小时或更长，转化细胞系和肿瘤细胞潜伏期短，仅需6～24小时。

（2）对数生长期（logarithmic growth phase）。这是细胞增殖最旺盛的阶段，细胞分裂相增多。对数生长期细胞分裂相数量可作为判定细胞生长是否旺盛的一个重要标志。通常以细胞分裂指数（Mitotic index，MI）表示，即细胞群中每1000个细胞中的分裂相数。一般细胞的分裂指数介于0.1%～0.5%，原代细胞分裂指数较低，而转化细胞和肿瘤细胞分裂指数可高达3%～5%。对数生长期是细胞活力最好的时期，是进行各种实验最佳时期，也是冻存细胞的最好时机。在接种细胞数量适宜情况下，对数生长期持续3～5天后，随着细胞数量不断增多、生长空间减少，最后细胞相互接触汇合成片。正常细胞相互接触后能抑制细胞运动，这种现象称接触抑制现象。而恶性肿瘤细胞无接触抑制，能继续移动和增殖，导致细胞向三维空间扩展，使细胞发生堆积。细胞接触汇合成片后，虽然发生接触抑制，但只要营养充分，细胞仍能进行增殖分裂，因此细胞数量仍然在增多。但是，当细胞密度进一步增大，培养液中营养成分减少、代谢产物增多时，细胞因营养枯竭和代谢产物的影响，停止细胞分裂，这种现象称密度抑制。

（3）停滞期（stagnate phase）。细胞数量达到饱和密度后，如不及时进行传代，细胞就会停止增殖，进入停滞期。此时细胞数量持平，故也称平顶期（plateau）。停滞期细胞虽不增殖，但仍有代谢活动。如不进行分离培养，细胞会因培养液中营养耗尽、代谢产物积聚、pH下降等因素中毒，出现形态改变，贴壁细胞会脱落，严重的会发生死亡，因此，应及时进行传代。

2. 细胞生长曲线的测定（计数法）　细胞生长曲线是测定细胞绝对生

长数的常用方法，也是判定细胞活力的重要指标，是培养细胞生物学特性的基本参数之一。一般细胞传代之后，经过长短不同的潜伏期，即进入大量分裂的对数生长期。在细胞达到饱和密度后，停止生长，进入平顶期，然后退化衰亡。

为了准确描述整个过程中的细胞数目的动态变化，需连续对细胞进行计数，通常计数 7 天。为精确起见，一般每次计数 3 瓶细胞并取平均值。典型的生长曲线可分为生长缓慢的潜伏期，斜率较大的对数生长期，呈平台状的平顶期及退化衰亡四个部分。以存活细胞数对培养时间作图，即生长曲线。生长曲线常用于测定药物等外来因素对细胞生长的影响。一般在对数生长期的 1/3 ~ 1/2 处加药。细胞计数的时间和次数依实验目的而定。

细胞计数及生长曲线测定技术具体操作步骤如下。

（1）将计数板及盖片擦拭干净，并将盖片盖在计数板上，放在镜下观察。

（2）制备细胞悬液：将细胞从培养板孔转移到离心管，离心 1000r/min，4 ~ 5 分钟，弃去上清，加入 PBS 至一定体积（1ml）。

（3）将细胞悬液吸出少许，滴加在盖片边缘，使悬液充满盖片和计数板之间，静置 3 分钟。注意盖片下不要有气泡，也不能让悬液流入旁边槽中。

（4）镜下观察，计算计数板 4 大格细胞总数，压线细胞只计左侧和上方的。然后按公式计算：

细胞数/ml = 4 大格细胞总数/4 × 10^4

注意：①公式中 × 10^4，是因为计数板中每一个大格的体积为 1.0mm（长）× 1.0mm（宽）× 0.1mm（高）= 0.1mm^3，而 1ml = 1000mm^3；②镜下偶见有两个以上细胞组成的细胞团，应按单个细胞计算，若细胞团占 10% 以上，说明分散不好，需重新稀释制备细胞悬液。

（三）台盼蓝染色法

台盼蓝染色法具体操作步骤如下。

（1）制备细胞悬液，放入 EP 试管中。

（2）以 1 : 1 的比例加入 0.4% 台盼蓝染液，染色 2 ~ 3 分钟。

（3）吸取少许悬液涂于载玻片上，加上盖片。

（4）镜下取几个任意视野分别计死细胞和活细胞数，计算细胞活力。

注意：台盼蓝染色后，死细胞镜下呈深蓝色，活细胞镜下呈无色透明状。

（四）细胞冷冻保存技术

细胞冷冻保存技术具体操作步骤如下。

（1）准备：打开培养液，PBS 缓冲液；取出离心管，拧开管盖，管盖倒放。从吸管筒中依次取出吸管，装上吸头，插入离心管备用。

（2）配制冻存液：吸取 9ml 培养液放入离心管，用移液枪吸取 1ml 二甲基亚砜（DMSO）溶液，逐滴缓慢加入离心管中。最好把离心管插在冰中。

（3）从培养箱内取出细胞，放在显微镜下观察其生长状态、密度。

（4）吸出 1 个培养板孔中的细胞连同培养液，转入离心管中。再另取一支吸管吸取 PBS 缓冲液，放入培养板孔中，轻轻吹打孔壁，吸出转入离心管。

（5）离心，设置离心机 1000r/min，4～5 分钟。取出离心管，轻轻吸出上清，倒入废液缸。轻轻吸出余下的培养液，注意勿吸出细胞沉淀。

（6）吸取 1ml 配制好的冻存液加入离心管，与沉淀细胞混匀后，转入冻存管内。

（7）在冻存管上标明细胞名称、冻存日期、冻存人。

（8）在 4℃冰箱中放置 30 分钟；然后转入 -20℃，放置 30 分钟；再转入 -80℃，放置 16～18 小时（或过夜）；最后放入液氮保存罐中长期保存。有条件的地方，可用冻存盒。

注意事项如下。①冻存过程需缓慢。②冻存细胞必须处在对数生长期，活力大于 90%，无微生物污染。③细胞浓度控制在（1～5）×10^7/ml。④使用合适的细胞冷冻保护剂，以保护细胞在冷冻过程中免受冰晶破坏。目前，最常用的冷冻保护剂是二甲基亚砜，使用浓度为 5%～10%。但是，有些细胞系不能用二甲基亚砜作为冷冻保护剂，如人白血病细胞系 HL-60，因为二甲基亚砜能诱导 HL-60 细胞分化。在这种情况下，可选用其他冷冻保护剂，如甘油、羟乙基淀粉（HES）等。⑤二甲基亚砜稀释时会释放大量热量，不能直接加到细胞悬液中，必须事先配制。

（五）细胞复苏技术

细胞复苏技术具体操作步骤如下。

（1）准备工作：37℃无菌水；准备一个内装 5～10ml 细胞完全培养液离心管。

（2）戴手套，用镊子将细胞冻存管从液氮中取出，迅速放入 37℃水浴中，手持冻存管不断摇动。观察冻存管完全解冻后移入超净台。冷冻管在水浴中解冻时，液面不可超过冻存管盖面，否则，易发生污染。

（3）打开冻存管，迅速将细胞悬液吸到离心管中，轻轻混匀。

（4）设置离心机 1000r/min，离心 5 分钟，弃去上清液。

（5）加入适当培养基，37℃常规培养，第 2 天观察生长情况。

注意事项如下。①解冻操作过程动作要轻。由于冷冻保存过的细胞变得非常脆弱，所以解冻速度要快，而且动作要轻。②解冻时务必注意安全，预防冻存管爆裂。操作时要戴手套，并用镊子将细胞冻存管从液氮中取出，切不可直接用手，以免冻伤。

（六）血细胞分离技术

1. 材料与试剂

（1）肝素。肝素是含硫酸基的黏多糖，常用其钠盐或钾盐，它能阻止凝血酶原转化为凝血酶，进而抑制纤维蛋白原形成纤维蛋白，从而阻止血液凝固。常用的肝素溶液浓度为 1000U/ml，市售肝素多为 100 ~ 126U/mg。

（2）乙二胺四乙酸（EDTA）。是一种螯合剂。用生理盐水配制成 4%的溶液备用。

（3）阿氏液（Alsever 液）。配方如下：枸橼酸钠（$Na_3C_6H_5O_7 \cdot 5H_2O$）0.80g，枸橼酸 0.0325g，葡萄糖 2.05g，氯化钠 0.42g，无菌水加至 100.00ml，混匀溶解后，114.3℃高压蒸汽灭菌 10 分钟备用。

阿氏液中既含有枸橼酸钠抗凝剂，又含有细胞生存的营养，所以它既可作为抗凝剂，又可作为血细胞的保存液。

2. 操作步骤

（1）采血。

（2）抗凝。采集血液最关键的问题是抗凝，采用什么方法进行抗凝，则根据实验的要求和条件而定。最常用的方法如下。

1）肝素抗凝：采血时，使每 1ml 血液含 15 ~ 20U 肝素即可。计算采集的血液量，按 1000U/ml 的量加入肝素，直接放入采血容器中，采血时，边采血边轻轻摇动采血容器，使抗凝剂和血液混匀。对于采少量血液或小动物的采血，可直接用注射器抽取一定量的肝素液，再采血，直接抗凝。

2）EDTA 抗凝：采血前，用灭菌生理盐水将 EDTA 配制成 4% 溶液，然后按预采血液的量，以每 1ml 血液加入 1 ~ 2mg 的 EDTA 液体加于采血容器内，采血时，不断摇动采血容器，使之混匀。

3）玻璃珠法：预先将适量的玻璃珠（根据采血量多少而定）清洗后，装入采血容器中，灭菌后备用。采血过程中，边采血边摇采血容器，以使小玻璃珠在血液中滚动，以机械地除去纤维蛋白，使血液不能凝固。本法虽较麻烦，但对淋巴细胞的活性影响最小，且可减少血小板的混杂。

4）阿氏液采血：以阿氏液和采血量以 1:1 比例采集血液，边采血边轻轻摇动采血瓶，使之混匀。用阿氏液采血，除了抗凝外，多用于红细胞的保存。一般在 4℃ 条件下，阿氏液中保存的红细胞 2 周内其活性和特性不变。

（七）红细胞分离技术

1. 材料与试剂

（1）肝素等抗凝剂。

（2）3% 明胶液：取明胶 3g，溶于 0.9% 灭菌生理盐水 100ml 中，114.3℃ 高压灭菌 10 分钟，冷却后 4℃ 冰箱保存。临用时，37℃ 预热 10 分钟。

（3）阿氏液。

2. 操作步骤

（1）采血抗凝，即为红细胞。由于红细胞与白细胞比例相差悬殊，一般有白细胞混杂在其中，可忽略不计。

（2）根据红细胞用途，可做进一步处理。如计算红细胞，可直接稀释计数。如需做补体结合反应，或其他溶红细胞反应，则需将红细胞进行充分的清洗，以除去附着在红细胞膜表面的血浆。一般用等渗的稀释液连续清洗，2000r/min，离心 10 分钟，重复 3~4 次。

（3）如需储藏备用，以阿氏液做抗凝剂采血，混匀后置 4℃ 冰箱保存，可保存 2 周，其活性尚可。

（八）淋巴细胞分离技术

1. 材料与试剂　淋巴细胞分层液有聚蔗糖－泛影葡胺液、泛影葡胺－右旋糖酐液两种。

（1）聚蔗糖－泛影葡胺液。聚蔗糖（polysucrose solution），商品名 Ficoll，相对分子量 400000，多配制成（40±1）%（W/V）水溶液，也有干粉出售。应用时，用蒸馏水配制 9% 溶液。泛影葡胺溶液（meglumini di-atrizoici），商品名 Vrografin，化学名称为 3，5－二乙酰氨基 2，4，6 三碘苯甲酸，1－去氧甲氨基山梨醇，含量为 60% 或 75%，每安瓿瓶为 20ml 装，常用于人体脏器造影。应用时，取 60% 泛影葡胺原液 20ml，加双蒸馏水 15.38ml，即为 33.9% 泛影葡胺液。

聚蔗糖－泛影葡胺的配制：9% 聚蔗糖液 24 份，33.9% 泛影葡胺液 10 份，混合即可。必要时，可测比重。需要备用，可用 G₅ 漏斗过滤除菌或 114.3℃ 高压灭菌 15 分钟，4℃ 保存，一般可保存 3 个月。

（2）泛影葡胺－右旋糖酐（dextran）液。34% 泛影葡胺液 10 份，60% 右旋糖酐液 12.5 份，混合均匀，即为比重 1.07~1.09 的分层液。分装于棕色瓶中，4℃ 冰箱保存备用。

（3）3% 明胶液。

（4）Hank's 液。

2. 操作步骤

（1）取抗凝血，自然沉降。如是马属动物的血液，可直接直立试管架上，让其自然沉降 1 小时，取上层血浆。如是牛、羊血液，由于其血沉速度非常慢，可加等量 3% 明胶液，混匀后让其自然沉降，1 小时后取上层血浆。

（2）设置离心机 2000r/min，离心 10 分钟，弃上清液。

（3）沉淀用 Hank's 液混悬后，再 2000r/min，离心 10 分钟。

（4）重复步骤（3）一次，再用细胞营养液将白细胞制成悬液。此液含有整个白细胞群，包括粒细胞、淋巴细胞、单核细胞和部分红细胞，可供白细胞计数用。

（5）取 2ml 细胞分层液于离心管内，同时用毛细吸管吸取约 2ml 的血浆（自然沉降 1 小时的上层血浆）轻轻加入分层液上，直接加抗凝血也可。

（6）以水平转子离心机 2000r/min，离心 20 分钟。离心后，可见分成多层，最下层是红细胞，中间层是分层液，最上层是血浆。在血浆层与分层液之间是一薄层较致密的白色层，即为单个核细胞层。

（7）用毛细吸管插入到单个核细胞层并吸取该层，放入另一试管中。

（8）以 Hank's 液洗涤、离心，最后配制成适当的白细胞浓度。必要时可计数。

3. 注意事项

（1）血浆或血液加入分层液中时要小心，缓慢不要打乱液层，不要摇动。也可以将分层液加入到血浆的上层。

（2）保持淋巴细胞的活性是非常重要的，所以一般情况下，是现采血，马上进行分离。

（3）经过分层液分离的淋巴细胞层，实际上是单个核细胞层，包括单核细胞，不包括粒细胞。欲分离出纯的淋巴细胞，则按单核细胞分离技术除去单核细胞，或收获单核细胞。

（九）T 淋巴细胞分离技术

1. 原理　混合单个核细胞悬液在通过尼龙毛柱时，B 淋巴细胞、浆细胞、单核细胞和一些辅助细胞被选择性黏附于尼龙毛上，而多数 T 淋巴细胞则通过尼龙毛柱，这是获得富含 T 淋巴细胞群的有效方法。

2. 材料及试剂

（1）尼龙毛。

（2）烧杯、铝箔、漏斗、一次性手套等。

（3）装填尼龙毛柱，一次性注射器。

（4）取自然沉降的上层血浆，过聚蔗糖－泛影葡胺分层液后，获取的血浆和分层液之间的单个核细胞层。

3. 操作步骤

（1）尼龙毛的清洗与干燥。

1）戴上已经洗去滑石粉的一次性手套，将尼龙毛（1 包或 2 包，每包 35g）放入烧杯中，加入蒸馏水或去离子水，用铝箔盖上烧杯并煮沸约 10 分钟。

2）冷却至常温，倒入漏斗内，使水滴干。

3）重复（1）、（2）步骤 6 次。

4）将尼龙毛摊在铺有纱布的方盘内，37℃温箱干燥 2～3 天后，贮藏在带盖的方盘内。

（2）装尼龙毛柱。

1）取 50ml 玻璃注射器，拔去注射芯，在注射器头上套一段带夹子的胶管。

2）将尼龙毛梳理，并适当折叠，以适应注射器的直径，填入注射器内，约 20ml 的体积。

3）将填好尼龙毛的注射器连同注射器芯一起包好，高压灭菌。

（3）细胞分离。

1）将注射器固定在支架上，倒入 37℃的细胞培养液，关闭阀门一定时间，然后打开阀门，放掉细胞培养液，以清洗几次尼龙毛，关上阀门。

2）将要分离的细胞液用预先加温的培养液稀释成适当的浓度，约 5.00×10^7 个细胞/ml。

3）将细胞液倒入注射器内，使之没过尼龙毛柱。盖上注射器，37℃温育 45 分钟～1 小时。

4）打开下口，缓慢放流（1 滴/分钟），收集于离心管中。

5）离心，即获所需的 T 淋巴细胞。

6）关闭注射器下口，于注射器内加入 0.85% 冰冷生理盐水，振荡，并套上注射器芯，打开下口，使劲推出注射器内液体，即获得黏附于尼龙毛上的 B 淋巴细胞、浆细胞、巨噬细胞等。

4. 注意事项

（1）此种分离法，T 淋巴细胞也常有一部分被吸附，吸附的多少与尼龙毛的质量有关，与装柱的松紧也有关系。

（2）此法的 T 淋巴细胞的回收率 20% ~ 30%。

（3）用过的尼龙毛可回收，以盐水洗涤，然后浸入 0.1mol/L 的 HCl 溶液中过夜，然后再同前法清洗。

（十）单核细胞分离技术

1. 铁粉吸附法

（1）材料及试剂。

1）铁粉或羰基铁粉（Atomergic chemetals）99% 的纯度，颗粒小于 60μm。

2）强磁铁（马蹄形）。

3）一块小棒状磁铁（约 1cm 长）。

4）毛细吸管等。

（2）操作步骤。

1）称取一定量的铁粉，一般为 10g，用 100ml 生理盐水洗涤 4 次，去除任何可溶性有毒物质。在倒去盐水时，用强磁铁吸住铁粉。

2）用 50ml 生理盐水混悬铁粉，摇匀后，分装于 10 个瓶中，包扎瓶口，121℃灭菌 20 分钟，拿出后立即轻轻摇匀，防止铁粉结块，储藏备用。

3）临用前，倒去瓶中的生理盐水，加入适量的单个核细胞悬液（3 ~ 5ml，细胞总数为 8×10^7 个/瓶）。37℃温育 45 分钟，中间不时晃动，使铁粉悬浮起来。

4）加入一块小磁铁放于瓶中，让其吸住铁粉以及附着在铁粉上的细胞。

5）倒出悬液，此悬液主要是淋巴细胞，离心，收集。

6）在铁粉瓶内倒入一定量的 Hank's 液，用力振摇后，以强磁铁吸附，几分钟后，倒出液体。

7）2000r/min 离心液体，管底即为单核细胞。

2. 玻璃板吸附法　将分离的单个核细胞悬液倾于无菌洁净的玻璃平皿内，置 37℃下 30 ~ 40 分钟，用毛细吸管轻轻吸取悬液，即为淋巴细胞。用适量的 Hank's 液冲洗平皿，收获即为单核细胞悬液。

（十一）悬浮细胞激光共聚焦技术

悬浮细胞激光共聚焦技术具体实验步骤如下。

（1）清洁，包被血盖片。在 80ml 三蒸水和 120ml 95% 乙醇中溶解 20g

NaOH，将血盖片浸泡在里面，在摇床上振荡 2 小时，然后用三蒸水洗净，烘干。使用 0.01% 的多聚赖氨酸溶液浸泡血盖片，在摇床上振荡 30 分钟，然后用三蒸水洗净，风干。将血盖片保存在干燥密封的环境中，4℃ 避光，以备用于激光共聚焦显微镜实验。

（2）准备细胞培养池。每个培养池加 1×10^6 左右（具体细胞数量视实验要求而定）的细胞悬液，在 37℃ 静置 30 分钟，轻轻吸去上清，用温浴 PBS 轻轻洗 2 遍。

（3）加入 200μl 2% ~ 4% 多聚甲醛固定，在 37℃ 静置 30 分钟，用温浴 PBS 轻轻洗 3 遍。

（4）加入 100μl 封闭液（小鼠血清，BSA 等），在室温静置 30 分钟，轻轻吸去上清，用温浴 PBS 轻轻洗 2 遍，然后加入荧光抗体标记，在室温静置 30 分钟，轻轻吸去上清，用温浴 PBS 轻轻洗 4 ~ 6 遍。可根据实验要求选择胞内或（和）胞外染色，直标或使用二抗。

（5）将血盖片取下来，滴加 20μl 的缓冲甘油，放在事先清洗好的载玻片上，用指甲油封片，然后将载玻片 4℃ 避光保存，上镜观察。

（6）检测结果用 LSM 5 Image Brower 软件分析。

（十二）流式细胞术

流式细胞仪通过对外周血细胞或骨髓细胞表面抗原和 DNA 的检测分析，对各种血液病的诊断、预后判断和治疗起着举足轻重的作用。

1. 细胞表面染色　大多数免疫表型分析均采用此方法。由于许多抗原也同时存在细胞内，所以在细胞表面抗原检测时应特别注意保持细胞膜的完整以保证检测的特异性。表面标记又分溶血前标记和溶血后标记。若红细胞对标记有影响或血浆成分对标记有影响的，适合溶血后标记，但要注意溶血剂膜抗原的影响，所以溶血剂一般不含固定剂。如免疫球蛋白轻链检测和阵发性血红蛋白尿的检测等。

2. 细胞内染色　有些胞内抗原的检测对白血病的免疫分型尤为重要，如 TdT，MPO，cCD3，cCD79a。胞内染色的关键是使细胞膜通透，把抗体或核酸染料导入胞内而不影响细胞骨架的完整性。还要保证固定和透膜的步骤不影响有关抗原与相应抗体的结合力和核酸与染料的结合。某些适用于胞内染色的试剂可能不适于表面标记分析。对于胞内染色，所用的荧光素应足够小到能穿透到胞膜内。对于某些核酸染料（如 DAPI、TO、AO 等）为活细胞染料，无须固定或透膜。

胞膜和胞内染色：通常，先胞膜染色，固定，膜通透和胞内染色，最后是 DNA 染色。

（十三）细胞周期测定技术（BrdU 渗入法）

1. 材料与试剂

（1）BrdU 液配制：BrdU 10mg，加入双蒸水 10ml，混匀，4℃下避光保存。

（2）2×SSC 液配制：NaCl 1.75g，柠檬酸三钠 0.88g，加水至 100ml，混匀，4℃保存。

2. 操作步骤

（1）细胞生长至指数期时，向培养液中加入 BrdU 液，使最终浓度为 10μg/ml。

（2）44 小时后，加入秋水仙素，使每毫升中含 0.1μg。

（3）48 小时后常规消化细胞至离心管中，注意培养上清的漂浮细胞也要收集到离心管中。

（4）常规染色体制片（见第三部分：染色体技术）。

（5）染色体玻片置 56℃水浴锅盖上，铺上 2×SSC 液，距紫外灯管 6cm 处紫外照射 30 分钟。

（6）弃去 2×SSC 液，流水冲洗。

（7）Giemsa 液染色 10 分钟，流水冲洗，晾干。

（8）镜检 100 个分裂相，计第一、二、三、四细胞期分裂指数。

（9）计算：细胞周期（Tc）=48/〔（M1＋2M2＋3M3＋4M4）/100〕（小时）。

（十四）细胞免疫荧光技术

细胞免疫荧光技术具体操作步骤如下。

（1）细胞爬片。

（2）4% 多聚甲醛固定 10 分钟（固定细胞器用预冷的 70% 甲醇＋30% 丙酮）。

（3）PBS 漂洗 5 分钟。

（4）0.5% Triton 穿孔 15 分钟（丙酮固定法不用透化处理）。

（5）PBS 漂洗 2 次，每次 5 分钟。

（6）1% BSA 封闭 30 分钟。

（7）加入 1% BSA 稀释的一抗，于 37℃杂交 2 小时。

（8）PBS 漂洗 2 次，每次 5 分钟。

（9）加入 1% BSA 稀释的二抗，于 37℃杂交 1 小时。

（10）PBS 漂洗 2 次，每次 5 分钟。

（11）5μg/ml DAPI 染色 2 分钟。

（12）抗淬灭封片剂封片。抗淬灭封片剂：2.5% DABCO（w/v）；50mm Tris（pH8.0）；90% 甘油。

（张　宇）

第三节　动物实验技术

一、概述

（一）白血病实验动物模型分类

鼠类与人类在遗传学、病理学、生物学等许多特性方面相似，造血系统特点亦与人类相仿，其中，小鼠白血病动物模型是白血病实验研究中应用最多的动物模型。

目前白血病实验动物模型按疾病类型分类，主要分为急性白血病动物模型和慢性白血病动物模型。其中急性白血病动物模型又分为急性淋巴细胞白血病动物模型和急性髓系白血病动物模型。急性淋巴细胞白血病动物模型包括：人急性 T 淋巴细胞性白血病小鼠模型、急性 B 淋巴细胞系白血病动物模型、急性淋巴母细胞白血病动物模型、类似儿童急性淋巴细胞白血病动物模型等。急性髓系白血病动物模型包括：可移植性 Balb/c 小鼠的急性红白血病动物模型、移植性 HL – 60 人白血病重度联合免疫缺陷（SCID）小鼠模型、人白血病 – NOD/SCID 小鼠髓外浸润模型、裸鼠早幼粒白血病动物模型、大鼠急性粒细胞白血病、M_5 – AML 系 SHI – 1/SCID 小鼠模型等。此外，由于多药耐药（MDR）是急性白血病治疗失败的主要原因，探索 MDR 产生机制以及如何克服耐药性问题已成为近年来的研究热点，因此通过移植对药物诱导的耐药细胞株或建立具有耐药表型的动物模型，也逐渐应用于各种急性白血病耐药相关研究中。慢性白血病动物模型有慢性淋巴细胞白血病动物模型、慢性髓性白血病 *BCR – ABL* 转基因动物模型、人慢性粒细胞白血病动物模型、*BCR – ABL* 阳性的慢性髓性白血病动物模型等。

（二）白血病小鼠模型造模方法

目前建立白血病小鼠模型的方法主要三种：移植性小鼠肿瘤模型、自发和诱发性小鼠肿瘤模型和基因修饰小鼠肿瘤模型。

移植性小鼠白血病模型的建立可分为同种移植和异种移植。同种移植是指将可移植性肿瘤细胞或白血病组织、血液或白血病瘤株移植于同系或同种动物中，导致被传代动物发生白血病。该种方法的建模周期短，重复性好，移植的肿瘤细胞生物特性较稳定，故成为国内外较常用的白血病动物模型建立方法。异种移植是指将人体或其他种属的动物肿瘤移植到另一种属动物身上使其存活并生长。

诱发性小鼠白血病模型一般是通过口服、注入、埋藏和涂抹致癌物质等方式使动物发生肿瘤。例如，使实验鼠被 Friend 病毒感染，从而建立急性红细胞白血病动物模型。主要分为自发性动物模型和诱发性动物模型。

基因修饰小鼠白血病模型包括转基因小鼠和基因敲除小鼠。其中转基因小鼠是指通过不同方法将外源基因导入小鼠受精卵，然后产生携带外源基因的小鼠品系，并能通过生殖细胞将外源基因传递给后代的小鼠。例如，利用反转录病毒进行转导将 $BCR-ABL$ 融合基因直接导入到实验鼠基因组中从而建立 $BCR-ABL$ 基因表达白血病小鼠动物模型。基因敲除小鼠是指利用外源 DNA 与受体细胞染色体 DNA 上的同源序列之间发生重组，使之整合到预定位点上，并替代原有基因，从而改变细胞遗传性的方法。

（三）白血病动物模型成模鉴定

由于造模方法多种多样，白血病动物模型种类繁多，故成模鉴定方式也复杂多样。模型鉴定常用方法包括以下几个方面。

（1）观察小鼠的一般情况和生存时间。

（2）病理形态学动态观察：观察肿瘤成瘤情况、生长特性及肝、脾、淋巴结、胸腺增大情况。

（3）血液学指标。检测外周血细胞数量及形态，尤其是白细胞计数及形态。

（4）组织的病理学检查。

（5）骨髓涂片。白血病细胞分类百分率及细胞形态特点。

（6）濒死或死亡小鼠组织病理学检查。

（7）检测小鼠骨髓。用流式细胞术、骨髓染色体检查。

（8）白血病细胞髓外浸润情况。应用组织病理、流式细胞术等监测。

（9）分子遗传学检查骨髓细胞染色体。

（10）免疫组织化学染色鉴定法。

（11）反转录聚合酶链反应（RT-PCR）和 Western blot 鉴定 BCR-ABL 转录和蛋白表达。

（12）免疫学检查。包括流式细胞术（FCM）鉴定免疫表型。

（13）ELISA 检测小鼠血清。

（14）白血病 MIC 分型法鉴定。

通过以上方法，根据造模具体情况选择适当方法对白血病动物模型成模情况进行鉴定。

（四）建立白血病动物模型的意义

白血病动物模型的建立是白血病动物实验的基础，在白血病研究中发挥着重要作用，其意义主要包括以下几方面。

（1）为白血病细胞系的建立、增殖提供合适的环境。白血病动物模型为支持人白血病细胞的繁殖提供了活体培养载体，例如，SCID 小鼠为人类白血病细胞的生长提供了合适的环境，相较于体外培养体系，动物模型培养方式更适合白血病细胞系的建立。

（2）新治疗方法的探索。实验者通过建立白血病动物模型以及给药治疗，为临床治疗用药的探索提供了基础实验依据。

（3）为临床疾病的诊断及治疗提供依据。白血病不同类型动物模型建立的方式方法的探索，为临床各类白血病的诊断及治疗提供了实验动物探索载体。例如，近年白血病干细胞的"克隆原"检测方法和 PCR 技术的开发，为检测微小残留白血病的特异染色体异常提供了检测技术。

（4）开展移植免疫研究。小鼠白血病模型还可以应用于移植免疫的研究。

（5）为肿瘤的放射敏感性研究以及抗肿瘤药物的体内试验提供研究对象。新研发抗瘤药物的体内实验结果常不能获得与体外培养试验中的同等抗癌作用，因此，选择小鼠移植白血病的造模方式所造的白血病模型能够复制所需动物模型，并可通过体内药敏实验对肿瘤的治疗方案进行筛查，评价其体内疗效，从而为临床治疗方案的选取提供体内实验依据。

（6）白血病干细胞的研究。实验者可通过建立白血病动物模型，研究发现白血病干细胞上存在的异样表达，并通过靶向治疗方式阻断信号通路，即可延缓疾病进展和延长生存期，从而为白血病的治疗策略的探讨研究提供时间。

二、移植性慢性髓性白血病裸鼠模型建立

（一）方法

1. 细胞培养　培养人慢性髓性白血病（CML）骨髓细胞。收取初治CML 患者，外周血白细胞均大于 100×10^9/L，采血，加入 Ficoll 淋巴细胞分离液，梯度离心后得单个核细胞，用含 20% 胎牛血清 RPMI － 1640 培养基置于 37℃ 培养箱过夜。

2. 裸鼠移植

（1）4～6 周龄 BALB/c 裸鼠在无菌条件下经腹腔行脾脏切除，青霉素

腹腔注射抗感染治疗 7 天，7 天后拆线，再经腹腔连续 3 天注射环磷酰胺（CTX）2mg/只，每天注射 1 次，接种细胞当天将小鼠行亚致死剂量（400cGy）X 射线照射，剂量率为 200cGy/min，最后将人 CML 细胞接种于经 SCI［SCI 表示切脾（splenectomy），环磷酰胺腹腔注射（cytoxanintraperitonealinjection），亚致死剂量照射（sublethalirradiation）。］预处理后小鼠体内，通过尾静脉一次性注射（5~8）×10^7 个/鼠。

（2）4~6 周龄 BALB/c 小鼠经致死剂量照射后，直接接种人 CML 细胞，以尾静脉一次性注射（5~8）×10^7 个/鼠，同时需接种同源小鼠骨髓细胞 5×10^6 个/鼠，以保证小鼠能长期生存。

3. 病理学检查 取濒死或死后不久裸鼠的肝、脾（SCI 预处理小鼠无脾脏）、肾、肺、脑及肿瘤实体，以 Bouin 液固定 2 小时以上，塑胶包埋，切片后 HGF 染色，光学显微镜下观察。

4. 流式细胞术检测 取濒死鼠长骨（肱骨、股骨及胫腓骨），用 5ml 无菌注射器冲出裸鼠骨髓于 PBS 液中，200 目滤网过滤，179×g 离心，弃上清，加入 1ml 1×红细胞裂解液，室温避光 10~15 分钟，至液体澄清透明（若溶液未澄清透明，请重新振荡混匀，再放置 2 分钟，至液体澄清透明），PBS 洗两次，加入 2μl 抗人 CD13、CD45 抗体，4℃避光孵育 15~30 分钟，将细胞悬浮于 0.5ml PBS 洗液中，流式细胞仪检测裸鼠骨髓中人 CD13、CD45 双阳性比例。

5. 巢式 PCR 检测

（1）RNA 的提取及 cDNA 的合成。取濒死鼠长骨（肱骨、股骨及胫腓骨），用 5ml 无菌注射器冲出裸鼠骨髓于 PBS 液中，200 目滤网过滤后收集骨髓细胞，裸鼠各脏器则以匀浆器研磨，应用 Trizol 一步法提取总 RNA。取总 RNA 2.0μg，用 M-MLV 反转录酶将其逆转为 cDNA。

（2）PCR 检测。CML 融合基因 *BCR-ABL* 引物合成参照文献，第一轮序列：5′-GACTCACTGCTGCTGCTTATGTC-3′，5′-TTTTGGTTTGGGCTTCACAC-3′；第二轮序列：5′-CACGTTCCTGATCTCCTCTGAC-3′，5′-ACACCATTCCCCATTGTGATTAT-3′。β-actin 序列：5′-CGTGCGGGACATCCAGGA-3′，5′-GGGCACGAAGGCTCATCATT-3′。PCR 体系中含 cDNA 或第一轮 PCR 产物 2μl，dNTPs 200μmol/L，引物各 10pmol，Taq 酶 1.5U，用去离子水补至 25μl。PCR 扩增条件如下。第一轮：95℃，5min，95℃，30sec，58℃，30sec，72℃，30sec，72℃，7min，4℃，forever，35cycles；第二轮：95℃，5min，95℃，30sec，58℃，30sec，72℃，30sec，72℃，7min，4℃，forever，28cycles。β-actin：95℃，5min，95℃，30sec，

56℃，30sec，72℃，30sec，72℃，7min，4℃，forever，35cycles。加 PCR 产物于含溴化乙锭的 2% 琼脂糖凝胶中电泳，在紫外线凝胶成像仪下显影。*BCR-ABL* 扩增片段长度为 397bp，$\beta-actin$ 扩增片段长度为 258bp。

（二）结果

1. 发病情况　经 SCI 预处理的 BALB/c 裸鼠在接种人 CML 细胞后的发病情况见表 5-3-1。裸鼠平均 1 周左右开始消瘦，食欲差，部分出现全身皮肤散在出血点，精神状态差，萎靡少动，15 天之后状态开始恢复，5 周后其中 2 只裸鼠开始消瘦，萎靡少动，皮肤皱缩，弓背状显著，其中一只裸鼠于接种 12 日后出现左侧肢体偏瘫，另一只裸鼠于接种 13 日后出现右侧肢体偏瘫，并且脑部膨隆，呈瘤状凸起，16 日后一只裸鼠左眼眶周出现瘤状凸起，平均发病时间为接种细胞后 45~55 天。其余裸鼠于接种半月后体重增加，体态红润，与正常裸鼠相比无异常。经致死剂量照射后未接种人 CML 细胞小鼠 3 天内会死亡，经 SCI 处理而未接种人 CML 细胞的裸鼠能长期存活。

表 5-3-1　裸鼠发病情况

裸鼠数量	预处理方法	细胞接种	成功裸鼠数
45	SCI	人 CML 细胞（5~8）×10^7	2
30	致死剂量	裸鼠骨髓 MMCs 5×10^6 + 人 CML 细胞（5~8）×10^7	0

CML 模型成功标准：裸鼠出现消瘦、濒死表现，并且骨髓细胞能检测到 *BCR-ABL* 融合基因，或者在裸鼠骨髓或外周血中能检测到人 CD13 和 CD45 双表达。

2. 外周血及骨髓形态变化　预处理后的 BALB/c 裸鼠（包括 SCI 预处理及致死剂量照射预处理）接种人 CML 细胞后，在早期处于骨髓抑制期，外周血涂片有核细胞少见，2 周之后开始恢复，且经 SCI 预处理小鼠与经致死剂量照射小鼠基本一致，但 SCI 小鼠外周血象自 2 周后直至发病时亦未见明显变化，未见原始细胞。发病小鼠骨髓涂片中可见有核细胞增生活跃，原始细胞增多。

3. 病理学变化　SCI 预处理小鼠接种人 CML 细胞后脏器浸润少见，仅有少许小鼠会出现眼球后瘤性新生物。经致死剂量照射小鼠再接种人 CML 细胞后，虽脏器结构及细胞形态会发生变化，但亦未见有白血病细胞浸润脏器，考虑其改变系高剂量照射所致。

4. 流式细胞术检测结果　经 SCI 预处理后植入人 CML 白血病细胞裸鼠中，有 2 只裸鼠在后期出现消瘦，其骨髓均检测到 PE-CD13、FITC-CD45 阳性细胞，双表达率分别为 3.6% 及 10.8%。其余裸鼠骨髓内均未检测到 CD13、CD45 阳性细胞。

三、急性髓系白血病细胞系 KG−1a 白血病移植瘤动物模型的建立

（一）材料

1. 细胞系　人急性髓系白血病细胞 KG−1a 细胞，细胞接种于含 10% 胎牛血清的 RPMI 1640 培养液中，置 37℃、5% CO_2 和全湿条件下培养，取对数生长期细胞用于实验。

2. 实验动物　动物清洁级 BALB/c−nu 雌性裸小鼠 32 只，20～22g，SPF 级动物房饲养。在层流室中饲养，恒温（25～27 ℃）、恒湿（45%～55%）、新鲜空气高度除尘除菌；5 只小鼠/笼，灭菌处理的水和经 Co−60 射线照射灭菌的饲料自由供给动物。

（二）方法

1. 细胞培养　分选后的 CD34＋、CD38− 人急性髓系白血病细胞系 KG−1a，用内含 10% 灭活胎牛血清的 RPMI 1640 培养基培养，细胞接种密度为 $2×10^6$ 个/ml，置于 37℃、5% CO_2 温箱中培养，每 3 天换液一次。

2. CD34＋、CD38− 细胞的分选

（1）流式细胞分选术。①用离心管收集对数期生长的 KG−1a 细胞，置水平离心机中，800r/min 离心 5 分钟，弃上清后加入 PBS 液洗一次，加入 PBS 液重悬，计数，并用台盼蓝检测细胞活力，调整细胞浓度为 $1×10^6$～$1×10^7$/ml；②每 $1×10^6$ 个细胞加入 $10\mu l$ 荧光素标记的流式抗体，混匀，4℃ 避光孵育 30min；③孵育后的细胞加入 4 倍的 PBS 溶液，混匀，800r/min 离心 5 分钟，弃上清，加入 PBS 溶液重悬，流式细胞仪进行分选。

（2）磁珠细胞分选术。①收集分离后的骨髓或脐血单个核细胞，筛网过滤后计数，台盼蓝检测细胞活力；②重悬细胞于 $300\mu l$ buffer 中，每 $1×10^8$ 个细胞中加入 $100\mu l$ CD34 MircoBeads，混匀，孵育 30 分钟（2～8℃）；③每 $1×10^8$ 个细胞中加入 5～10ml buffer，300×g 离心 10 分钟，弃上清，加入 $500\mu l$ buffer 重悬；④选择适当的 MACs 柱（MS、LS 或 XS 柱），将其置于分选磁场中，加入适当 buffer 润洗柱子；⑤将细胞悬液上柱，收集阴性细胞；⑥用适当 buffer 洗涤柱子，将柱子从磁场中取出，放置在适合的收集管上，加入 buffer，用塞柱快速冲洗出细胞；⑦取少量细胞适当稀释后，显微镜下计数。

3. 动物模型建立　给予裸鼠环磷酰胺 2mg/只，腹腔注射，共 2 天，第 3 天收集对数生长期细胞，1000r/min，离心 5 分钟，无血清 RPMI 1640 培养基稀释，制成细胞悬液，细胞悬液密度 $5×10^9$ 个/ml，于裸鼠背部皮

肤常规消毒后，皮下注射 0.2ml，注射后 10～14 天可见到裸鼠皮下移植瘤瘤块开始生长。

4. 移植小鼠成模鉴定

（1）观察指标。①每天观察小鼠一般情况，包括饮食饮水、活动、对外界刺激的反应和精神状态，每周称重两次，做好实验记录；②每周进行外周血涂片，瑞氏染色观察是否有白血病细胞；③小鼠出现下面任何一种情况时将其处死：体重下降超过 10%、行动迟缓、不能进食或饮水等。

（2）标本采集和检测。①小鼠处死前剪尾取血做外周血涂片；②切除小鼠大脑、肺脏、肝脏、脾脏、肾脏、股骨等，置于 4% 多聚甲醛中固定；③取 1 根股骨，用刀片切开，进行骨髓压片，瑞氏染色观察骨髓白血病细胞浸润情况。

5. 病理学检查　固定、石蜡包埋、切片、HE 染色。

（1）将所取标本浸于 4% 多聚甲醛，固定，固定 24～48 小时，最好不要超过 48 小时，8～12 小时更换固定液。

（2）将已固定好的小鼠股骨标本从 4% 多聚甲醛中取出，置于包埋盒中做好标记，于流水下冲洗 1 小时，以取出组织中残余的多聚甲醛，控干水分，将股骨投入脱钙液（10% 的硝酸溶液）中，脱钙 6 小时，至用注射器针头可轻易刺透骨组织时，表示脱钙已完成。用流水冲洗 1 小时后按常规处理。

（3）脱水。将固定好的标本依次从低浓度向高浓度乙醇溶液转换，次序为 70% 乙醇、80% 乙醇、90% 乙醇、95% 乙醇Ⅰ、95% 乙醇Ⅱ、无水乙醇Ⅰ、无水乙醇Ⅱ、无水乙醇Ⅲ，各 30 分钟。

（4）透明。依次置入二甲苯Ⅰ、二甲苯Ⅱ、二甲苯Ⅲ各 20 分钟。

（5）浸蜡包埋。用高于石蜡熔点 2～3℃ 的温度将石蜡充分熔化后，将透明后的标本置入石蜡Ⅰ 30 分钟、石蜡Ⅱ 120 分钟、石蜡Ⅲ 150 分钟，将标本包埋。

（6）切片。石蜡切片机上切成 $4\mu m$ 石蜡切片，将切片置于 40～50℃ 烘箱中烘烤 18 小时。

（7）苏木素伊红染色。取出烤干的切片，立即投入二甲苯Ⅰ和二甲苯Ⅱ中脱蜡，每次 5 分钟；移入无水乙醇中浸泡 2 分钟；移入 95% 乙醇中浸泡 1 分钟；移入 80% 乙醇中浸泡 1 分钟；移入 75% 乙醇中浸泡 1 分钟；蒸馏水洗 2 分钟；苏木素染色 5 分钟，自来水冲洗掉多余的染料；1% 盐酸乙醇分化 30 秒；自来水浸泡 15 分钟，使组织呈鲜蓝色或天蓝色（蓝化）；伊红染色 2 分钟，自来水冲洗多余的染料。

（8）常规脱水、透明、封片。吸去玻片上的水分后放入80%乙醇中脱水1分钟；移入90%乙醇中1分钟；无水乙醇Ⅰ中1分钟，无水乙醇Ⅱ中1分钟；二甲苯石炭酸（3:1）中1分钟；二甲苯Ⅰ中1分钟；二甲苯Ⅱ中1分钟；中性树脂封片，放在温箱中烤干，普通光学显微镜下观察，细胞质呈粉红色，细胞核呈蓝色。

6. 流式细胞术检测　取发病小鼠骨髓制成单细胞悬液，用红细胞裂解液溶血5分钟，PBS溶液洗涤2次。用预冷的PBS溶液重选后，利用荧光抗体标记细胞，再用预冷的PBS溶液洗涤2次，重悬后通过流式细胞仪对细胞表型进行检测分析。

（三）结果

1. 移植瘤模型建立结果　KG-1a细胞接种裸鼠14天后，皮下移植瘤形成，结果见图5-3-1。

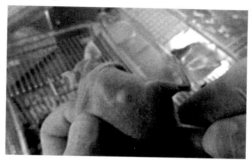

图5-3-1　KG-1a细胞接种裸鼠14天后皮下移植瘤

2. 移植瘤病理结果　移植瘤病理切片，光镜下观察，见图5-3-2。

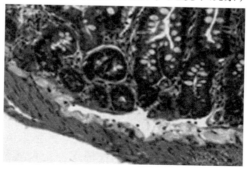

图5-3-2　KG-1a细胞系裸鼠皮下移植瘤模型（HE，×400）

3. 移植瘤流式检测结果　移植瘤制备细胞悬液后，流式细胞仪对细胞表型检测结果，见图5-3-3。

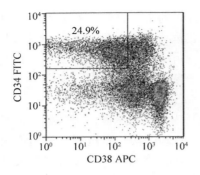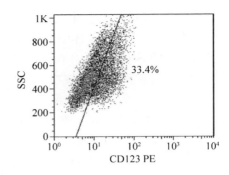

图 5 - 3 - 3　移植瘤细胞细胞表型高表达 CD34 +、CD123 +、CD38 -

（四）讨论

该模型接种细胞浓度高于一般移植瘤模型接种浓度，原因：①血液系统肿瘤细胞较实体瘤细胞难于接种制备移植瘤模型；②选用细胞株为敏感性白血病细胞株，成瘤率低于耐药细胞株；③试验选用裸鼠为细胞免疫缺陷小鼠，存在体液免疫，并非双免疫缺陷裸鼠，对肿瘤细胞存在免疫抵抗，所以经过多次预实验摸索，最终制定接种细胞浓度为 5×10^9 个/ml，考虑到高浓度影响细胞活力，所有操作均在冰上进行，同时在动物操作室制备，缩短接种时间。

四、探索用不同方法建立小鼠高表达 miR - 17 - 92 的 L1210 白血病模型

探索用不同的方法、不同浓度细胞构建 miR - 17 - 92 高表达的小鼠模型，选出与恶性淋巴瘤生物学特性更相符合的造模方式构造动物模型，以对淋巴瘤的发生发展及耐药的相关性进行更深入的研究。

（一）实验方法

1. 造模　小鼠分 3 组，每组雌雄各 3 只，共 6 只。无菌条件下，将高表达 miR - 17 - 92 的 L1210 细胞随机接种于 DBA/2 小鼠。取对数生长期的 L1210 细胞，将细胞浓度调整至 1000×10^4/ml，A 组以尾静脉注射接种方式接种 100×10^4 个细胞/只，B 组以尾静脉注射接种方式接种 300×10^4 个细胞/只，C 组以皮下注射途径于右上肢根部接种 300×10^4 个细胞/只。

2. 发病情况　各组小鼠接种 L1210 细胞后，观察各小鼠的发病情况、体重的改变、生存时间、皮下结节的生长情况。定期尾静脉取 0.1 ~ 0.2ml 的血液滴入 EDTA 抗凝管中，上机行血常规检验。

3. 外周血涂片检查　上机检测血常规完成后，取 EDTA 抗凝管中剩余的血样，用剩余血样制作血涂片，血涂片放于光镜下，观察各组小鼠外周血的白细胞形态及比例改变。一般于造模第 8、15、22 天，或于濒死前行

血常规检查。因小鼠采血次数过多易导致死亡，故每只小鼠共于尾静脉采血 3 次，如为濒死前应用眼球取血。通过血细胞分析仪，检测血常规白细胞、血红蛋白、血小板数值，同时进行血涂片检查，进行白细胞分类及图像分析，明确白血病细胞比例。

4. 病理检查　取出濒死小鼠的肺、脾、肝、肾等脏器及瘤块，用中性甲醛固定，然后用常规石蜡进行包埋、切片、HE 染色，并在光镜下观察细胞形态学改变。3 组小鼠于濒死前行断髓处死，剥离胸骨、股骨和胫骨，放到无菌容器，以 DMEM 培养液洗涤骨头后，剪去两端，露出骨腔；另取一个平皿，取 10ml 左右 DMEM + 培养液，以 1ml 注射器吸取 DMEM + 培养液注入骨腔，冲出骨髓细胞，两个断端交替冲洗 3 ~ 4 次，收集冲洗液到离心管中。将离心管 1000r/min 离心 5 分钟，倒掉上清，加入无血清培养基稀释，800r/min，离心 5 分钟，倒掉上清，最后得到的白色沉淀为骨髓细胞，加入 50μl 小牛血清反复吹打重悬，进行骨髓细胞涂片，瑞氏吉姆萨染色，行显微镜下细胞学检查。

（二）结果

1. 成瘤情况和存活时间　三组小鼠成瘤率均为 100%，平均存活天数分别为 A 组（24.3 ± 3.64）天、B 组（14.2 ± 3.42）天、C 组（26.4 ± 5.56）天。C 组小鼠接种第 7 天后接种处可见瘤结节，直径约 0.5cm，第 15 天瘤结节直径约 1.2cm，第 22 天瘤结节直径约 2.6cm，成瘤时间为 6 天。三组小鼠存活天数和体重改变见表 5 - 3 - 2。A 组与 B 组、C 组与 B 组小鼠存活时间比较，差异有统计学意义（$P < 0.01$）。A 组与 C 组、B 组与 C 组体重改变差异有统计学意义（$P < 0.05$）。C 组小鼠形体较接种前明显消瘦，但因瘤块较大，体重改变不明显（表 5 - 3 - 2）。

表 5 - 3 - 2　三组接种高表达 miR - 17 - 92 的 L1210 细胞小鼠存活时间和体重改变（$\bar{x} \pm s$）

组别	存活时间（d）	体重改变（g）
A 组	24.3 ± 3.64	3.41 ± 2.11（减轻）
B 组	14.2 ± 3.42[①]	3.23 ± 1.91（减轻）
C 组	26.4 ± 5.56	0.84 ± 1.56（增加）[②]

注：[①]存活时间，B 组与 A 组、C 组比较，$P < 0.01$；[②]体重改变，C 组与 A 组、B 组比较，$P < 0.05$。

2. 血常规及血涂片检查　A 组与 B 组外周血白细胞计数逐渐下降，白血病细胞比例逐渐增高。B 组小鼠未至第 15 天已有死亡，于临死前检测血常规，数据录入为第 15 天。各组白细胞计数、白血病细胞比例、血红蛋白、血小板计数比较分别见表 5 - 3 - 3、表 5 - 3 - 4、表 5 - 3 - 5、表 5 - 3 - 6，白细胞计数第 15 天与第 22 天各组间差异有统计学意义（$P < 0.05$），白血病细胞比例于第 8 天、第 15 天、第 22 天各组间差异均有统计学意义（$P < 0.05$），血红蛋白第 15 天各组间差异有统计学意义（$P < 0.05$），血小板计数第 15 天各组间差异有统计学意义（$P < 0.05$）。细胞悬液涂片，高表达 miR - 17 - 92 的 L1210 细胞形态见图 5 - 3 - 4，L1210 细胞形态见图 5 - 3 - 5，外周血涂片中白血病细胞见图 5 - 3 - 6。

表 5 - 3 - 3　小鼠外周血白细胞计数（$\times 10^9/L$）

组别	第 8 天	第 15 天	第 22 天	Z^a 值	P 值
A 组	9.96 ± 2.03	8.07 ± 1.31	5.97 ± 1.83	6.22	0.045
B 组	10.81 ± 1.70	5.02 ± 1.22	—	8.30	0.004
C 组	12.76 ± 2.06	13.28 ± 2.08	12.76 ± 2.06	0.035	0.983
Z 值	3.66	13.55	8.30		
P 值	0.16	0.001	0.004		

注：[a] Z 值是一个临界值，是标准化的结果，其意义在于在标准正态分布模型中它代表的概率值。

表 5 - 3 - 4　小鼠外周血涂片白血病细胞比例（%）

组别	第 8 天	第 15 天	第 22 天	Z 值	P 值
A 组	21.33 ± 2.78	32.83 ± 3.50	43.16 ± 5.16	14.40	0.001
B 组	32.17 ± 6.50	49.67 ± 7.00	—	5.76	0.016
C 组	10.00 ± 2.00	12.66 ± 2.00	14.16 ± 2.16	5.44	0.066
Z 值	13.84	14.58	8.30		
P 值	0.001	0.001	0.004		

表 5 - 3 - 5　小鼠外周血血红蛋白计数（g/L）

组别	第 8 天	第 15 天	第 22 天	Z 值	P 值
A 组	153.66 ± 7.11	131.10 ± 11.50	114.00 ± 18.67	9.93	0.007
B 组	152.67 ± 8.67	110.5 ± 8.17	—	8.30	0.004
C 组	153.17 ± 10.70	138.50 ± 15.00	121.80 ± 9.50	7.34	0.025
Z 值	0.009	8.037	0.778		
P 值	0.996	0.018	0.378		

表 5 - 3 - 6　小鼠外周血血小板计数　（×10⁹/L）

组别	第 8 天	第 15 天	第 22 天	Z 值	P 值
A 组	1011 ± 75.70	583.5 ± 100	359.3 ± 59.66	14.00	0.001
B 组	1080.8 ± 163.5	341.50 ± 54.50	—	8.30	0.004
C 组	971 ± 142.30	971 ± 142.30	321.1 ± 54.17	11.43	0.003
Z 值	1.20	14.00	0.41		
P 值	0.548	0.001	0.52		

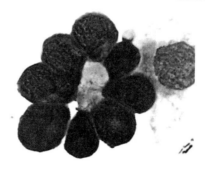

图 5 - 3 - 4　高表达 miR - 17 - 92 的 L1210 细胞形态（HE，×1000）

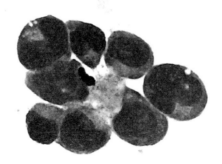

图 5 - 3 - 5　L1210 细胞形态（HE，×1000）

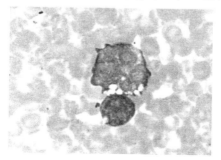

图 5 - 3 - 6　外周血涂片中的白血病细胞（HE，×1000）

3. 骨髓细胞学检查　三组小鼠均可见不同比例的白血病细胞（图 5 - 3 - 7，箭头所指处为白血病细胞）。A 组、B 组、C 组骨髓白血病细胞比例分别为（42 ± 11）%、（52.5 ± 13）%、（16.16 ± 5.16）%，A 组与 C 组、B 组与 C 组比较差异有统计学意义（均为 $P = 0.004$）。部分小鼠骨髓细胞进行流式细胞术检测，标记 CD45、CD19、CD3，尾静脉注射小鼠 CD19 阳性比值较皮下接种小鼠增多，检测结果分别见图 5 - 3 - 8、图 5 - 3 - 9。

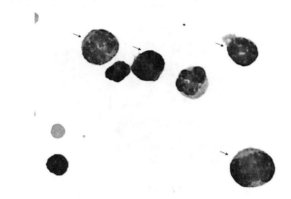

图 5 - 3 - 7　骨髓涂片中的白血病细胞（HE，×1000）

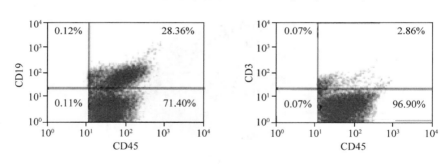

图 5 - 3 - 8　尾静脉注射 100×10^4 个细胞小鼠骨髓流式检测

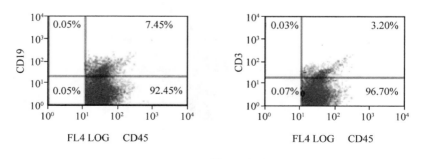

图 5 - 3 - 9　皮下接种小鼠骨髓流式检测

4. 大体表现　A 组与 B 组小鼠濒死时，躁动不安，多有腰部以下截瘫或偏瘫步态，1 只小鼠尾部于尾静脉注射处见肿块。C 组小鼠濒死时，皮下接种处可见明显肿块，中央出血、坏死，大小约 2.6 cm×2.2cm。

5. 光镜观察　各组小鼠脾脏有弥漫性白血病细胞浸润，正常组织结构被破坏；肝脏散在白血病细胞浸润，正常组织结构部分被破坏；肺脏和肾脏内有少量白血病细胞浸润，正常组织结构破坏不明显，肺脏有明显出血。（图 5 - 3 - 10）

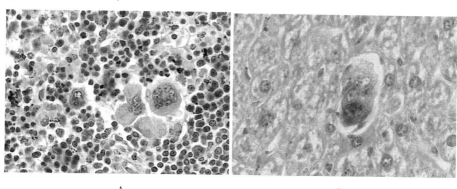

A　　　　　　　　　　　　　　B

图 5 - 3 - 10　100×10⁴ 个细胞/只尾静脉注射接种组小鼠脾脏与肝脏光镜观察

（HE，×400）

A. 脾脏；B. 肝脏

（三）讨论

制备白血病动物模型可通过静脉接种、腹腔接种及皮下接种等方式。在制备淋巴瘤/白血病动物模型时，恶性细胞主要在血液系统增殖是最符合临床病理的，因此通过静脉接种制备淋巴瘤/白血病动物模型是最理想的接近淋巴瘤/白血病生物学特性的造模方式。尾静脉注射操作较皮下接种、腹腔接种复杂，对技术人员要求高，培训时间较长。腹腔接种、皮下接种等方式操作简单、重复性好且易于观察，也是制备淋巴瘤/白血病动物模型的常用方法。

在成瘤性方面，A、B、C 三组成瘤性均为 100%，实验接种第 8 天通过血常规、血涂片、瘤块大小检测成瘤，三组均已成瘤，皮下接种观察成瘤方法更加直观、简单。小鼠血常规实验结果提示，皮下接种组外周血白细胞计数逐渐升高，而静脉接种组外周血白细胞计数均逐渐减低，濒死前明显低于白细胞正常范围。同期尾静脉注射空质粒 L1210 小鼠 100×10⁴ 个细胞/只及 300×10⁴ 个细胞/只，各 2 只，白细胞计数亦为逐渐下降，与高表达 miR - 17 - 92 的 L1210 组相似。A、B、C 三组小鼠血红蛋白及血小板计数也逐渐降低，与白血病临床血象改变呈现一致。外周血涂片提示白血病细胞比值三组有明显差异，静脉接种细胞数量越多，外周血白血病细胞比值越高，皮下接种组外周血白血病细胞比值最低；骨髓白血病细胞比值，静脉接种的两组均明显多于皮下接种组。

实验证明，皮下注射及尾静脉注射高表达 miR-17-92 的 L1210 细胞均可使 DBA/2N 小鼠成瘤，尾静脉接种使恶性幼稚细胞主要在血液系统增殖，因而更符合淋巴瘤/白血病的生物学特点。因此，尾静脉注射细胞浓度为 100×10^4 个细胞/只的高表达 miR-17-92 的小鼠存活时间长，外周血白血病细胞及骨髓白血病细胞比例均较高，特别适宜观察周期较长的动物实验。尾静脉注射细胞浓度 300×10^4 个细胞/只的高表达 miR-17-92 的 L1210 小鼠存活时间短，特别不适宜观察周期较长的实验。皮下接种可见明显的瘤结节，存活时间最长，适宜观察周期长的实验，但外周血及骨髓白血病细胞比例偏低。可根据研究目的及观察周期，选择适合的接种方式。

（朱长乐　陈信义）

第六章

白血病临床检测技术

第一节　血细胞形态学检验

血细胞形态学检验是通过外周血涂片和骨髓涂片经过瑞氏染色后，在显微镜下观察其细胞胞质和（或）量的变化，对于血液系统疾病和某些代谢性疾病、传染病、恶性肿瘤等的诊断、疗效评估有一定的价值。并可联合细胞化学染色、免疫化学检测、细胞遗传学和分子诊断学技术等进行综合分析的一种检测。

一、检测方法步骤

（一）外周血涂片检查

计数、分类一定数量（至少 100 个）的有核细胞，同时注意各种细胞（包括红细胞和血小板）的形态，并要全片观察血涂片中其他部位（尤其血膜边缘部位）。

（二）骨髓涂片检查

1. **低倍镜观察**　①判断骨髓涂片质量：观察涂片厚薄、骨髓小粒多少、油滴、染色等，并可选择满意的区域进行有核细胞分类、计数；②判断骨髓增生程度：骨髓中有核细胞的多少可以反映出骨髓增生程度；③巨核细胞计数并分类；全片观察有无体积较大或成堆分布的异常细胞，尤其要注意观察血膜边缘部位，如骨髓转移癌细胞、恶性组织细胞、恶性淋巴瘤细胞、戈谢细胞、尼曼－匹克细胞、海蓝组织细胞等。

2. **油镜观察**　有核细胞计数及分类。①计数的部位：应选择厚薄合适且均匀、细胞结构清楚、红细胞呈淡红色、背景干净的部位进行计数，一般在体尾交界处；②计数的顺序：计数要有一定顺序，以免出现有些视野重复计数的现象；③计数的细胞：计数的细胞包括除巨核细胞、破碎细胞、分裂象以外的其他有核细胞；④计数的数目：至少计数 200 个有核细胞；⑤观察内容：包括粒细胞、红细胞、巨核细胞、淋巴细胞、浆细胞、单核细胞系统及其他细胞，应观察各系增生程度、各阶段细胞比例及细胞形态。

3. 结果计算　①计算各系统细胞总百分比及各阶段细胞百分比；②计算粒红比值；③计算各阶段巨核细胞的个数。

4. 填写骨髓细胞学检查报告单　①填写患者姓名、性别、年龄、科室、病区、床号、住院号、标本编号、骨髓穿刺部位、骨髓穿刺时间、临床诊断等；②填写骨髓涂片取材、制备和染色情况；③填写骨髓报告单中各阶段细胞百分比、骨髓增生程度、粒红比值等；④文字描述：包括骨髓涂片、血涂片及细胞化学染色三个部分；⑤骨髓涂片特征：主要包括粒细胞、红细胞、巨核细胞、淋巴细胞、浆细胞、单核细胞系统的增生程度、各阶段细胞比例及细胞形态；⑥填写诊断意见及建议：根据骨髓象、血象和细胞化学染色所见，结合临床资料提出临床诊断意见或供临床参考意见，必要时提出进一步做检查及建议；⑦填写报告日期并署名。

二、临床常见白血病

（一）急性髓系白血病

AML 是髓系原始细胞在血液、骨髓和其他组织中的克隆性扩增。AML 根据 FAB 分类分 8 型，各亚型白血病细胞形态学特征如下。

（1）急性髓系白血病微分化型（M_0）。骨髓有核细胞增生程度较低。原始细胞≥90%，可达 90% 以上。骨髓涂片中原始细胞形态通常为中等大小，胞质量少、嗜碱性强、无颗粒；胞核圆形或轻微不规则、核染色质弥散、有 1~2 个核仁。也可见类似原始淋巴细胞的原始细胞，胞体较小，胞质量较少，核染色质聚集，核仁不明显，易误诊为急性淋巴细胞白血病。红细胞系、巨核细胞系有不同程度的增生减低。POX 染色原始细胞呈阴性或阳性率 <3%。AML – M_0 白血病细胞形态学特征见图 6 – 1 – 1。

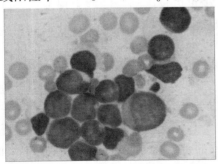
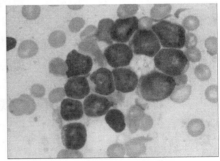

图 6 – 1 – 1a　AML – M_0 白血病细胞　　　　图 6 – 1 – 1b　AML – M_0 白血病细胞
　　　　形态学特征　　　　　　　　　　　　　　　　形态学特征

（2）急性粒细胞白血病未成熟型（M_1）。骨髓有核细胞增生活跃到明显活跃，原始细胞>90%。其形态有明显的原始粒细胞特征，胞体中等大小，均匀一致，胞核大呈圆形，核染色质呈细沙样，可见1～2个核仁，胞质量少呈蓝灰色，无或有 Auer 小体。粒红比值明显增高。大部分病例幼红细胞、淋巴细胞及巨核细胞明显减少。AML-M_1白血病细胞形态学特征见图6-1-2。

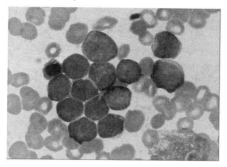 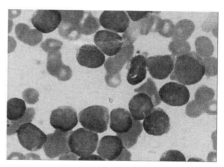

图6-1-2a　AML-M_1白血病细胞　　　　图6-1-2b　AML-M_1白血病细胞
　　　　　形态学特征　　　　　　　　　　　　　　　形态学特征

（3）急性粒细胞白血病部分成熟型（M_2）。骨髓有核细胞增生极度活跃或明显活跃，以粒细胞增生为主，原始粒细胞占30%～90%（NEC），此型白血病细胞形态特征为胞核与胞质发育不平衡，表现为胞体大小异常，形态多变，核染色质致疏松，核仁大而明显，1～3个，部分细胞核形畸变，如凹陷、折叠、扭曲、肾形、分叶等，胞质内可见嗜天青颗粒和空泡，可见 Auer 小体。有些以异常原始粒细胞增多为主，胞体较大，呈圆形或不规则，核质发育明显不平衡，"核老质幼"。红细胞系及巨核细胞系增生显著受抑。血小板少见。AML-M_2白血病细胞形态学特征见图6-1-3。

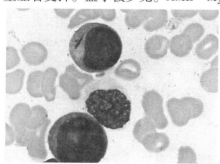 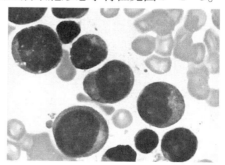

图6-1-3a　AML-M_2白血病细胞　　　　图6-1-3b　AML-M_2白血病细胞
　　　　　形态学特征　　　　　　　　　　　　　　　形态学特征

（4）急性早幼粒细胞白血病（M_3）。骨髓中以颗粒增多的异常早幼粒细胞为主，一种细胞胞核稍不规则、核染色质细、核仁可见、胞质量丰富，可见内外两层，胞质内可见粗大颗粒，及"柴捆状"Auer 小体；另一种细胞胞核较不规则，呈核扭曲、折叠或分叶（故易误诊为单核细胞），核染色质细，核仁可见，胞质量丰富，可见内外浆，胞质内可见细小颗粒。AML – M_3 白血病细胞形态学特征见图 6 – 1 – 4。

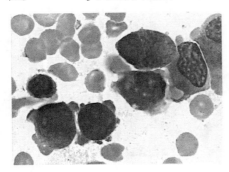 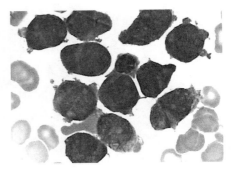

图 6 – 1 – 4a　AML – M_3 白血病细胞　　　图 6 – 1 – 4b　AML – M_3 白血病细胞
　　　　形态学特征　　　　　　　　　　　　　　　形态学特征

（5）急性粒 – 单核细胞白血病（M_4）。骨髓有核细胞增生极度活跃或明显活跃。粒、单核两系同时增生，形态上明显可见大、小两群明显不同的原始细胞。原始粒细胞胞体较小，核染色质较粗，胞质量少，胞质中可见较短的 Auer 小体。原单核细胞胞体较大，胞质丰富且有伪足形成，可有散在分布的嗜天青颗粒和空泡。胞核圆形，染色质细致呈"细沙"样，有一个或多个大而明显的核仁，胞质中可见较长的 Auer 小体。幼稚单核细胞形不规则，明显折叠、扭曲。红细胞系、巨核细胞系受抑制，可见少量的中、晚幼红细胞。血小板少见。M_4E_0（急性粒 – 单核细胞白血病伴嗜酸性粒细胞增多）是 AML 的特殊类型，除具有 M_4 特点外，嗜酸性粒细胞在非红系细胞中 >5%，部分嗜酸性粒细胞胞质内可见嗜碱性颗粒。AML – M_4 白血病细胞形态学特征见图 6 – 1 – 5。

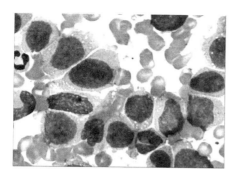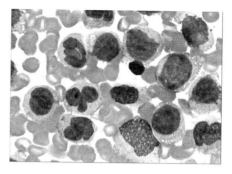

图 6 – 1 – 5a　AML – M₄ 白血病细胞
形态学特征

图 6 – 1 – 5b　AML – M₄E₀ 白血病细胞
形态学特征

（6）急性单核细胞白血病（M_5）。骨髓增生明显活跃或极度活跃。原单核细胞≥80%，幼稚单核细胞和成熟单核细胞比例相对较少。原单细胞体积较大、外形不规则，并可见成群分布；胞核圆形，染色质细致，有 1~3 个大而明显的畸形核仁；胞质丰富，呈蓝色或灰蓝色，并有伪足形成，可见弥漫的嗜天青颗粒和空泡。少量的幼稚单核细胞胞核较小，核形明显不规则，折叠、扭曲，染色质疏松，胞质不透明，似毛玻璃样。α – 醋酸萘酚酯酶（α – NAE）染色呈强阳性，且被氟化钠抑制。AML – M_5 白血病细胞形态学特征见图 6 – 1 – 6。

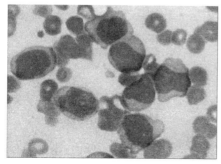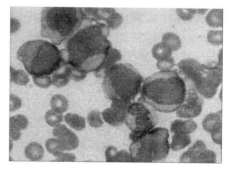

图 6 – 1 – 6a　AML – M₅ 白血病细胞
形态学特征

图 6 – 1 – 6b　AML – M₅ 白血病细胞
形态学特征

（7）急性红白血病（M_6）。骨髓中异常幼红细胞明显增生，大于50%，粒红比例倒置，以中到大的有核红细胞增多为特征，原红及早幼红细胞多见，常有中幼红细胞阶段缺如的"红血病裂孔"现象或中幼红细胞阶段减少的"红血病亚裂孔"现象。原红细胞和早幼红细胞胞体较大，胞核圆形，可见双核或多核，染色质细致，有一个或多个核仁，胞质呈"油画蓝"色，边缘可见伪足。中幼红细胞常有形态学异常，如类巨幼样改变、核碎裂、双核、多核、核畸形、核出芽及脱核障碍现象。非红系细胞中原始细胞（Ⅰ型＋Ⅱ型）≥30％。AML－M$_6$白血病细胞形态学特征见图6－1－7。

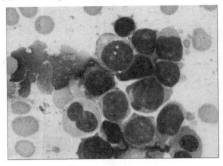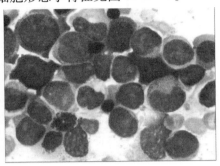

图6－1－7a　AML－M$_6$白血病细胞
形态学特征

图6－1－7b　AML－M$_6$白血病细胞
形态学特征

（8）急性巨核细胞白血病（M$_7$）。骨髓有核细胞增生活跃或明显活跃，粒、红两系细胞均增生减低，全片以原始及幼稚巨核细胞异常增生为主。骨髓中巨核细胞相比外周血中分化较差，胞体较小，圆形或不规则形，核染色质粗而浓集，多数核仁不明显；胞质蓝色或灰蓝色，不透明，着色不均，边缘不整齐，呈云雾状或毛刺状，可有伪足样突起；伴幼稚巨核细胞增多，体积较原始巨细胞略大；成熟巨核细胞少见。AML－M$_7$白血病细胞形态学特征见图6－1－8。

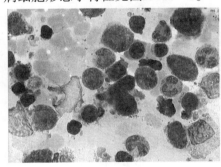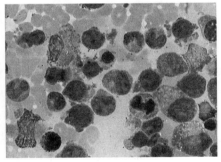

图6－1－8a　AML－M$_7$白血病细胞
形态学特征

图6－1－8b　AML－M$_7$白血病细胞
形态学特征

（二）急性淋巴细胞白血病

1. 定义　急性淋巴细胞白血病（AML）是由于原始及幼稚淋巴细胞在造血组织（特别是骨髓、脾和淋巴结）异常增殖并浸润全身各组织脏器的一种造血系统恶性克隆性疾病。

2. FAB 分类

（1）ALL－L_1。骨髓增生明显活跃或极度活跃，以小原幼淋巴细胞为主，多呈"葡萄串"状排列，核染色质呈团块状或致密深染，核仁不明显或小而不显眼，胞质蓝量少，多呈灰蓝色。全片中退化细胞易见。ALL-L_1白血病细胞形态学特征见图 6－1－9。

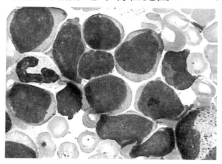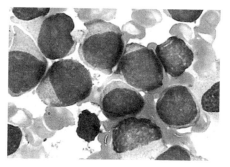

图 6－1－9a　ALL-L_1 白血病细胞
形态学特征

图 6－1－9b　ALL-L_1 白血病细胞
形态学特征

（2）ALL－L_2。以大原幼淋巴细胞为主，大小不一致，核形不规则，常见凹陷或折叠，核染色质偏粗，核仁可见，胞质蓝量稍可，胞质空泡变性不定。ALL-L_2白血病细胞形态学特征见图 6－1－10。

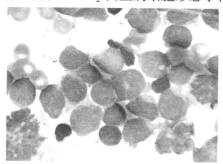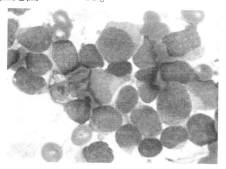

图 6－1－10a　ALL-L_2 白血病细胞
形态学特征

图 6－1－10b　ALL-L_2 白血病细胞
形态学特征

（3）ALL－L_3。以大原幼淋巴细胞为主，大小较一致，核形较规则，圆形或卵圆形，核染色质偏粗，核仁可见，胞质稍深蓝量稍可，大部分细胞内有较大空泡，呈蜂窝状。ALL-L_3白血病细胞形态学特征见图 6－1－11。

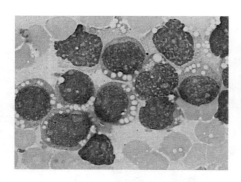 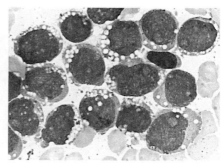

图 6 - 1 - 11a　ALL-L₃ 白血病细胞
形态学特征

图 6 - 1 - 11b　ALL-L₃ 白血病细胞
形态学特征

　　ALL，原始细胞比例常在 80% 以上，ALL - L₁ 以小原始淋巴细胞为主，比例规则，多为 B - ALL 型；ALL - L₂ 的原始淋巴细胞大小不一致，且核质有不规则呈凹陷、折叠，有时偏大的原始淋巴细胞似髓系原始细胞，易与 AML 混淆，但通过细胞化学染色可鉴别，有部分是 T - ALL 型；ALL - L₃ 又称 Burkitt 细胞白血病或 Burkitt 细胞白血病/淋巴瘤，细胞形态特点为胞质深蓝及空泡变性呈蜂窝状。

　　（三）混合细胞白血病

　　1. 定义　混合细胞白血病是髓细胞系和淋巴细胞系共同被累及的具有独特临床生物学特征的一组急性白血病。这是一组非常少见的白血病，免疫表型是诊断本病最重要手段，大多数患者对治疗反应不好，预后较差。

　　2. 形态学特点　骨髓有核细胞增生极度活跃，可见两群原始细胞，即胞体较大的原始粒细胞和胞体较小的原始淋巴细胞同时增多。急性混合细胞白血病的形态学特征见图 6 - 1 - 12。

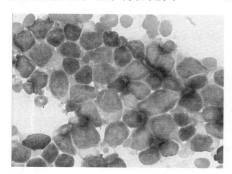 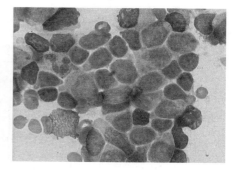

图 6 - 1 - 12a　急性混合细胞白血病细胞
形态学特征

图 6 - 1 - 12b　急性混合细胞白血病细胞
形态学特征

（四）浆细胞白血病

1. 定义　浆细胞白血病是一种少见类型的白血病，特征为外周血和骨髓中出现大量异常浆细胞，并广泛浸润各器官和组织。当外周血中浆细胞 >20% 或绝对值 $\geqslant 2.0 \times 10^9 /L$，即可诊断浆细胞白血病。

2. 形态学特点　骨髓增生活跃或明显活跃，表现为弥漫性白血病性浆细胞浸润，浆细胞胞体一般较小，呈圆形、长圆形或卵圆形，胞核较幼稚，核仁不明显，核染色质致密，核质比高，核质发育不平衡。部分可见胞体巨大的异常浆细胞，核仁明显或双核浆细胞和核异常分叶浆细胞。浆细胞白血病细胞形态学特征见图 6-1-13。

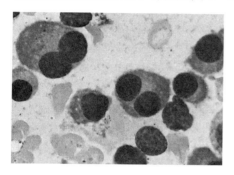 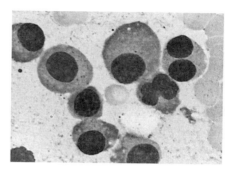

图 6-1-13a　浆细胞白血病细胞　　　图 6-1-13b　浆细胞白血病细胞形态学
　　　形态学特征　　　　　　　　　　　特征（外周血涂片）

（五）慢性髓性白血病

1. 定义　慢性髓性白血病主要指慢性粒细胞白血病（CML），是起源于骨髓异常多能造血干细胞并伴有特异性的 Ph 染色体和（或）*BCR - ABL* 融合基因形成的骨髓增殖性肿瘤。

2. 形态学特点

（1）外周血形态学。白细胞数量显著增高，分类计数显示粒系百分比明显增高，以中幼粒细胞以下各阶段细胞即中性中幼粒、晚幼粒细胞，及杆状核、分叶核粒细胞增多为主。原始粒细胞通常 <2%，伴嗜酸性粒细胞和嗜碱性粒细胞增多；粒系细胞形态易见退行性变，核质发育不平衡。血小板明显增高。

（2）骨髓形态学。骨髓象显示增生极度活跃，粒系细胞极度增生，以中、晚幼粒细胞以下阶段明显增高为主，原粒及早幼粒细胞轻度增多，原始粒细胞 <5%，嗜酸性粒细胞或嗜碱性粒细胞明显增多。粒细胞常有形态异常，细胞大小不一，核质发育不平衡，核染色质疏松。红系、淋巴细

胞增生明显受抑。巨核细胞早期可增多。

3. 阶段特点 根据原始细胞比例，CML 划分为慢性期、加速期、急变期。慢性期：原始细胞＜10%；加速期：骨髓或外周血中原始细胞占10%～19%；急变期：骨髓或外周血中原始细胞（Ⅰ型＋Ⅱ型，Ⅰ型：典型原始粒细胞，胞质中无颗粒；Ⅱ型有原粒细胞特征，胞质量较少，有少量细小颗粒）或原始淋巴细胞或原单＋幼单细胞＞20%。慢性粒细胞白血病细胞形态学特征见图6－1－14。

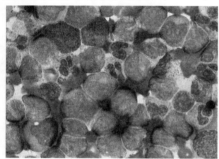

图 6－1－14a 慢性粒细胞白血病－慢性期细胞形态学特征

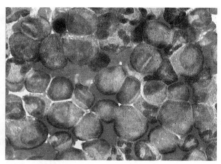

图 6－1－14b 慢性粒细胞白血病－加速期细胞形态学特征

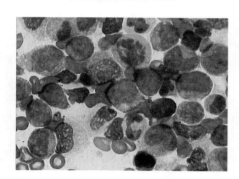

图 6－1－14c 慢性粒细胞白血病－急变期（AML）细胞形态学特征

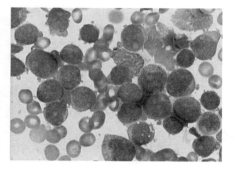

图 6－1－14d 慢性粒细胞白血病－急变期（ALL）细胞形态学特征

（六）慢性淋巴细胞白血病

1. 定义 慢性淋巴细胞白血病（CLL），主要是以小淋巴细胞克隆性增生，形态上类似成熟淋巴细胞，蓄积浸润骨髓、血液、淋巴结和其他器官，最终导致正常造血功能衰竭的恶性疾病。

2. 形态学特点

（1）外周血形态学。外周血中白细胞增高，分类时以分化较好的淋巴细胞为主，达 60% ~ 70%，甚至高达 95% 及以上。典型的 CLL 细胞形态类似正常淋巴细胞，但细胞核形不规则，呈切迹，染色质不规则聚集，胞质量少，呈灰蓝色，无颗粒。退化细胞多见，可见低于 2% 的幼稚淋巴细胞，晚期血小板减少。

（2）骨髓形态学。骨髓增生活跃到极度活跃，白血病性淋巴细胞明显增多，细胞大小和形态基本上与外周血一致，无明显异常。可见幼稚淋细胞。CLL 白血病细胞形态学特征见图 6 – 1 – 15。

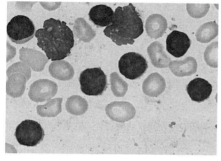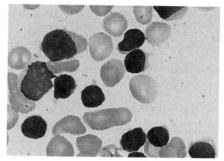

图 6 – 1 – 15a　慢性淋巴细胞白血病　　　图 6 – 1 – 15b　慢性淋巴细胞白血病
　　　　　细胞形态学特征　　　　　　　　　　　　细胞形态学特征

（七）慢性粒 – 单核细胞白血病

1. 定义　慢性粒 – 单核细胞白血病（CMML）是一组骨髓干细胞克隆性疾病，其单核细胞数量是界定疾病的主要指标。

2. 形态学特点

（1）外周血形态学。主要是粒细胞和单核细胞增高，单核细胞 > 10%，大多数是成熟单核细胞，形态正常。可见中、晚幼粒细胞，嗜碱性粒细胞可见轻度增多，嗜酸性粒细胞正常或轻度增多。

（2）骨髓形态学。骨髓增生多数为明显活跃或极度活跃，粒系和单核系细胞显著增生，粒系以中幼粒细胞及以下为主。单核系以异常单核细胞和成熟单核细胞为主，异常单核细胞属于成熟单核细胞，但比幼稚单核细胞染色质更致密、扭曲折叠更明显、胞质偏灰色。嗜酸性粒细胞数量正常或轻度增加。CMML 白血病细胞形态学特征见图 6 – 1 – 16。

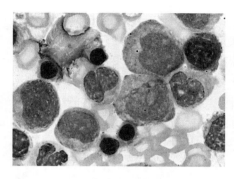
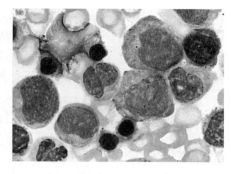

图 6 - 1 - 16a　慢性粒 - 单核细胞白血病　　图 6 - 1 - 16b　慢性粒 - 单核细胞白血病
　　　　　 细胞形态学特征　　　　　　　　　　 细胞形态学特征

（方志平　王　冲）

第二节　白血病细胞化学染色

细胞化学染色是以形态学为基础，结合运用化学或生物化学技术对细胞内酶类、脂类、糖类、蛋白质、核酸及铁等进行化学染色，在显微镜下对各种化学物质进行定性、定位、半定量分析的方法，主要目的是辅助区分急性白血病类型、协助血液系统等疾病的诊断和鉴别诊断。

一、过氧化物酶（POX）染色（氧化 WG - KI 法）

（一）检验原理

细胞中的过氧化物酶分解过氧化物产生新生态氧，新生态氧与碘化钾（KI）作用产生碘，碘与 WG 等显色剂中的有效成分结合，形成有色颗粒定位于细胞质中。

（二）主要组成成分

试剂组成	主要成分
快速染液 A（A 液）	曙红
快速染液 B（B 液）	天青
碘化钾溶液（C 液）	碘化钾
WG 溶液（D 液）	瑞姬氏染料

（三）标本类型

新鲜的骨髓细胞涂片及血液细胞涂片。

（四）检验方法

（1）快速染色（核染色）。干燥的骨髓涂片滴加 A 液（覆盖标本）后，再加 B 液［A 液∶B 液 = 1∶（1～2）］混匀，染色 20～30 秒，流水冲洗，甩干或滤纸吸干。

（2）滴加工作液于涂片上，染色 40～60 秒后倾去（不用水冲洗），滤纸吸干，镜检。

（五）结果判断

呈阳性反应时，可见胞质中有红棕色至蓝黑色颗粒。弱阳性时，阳性反应呈红棕色；强阳性时，阳性反应呈紫黑色或蓝黑色颗粒状，可充满整个胞质，甚至覆盖细胞核；阴性反应时，细胞质为蓝色，无阳性颗粒；细胞核着色为均匀的紫红色。嗜酸性粒细胞着色最快、最强，阳性反应呈蓝黑色，部分细胞颗粒可弥漫到细胞外，使细胞周围呈毛刺状。

（六）临床意义

（1）粒细胞系：除早期原始粒细胞呈阴性外，分化好的原始粒细胞以下阶段细胞随细胞成熟而阳性反应程度增强，但衰老的中性粒细胞反应程度减弱。嗜碱性粒细胞为阴性，嗜酸性粒细胞呈强阳性。

（2）单核细胞系：除早期原始阶段外，皆呈弱阳性反应，其颗粒细小稀疏。

（3）红细胞、巨核细胞、淋巴细胞、浆细胞均呈阴性。

（4）POX 染色主要用于鉴别急性白血病类型。急性髓系白血病多呈阳性反应，其中 APL 呈强阳性反应，AML－M_2 和 AML－M_4 型呈阳性反应，AML－M_1、AML－M_6 呈弱阳性或阳性反应，AML－M_5 呈弱阳性或阴性反应。AML－M_0、AML－M_7、ALL 呈阴性反应，或阳性原始细胞 <3%（可能是残留的原粒或早幼粒细胞）。因此，POX 染色是急性髓细胞和淋巴细胞白血病鉴别的重要指标。急性白血病常见类型的 POX 染色结果见图 6－2－1。

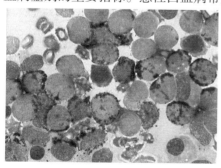 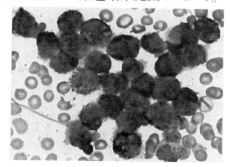

图 6－2－1a　AML-M_2 的 POX 染色　　　图 6－2－1b　APL 的 POX 染色

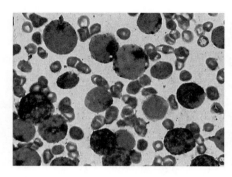 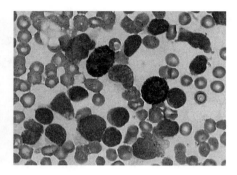

图 6 - 2 - 1c AML - M₄ 的 POX 染色　　　图 6 - 2 - 1d ALL 的 POX 染色

二、糖原（PAS）染色

（一）原理

过碘酸能使细胞内多糖类物质的乙二醇基氧化，形成双醛基，醛基与雪夫试剂中的无色品红结合成紫红色化合物，定位于含有多糖类的细胞中。

（二）标本类型

骨髓片。

（三）试剂

甲醛、过碘酸、无色品红、甲基绿。

（四）操作步骤

（1）干燥骨髓涂片，滴加甲醛覆盖涂片固定 1 分钟，蒸馏水冲洗，待干。

（2）滴加过碘酸覆盖涂片固定 5～10 分钟，蒸馏水冲洗，待干。

（3）滴加无色品红覆盖涂片固定 10～15 分钟，蒸馏水冲洗，待干。

（4）滴加甲基绿覆盖涂片复染 2～5 分钟，蒸馏水冲洗，待干后镜检。

（五）结果判断

细胞质内出现红色或紫红色颗粒、块状或弥漫状红色为阳性，阳性强度参考标准如下。阴性：胞质内无色、无颗粒；弱阳性（＋）：胞质淡红色或少量红色颗粒；阳性（＋＋）：胞质红色或 10 个以上红色颗粒；较阳性（＋＋＋）：胞质染红色或有粗大颗粒，可出现红色块状；强阳性（＋＋＋＋）：胞质紫红色或有粗大块状。

（六）临床意义

（1）粒细胞系：一般原始粒细胞呈阴性反应，早幼粒细胞以下阶段随着细胞成熟而阳性反应程度增强，成熟中性粒细胞最强，嗜酸性粒细胞中嗜酸性颗粒不着色，而胞质为阳性，嗜碱性粒细胞呈阳性。

（2）单核细胞系：仅有少量细小颗粒。

（3）原始淋巴细胞阳性程度低，随着细胞成熟阳性程度稍增加；幼红细胞、浆细胞为阴性；巨核细胞和血小板为阳性。

（4）协助红血病、红白血病的诊断：红血病和红白血病的幼红细胞可呈强阳性反应。

（5）急性白血病鉴别：急性粒细胞白血病的原始粒细胞 PAS 染色呈阴性或呈弥漫淡红色阳性反应；急性淋巴细胞白血病的原始、幼稚淋巴细胞为红色颗粒状或块状阳性，少数为阴性反应；急性单核细胞白血病的原始、幼稚单核细胞呈阳性，为红色细颗粒状、胞质边缘及伪足处颗粒明显，分化差的原始单核细胞为阴性；急性巨核细胞白血病的原巨核细胞为红色颗粒、块状阳性或强阳性。ALL、AML – M₇、AML – M₆ 的 PAS 染色结果见图 6 – 2 – 2。

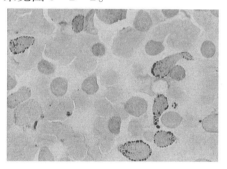
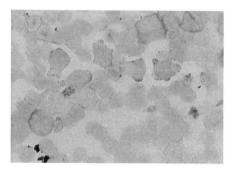

图 6 – 2 – 2a　ALL 的 PAS 染色　　　图 6 – 2 – 2b　AML – M₇ 的 PAS 染色

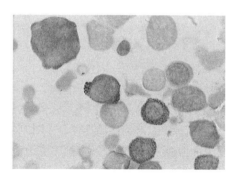

图 6 – 2 – 2c　AML – M₆ 的 PAS 染色

三、氯乙酸 AS – D 萘酚酯酶（NAS – DCE）染色

（一）原理

氯乙酸 AS – D 萘酚能被 NAS – DCE 水解成 AS – D 萘酚，再与基质液中稳定的重氮盐偶联，生成不溶性的红棕色沉淀，定位于细胞质中。阳性反应通常仅出现于粒细胞中，故又称特异性酯酶染色。

（二）标本类型

骨髓片。

（三）试剂

A 液（甲醛）、B 液（副品红）、C 液（亚硝酸钠）、D 液（磷酸盐）、E 液（氯乙酸 AS – D 萘酚）、F 液（甲基绿）。

（四）操作步骤

（1）干燥骨髓涂片，滴加 A 液固定涂片 1 分钟，蒸馏水冲洗，待干。

（2）滴加工作液（取 B 液 10μl、C 液 10μl 混匀，静置 1 分钟；再加 D 液 1ml、E 液 50μl 混匀）置于 37℃ 温箱 15 ~ 20 分钟，蒸馏水冲洗，待干。

（3）F 液复染 1~2 分钟，蒸馏水冲洗，待干后镜检。

（五）结果判断

在细胞质中，阳性反应呈红色颗粒状，阳性强度判断如下。阴性：无颗粒；弱阳性（＋）：颗粒小，分布稀疏；阳性（＋＋）：颗粒稍粗，分布较密集；较阳性（＋＋＋）：颗粒粗大，分布聚集，超过 1/2 胞质；强阳性（＋＋＋＋）：颗粒粗大，密布于整个胞质。

（六）临床意义

（1）粒细胞系：分化好的原始粒细胞呈阳性，嗜酸性粒细胞呈阴性或弱阳性。

（2）单核细胞系：呈阴性，偶见弱阳性反应。

（3）红细胞、巨核细胞、淋巴细胞、浆细胞均为阴性。

（4）急性白血病鉴别：主要鉴别 AML 和 ALL，AML 中以 APL 呈强阳性反应，AML – M_2、AML – M_4 呈阳性反应。AML – M_1 呈弱阳性反应，AML – M_5、ALL 呈阴性反应。APL 的 NAS – DCE 染色结果见图 6 – 2 – 3。

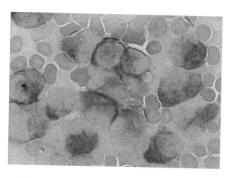

图 6 - 2 - 3　APL 的 NAS - DCE 染色

四、α-醋酸萘酚酯酶（α-NAE）染色

（一）原理

盐酸副品红与亚硝酸钠反应生成六偶氮副品红（重氮盐），底物 α-醋酸萘酚在酯酶 α-NAE 的作用下分解产生 α-萘酚，α-萘酚与六偶氮副品红结合生成棕红色沉淀，定位于细胞质中。本染色液对酯酶染色无特异性，故又称非特异性酯酶染色。

（二）标本类型

骨髓片。

（三）试剂

A 液（甲醛）、B 液（副品红）、C 液（亚硝酸钠）、D 液（磷酸盐）、E 液（α-醋酸萘酚）、F 液（甲基绿）、NaF（氟化钠）。

（四）操作步骤

（1）干燥骨髓涂片，滴加 A 液固定涂片 1 分钟，蒸馏水冲洗，待干。

（2）工作液配制：于试管中加 B 液 50μl、C 液 50μl 混匀，静置 1 分钟；再加 D 液 1.5ml、E 液 50μl 混匀，静置 2 分钟备用。（NaF 抑制试验加 NaF 液 1 滴。）

（3）滴加工作液布满涂片（37℃）孵育 30 分钟，蒸馏水冲洗，待干。

（4）F 液复染 1~2 分钟，蒸馏水冲洗，待干后镜检。

（五）结果判断

在细胞质中见红色或棕红色颗粒为阳性，阳性强度判断如下。阴性：无颗粒；弱阳性（+）：颗粒小，分布稀疏；阳性（++）：颗粒稍粗，分布较密集；较阳性（+++）：颗粒粗大，分布聚集，超过 1/2 胞质；强阳性（++++）：颗粒粗大，密布于整个胞质。

（六）临床意义

（1）粒细胞系：各期粒细胞多呈阴性反应，少数粒细胞可呈弱阳性反应，其反应不被 NaF 抑制。

（2）单核细胞系：呈强阳性反应，其反应可被 NaF 抑制。

（3）红细胞、淋巴细胞、浆细胞均为阴性，巨核细胞及血小板为阳性。

（4）急性白血病鉴别：主要鉴别急性粒细胞白血病和急性单核细胞白血病，AML－M_5 呈强阳性反应，且能被 NaF 抑制，AML－M_2、AML－M_3 呈阳性反应，不能被 NaF 抑制。AML－M_4、AML－M_5 的 α－NAE 染色及 NaF 染色结果见图 6－2－4。

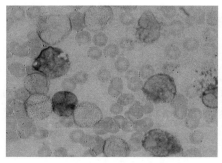
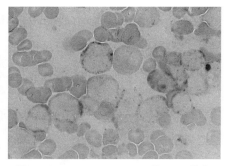

图 6－2－4a　AML－M_4 的 α－NAE 染色　　　图 6－2－4b　AML－M_4 的 NaF 染色

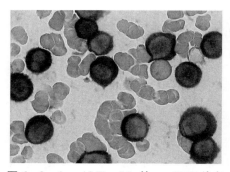
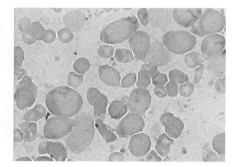

图 6－2－4c　AML－M_5 的 α－NAE 染色　　　图 6－2－4d　AML－M_5 的 NaF 染色

五、中性粒细胞碱性磷酸酶（NAP）染色

（一）原理

成熟中性粒细胞碱性磷酸酶在 pH 9.6 左右的碱性环境中，能水解基质液中的磷酸萘酚钠底物，释放出萘酚，后者与重氮盐偶联，生成不溶性的有色沉淀，定位于细胞质酶活性所在之处。

（二）标本类型

血片。

（三）试剂

A 液（甲醛）、B 液（偶氮溶液，即 FBB 盐）、C 液（亚硝酸钠）、D 液（磷酸萘酚 AS – BI）、E 液（核固红）。

（四）操作步骤

（1）干燥外周血涂片，滴加 A 液固定涂片 1 分钟，蒸馏水冲洗，待干。

（2）滴加工作液（取 B 液 50μl、C 液 50μl 混匀，静置 2 分钟；再加蒸馏水 1ml，加 D 液 50μl 混匀），置于 37℃温箱 15 分钟，蒸馏水冲洗，待干。

（3）E 液（使用前务必摇匀）复染 1 ~ 2 分钟，蒸馏水冲洗，待干。

（4）油镜下计数 100 个成熟中性粒细胞，分别记录其分级情况。

注：100 个细胞中阳性细胞总数即为阳性率，100 个细胞中阳性细胞的积分和即为 NAP 积分。

（五）结果判断

在细胞质中，阳性反应呈蓝色颗粒状，阳性强度判断如下。阴性 0 分：无颗粒；弱阳性 1 分（＋）：细胞质中含少量颗粒或呈弥漫浅蓝色；阳性 2 分（＋＋）：细胞质中含中等量的颗粒或呈弥漫蓝色；较阳性 3 分（＋＋＋）：细胞质中含较多颗粒或呈弥漫深蓝色；强阳性 4 分（＋＋＋＋）：细胞质中充满粗大颗粒或呈弥漫深蓝色。

（六）临床意义

主要用于慢性髓性白血病与类白血病鉴别，未经治疗的慢性髓性白血病积分明显减低，类白血病积分值明显增高。慢性髓性白血病的 NAP 染色结果见图 6 – 2 – 5。

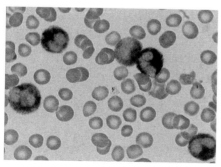

图 6 – 2 – 5　CML 的 NAP 染色

（方志平　闫洪超）

第三节 免疫学检测

一、免疫学检测概述

（一）流式细胞术简介

流式细胞术是目前血液系统恶性肿瘤诊断和治疗过程中重要的检测手段。在检测过程中首先通过孵育使荧光抗体（用荧光素标记的单克隆抗体）与细胞表面相应的抗原结合，孵育完成的单细胞悬液在上机检测时，仪器的激光激发抗体偶联的荧光素发出特定波长的光，仪器对不同波长的光进行检测并转换成电信号，电信号再经计算机系统处理后形成原始数据，技术人员对原始数据进行分析，判断目标细胞群的抗原表达情况，从而得出流式结论。

（二）流式细胞术在白血病免疫分型检测中的应用

在细胞分化发育过程中，不同的分化阶段出现不同的抗原表达特点，如粒细胞分化过程中的抗原表达（图6-3-1），流式细胞术就是根据不同于正常细胞分化发育的特点找出异常细胞，再根据其抗原表达情况明确疾病类型。异常细胞表现出的不同于正常细胞的特点主要表现为：①出现跨系抗原的表达；②不同期抗原的共表达；③抗原表达强度的异常；④细胞散射光异常。

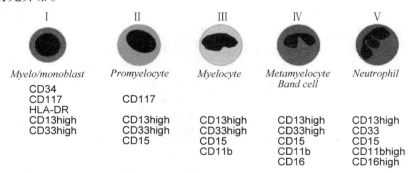

图6-3-1 粒细胞分化过程中的抗原表达

Ⅰ—原始粒细胞；Ⅱ—早幼粒细胞；Ⅲ—中幼粒细胞；Ⅳ—晚幼粒细胞；Ⅴ—分叶细胞

（三）白血病免疫分型的方法学

流式细胞术标本处理采用全血标记、溶红细胞法，也有一些国外的实验室采用先溶血后孵育的方法，制备好单细胞悬液后上机检测获取数据，然后利用分析软件进行分析。首先利用 CD45/SSC 散点图,将淋巴细胞、粒细胞、单核细胞、原始细胞、有核红细胞圈定设门,以标记细胞数 ≥ 20% 为阳性,分析各群细胞的免疫表型特点,确定异常细胞群体。当然,在数据分析过程中并不局限于用 CD45/SSC 点图设门,可根据异常细胞的抗原表达特点灵活掌握设门原则,最终目标为明确异常细胞群抗原表达情况,比如对异常浆细胞的分析往往采用在 CD45/CD38 点图上设门分析。常用的流式数据分析软件有 Diva、CellQuest、FCS、Kaluza、FlowJo、Paint - A - Gate 等。为保证检测质量,实验室质量控制是不可或缺的环节,包括试剂的质控、仪器的质控、室内环境的质控等。

（四）白血病免疫分型检测的抗原选择和 panel 设计

白血病免疫分型的抗原选择一直是困扰流式工作者的问题之一,成本及时间的限制导致不可能对标本进行所有抗原标记,而 2006 年 Bethesda 会议共识为血液肿瘤抗原的选择提供了依据。在此共识中,将流式检测细胞抗原分为一线抗原和二线抗原,原则上建议先选择一线抗原进行检测,根据一线抗原的表达情况,必要时从二线抗原中选择抗体进一步明确诊断。一线抗原和二线抗原分别见表 6 - 3 - 1 和表 6 - 3 - 2。

表 6 - 3 - 1 白血病免疫分型一线抗原检测表

系别	一线抗原
B 淋巴细胞	CD5、CD10、CD19、CD20、CD45、Kappa、Lambda
T/NK 细胞	CD2、CD3、CD4、CD5、CD7、CD8、CD45、CD56
髓系细胞	CD7、CD11b、CD13、CD14、CD15、CD16、CD33、CD34、CD45、CD56、CD117、HLA - DR
浆细胞	CD19、CD38、CD45、CD56

表 6 - 3 - 2 白血病免疫分型二线抗原检测表

系别	二线抗原
B 淋巴细胞	CD9、CD11c、CD15、CD22、cCD22、CD23、CD25、CD13、CD33、CD34、CD38、CD43、CD58、cCD79a、CD79b、CD103、FMC - 7、Bcl - 2、cKappa、cLambda、TdT、Zap - 70、cIgM
T/NK 细胞	CD1a、cCD3、CD10、CD16、CD25、CD26、CD30、CD34、CD45RA、CD45RO、CD57、TCR - αβ、TCR - γδ、cTIA - 1、TCR - Vβ、TdT
髓系细胞	CD2、CD4、CD25、CD36、CD38、CD41、CD61、cCD61、CD64、CD71、cMPO、CD123、CD163、CD235a
浆细胞	CD10、CD117、CD138、cKappa、cLambda

2015 年刘艳荣教授主导的中国免疫学会血液免疫分会临床流式细胞术

学组提出了四色流式细胞术用于急性白血病免疫分型的中国专家共识，共识中指出理想的急性白血病免疫分型方案应满足以下几点要求：①识别白血病细胞，能将其与正常细胞或反应性细胞相区别；②鉴别白血病细胞的系列来源；③根据细胞的分化程度对疾病进行亚型分型；④鉴别用于检测MRD 的白血病相关免疫表型；⑤帮助判断某些特异分子改变，即基因型检测；⑥提供预后相关及治疗靶点的免疫标志检测结果。此共识同时给出检测 ALL 和 AML 的必选抗体（表 6 - 3 - 3 和表 6 - 3 - 4）及两步法四色方案建议（表 6 - 3 - 5）。如果检测分两步进行，第一步先筛查抗体组合第 1 和第 2 管（表 6 - 3 - 5），第二步再根据第一步检测结果进行标记。如果采用一步法，可根据表 6 - 3 - 3 和表 6 - 3 - 4 必选抗体进行选择，同时需要进行亚型及基因型检测时，可根据具体情况进行选择。

表 6 - 3 - 3　急性淋巴细胞白血病（ALL）必选抗体

亚型	诊断及筛查白血病相关免疫表型必选抗体
B - ALL	CD19、CD10、CD34、cCD79a、CD22、nTdT 和 CD58、CD123、Ig 或 Kappa、Lambda 轻链
T - ALL	cCD3、nTdT、CD34、CD7、CD5、CD2、CD3、CD4、CD8、CD1a

表 6 - 3 - 4　急性髓系白血病（AML）和混合表型急性白血病（MPAL）必选抗体

细胞系列	必选抗体	使用说明
干/祖和嗜碱性粒细胞	CD34、CD117、HLA - DR、CD123	全部 AML 必选
粒/单核系	CD33、CD13、CD15、CD64、CD14、CD11c、CD300e	AML - M_{0-5} 必选
红系	CD71、CD235a	AML - M_6 必选
巨核系	CD41、CD61、CD42b	AML - M_7 必选
肥大细胞	CD22、CD25	肥大细胞白血病必选
树突细胞	CD303、CD304	树突细胞白血病必选
淋系	CD7、CD19、CD56	全部 AML 必选
MPAL	cMPO、cCD3、cCD79a、cCD22	MPAL 必选

表 6 - 3 - 5　急性白血病免疫分型两步法参考抗体组合

管号	PerCP	FITC	PE	APC	意义
1	CD45	CD7	CD117	CD33	筛查必选
2	CD45	CD10	CD34	CD19	筛查必选

续表

管号	PerCP	FITC	PE	APC	意义
B – ALL					
3	CD45	nTdT	CD22	cCD79a	诊断必要时
4	CD45	κ	λ	CD19	诊断必要时
5	CD45	CD58	CD123	CD38	MRD 必选
6	CD45	CD15	cμ	CD20	可选，亚型和基因型检测
7	CD45		CD13	CD33	MRD 可选
8	CD45	cMPO	cCD3		混合表型必选
T – ALL					
3	CD45	CD8	CD4	CD3	必选
4	CD45	CD99	cCD3	nTdT	必选
5	CD45	CD2	CD1a	CD5	必选
AML					
3	CD45	CD14	CD64	CD300e	必选：粒和单核细胞
4	CD45	CD15	CD13	CD11b	必选：粒和单核细胞
5	CD45	HLA – DR	CD123	CD11c	MRD，嗜碱和树突细胞必选
6	CD45	CD2	CD56	CD38	MRD 必选，帮助诊断 APL
7	CD45	CD71	GlyA		AML – M_6 必选
8	CD45	CD41	CD42b	CD61	AML – M_7 必选
9	CD45	CD303	CD304		树突细胞必选
10	CD45	CD9	CD22	CD25	嗜碱和肥大细胞必选
MPAL					
3	CD45	cMPO	cCD3	cCD79a	系别不明时必选

目前，越来越多的专家们开始关注白血病免疫分型的八色和十色方案，未来白血病免疫分型检测会越来越标准化，并且方便快捷。

二、典型案例分析

（一）急性髓系白血病

1. **急性髓系白血病微分化型（AML – M_0）**　此类疾病异常细胞位于原始细胞分布区域，SSC 较低，多数病例表达早期造血细胞标志，如 CD34、CD38、HLA – DR；缺乏粒、单核细胞成熟相关标志，如 CD11b、CD15、CD14。原始细胞经常表达 CD13 和（或）CD117。60% 的病例表达

CD33，40% 病例表达 CD7，其他淋巴细胞相关标志很少阳性，组织化学染色髓过氧化物酶（MPO）为阴性。

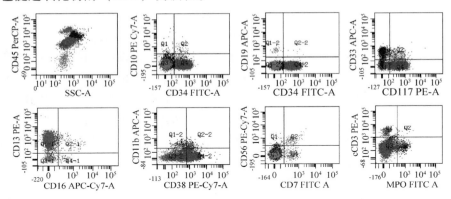

图 6 - 3 - 2　急性髓系白血病微分化型免疫表型

如图 6 - 3 - 2 所示，异常细胞（图示红色）位于原始细胞分布区域，SSC 较低，表达早期标志 CD34、CD117，部分细胞表达 CD38，表达髓系标志 CD13，少数细胞表达 CD33，不表达 CD7、CD19、CD56 等其他系别标志，MPO、cCD3 阴性，为 AML - M$_0$ 免疫表型。

2. 急性粒细胞白血病未分化型（AML - M$_1$）　此类疾病异常细胞位于原始细胞分布区域，表达 MPO 和一个或更多的髓系相关性标志，例如 CD13、CD33 和 CD117。CD34 和 HLA - DR 在 70% 的病例中为阳性。

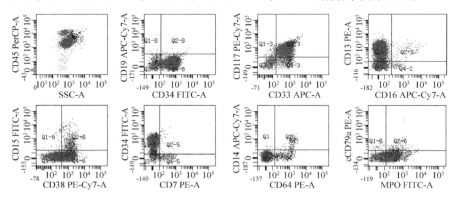

图 6 - 3 - 3　急性粒细胞白血病未分化型免疫表型

如图 6 - 3 - 3 所示，异常细胞（图示红色）位于原始细胞分布区域，约占有核细胞的 91.4%，表达早期标志 CD34、CD117，部分表达 CD38，表达髓系标志 CD13、CD33，部分表达髓系特异性标志 MPO，未见其他系别标志表达，为 AML – M₁ 免疫表型。

3. 急性粒细胞白血病部分分化型（AML – M₂）　此类疾病异常细胞位于原始细胞分布区域或原始向髓系细胞分化的区域，经常表达 CD34、HLA – DR、CD117、CD13 和 CD33，可表达粒系分化标志 CD15、CD11b，可见跨系抗原表达，如 CD7、CD19、CD56 等，MPO 可以阴性，也可以阳性。

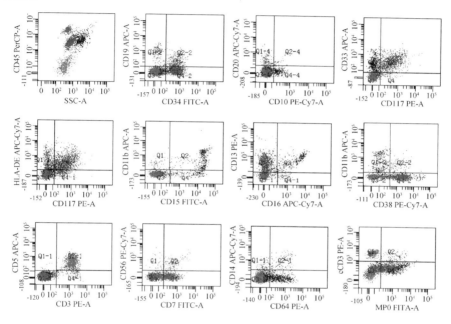

图 6 – 3 – 4　急性粒细胞白血病部分分化型免疫表型

如图 6 – 3 – 4 所示，异常细胞（图示红色）位于原始向髓系细胞分化的区域，表达早期标志 CD34、CD117、CD38、HLA – DR，表达髓系标志 CD13、CD33，部分表达髓系特异性标志 MPO，跨系表达 CD7，但 T 系特异性标志 cCD3 阴性，为 AML – M₂ 免疫表型。

4. 急性早幼粒细胞白血病（APL）　此类疾病异常细胞 SSC 较高，自发荧光较强。以 CD34、HLA – DR、CD11b、CD11c 低表达或阴性为特征，经常均一高表达 CD33 和异质性表达 CD13。多数病例表达 CD117。不典型病例可部分表达 CD34 或 HLA – DR。

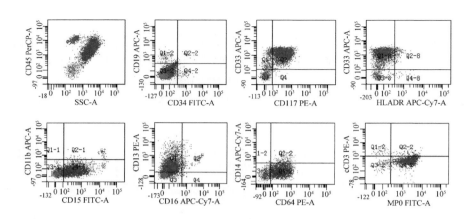

图6-3-5　急性早幼粒细胞白血病免疫表型

如图6-3-5所示，异常细胞（图示红色）CD45弱阳性，SSC较高，该群细胞自发荧光较强，表达早期标志CD117，表达髓系标志CD13、CD15、CD33、CD64、MPO，其中CD33、MPO强表达，不表达CD34、HLA-DR，为APL免疫表型。

5. 急性粒-单核细胞白血病（AML-M$_4$）　此类疾病经常显示几种原始细胞群，不同程度表达髓系抗原CD13、CD33和CD15，经常表达单核细胞分化的特征性标志，如CD4、CD14、CD11b等。需要指出的是单纯依靠流式细胞分析诊断AML-M$_4$存在一定难度，需要结合骨髓细胞形态学检验。

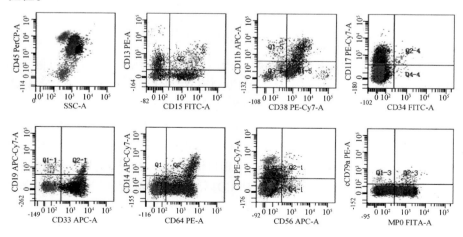

图6-3-6　急性粒-单核细胞白血病免疫表型

如图 6-3-6 所示，异常细胞位于原始向髓系细胞分化的区域，根据表型不同可以分为两群，异常细胞群 I （图示红色）：表达早期标志 CD38，部分表达 CD117，表达髓系标志 CD33，部分表达 CD13、CD64，表达髓系特异性标志 MPO，考虑为髓系幼稚细胞；异常细胞群体 II （图示紫色）：部分表达早期标志 CD117，表达髓系标志 CD15，部分表达 CD13，强表达 CD33、CD64，表达 CD38，存在单核细胞分化标志 CD4、CD11b、CD14，且 CD14 部分丢失，部分细胞表达 MPO，考虑为幼稚单核细胞，符合 AML-M$_4$ 免疫表型。

6. 急性单核细胞白血病（AML-M$_5$）　此类疾病异常细胞位于原始向单核细胞分化的区域，不同程度表达髓系标志，如 CD13、CD33，CD33 通常强表达，一般表达至少 2 个单核细胞特征性标志，如 CD14、CD4、CD11b、CD11c、CD36 等。CD34 可能阳性，CD117 表达更多见，几乎所有病例都表达 HLA-DR，免疫组织化学染色 MPO 弱阳或阴性。

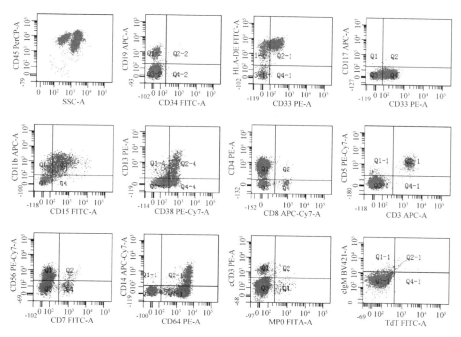

图 6-3-7　急性单核细胞白血病免疫表型

如图 6-3-7 所示，异常细胞（图示红色）位于原始向单核细胞分化的区域，表达髓系标志 CD15、CD33，部分表达 CD13、CD38，强表达 CD64、HLA-DR，表达单核细胞分化标记 CD4、CD11b、CD14，跨系表达 CD56，为单核细胞表型，而 CD14 部分缺失，提示为幼稚单核细胞，为 AML – M$_5$ 免疫表型。

7. 纯红细胞白血病　2008 版 WHO 将本型分为急性红白血病（M$_6$）和纯红细胞白血病两类。前者存在 50% 以上红系前体细胞，非红系中存在 20% 以上的髓系幼稚细胞。后者代表一种非成熟的肿瘤性增殖（BM 中 ≥ 80%），并不存在明显的幼稚髓细胞。纯红细胞白血病中如果幼红细胞处于分化程度较高时，表达 GlyA，不表达 MPO 和其他髓系相关标志，经常为 CD34 和 HLA – DR 阴性，但 CD117 可能阳性。2016 版 WHO 将 AML – M$_6$ 从 AML 亚型中剔除，保留纯红细胞白血病。

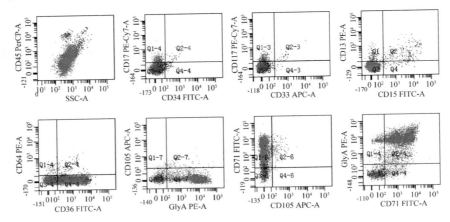

图 6 – 3 – 8　纯红细胞白血病免疫表型

如图 6 – 3 – 8 所示，CD71 +、GlyA + 有核红细胞约占有核细胞的 81.5%，该群细胞还表达 CD36，不表达 CD13、CD33，建议结合临床除外纯红细胞白血病。

8. 急性巨核细胞白血病（AML – M$_7$）　幼稚巨核细胞表达一个或多个血小板糖蛋白：CD41、CD61。CD42 常为阴性，CD13、CD33 可能为阳性，而 CD34、CD45、HLA – DR 常为阴性。但我们发现部分 AML – M$_7$ 病例 CD42 也可能为阳性。

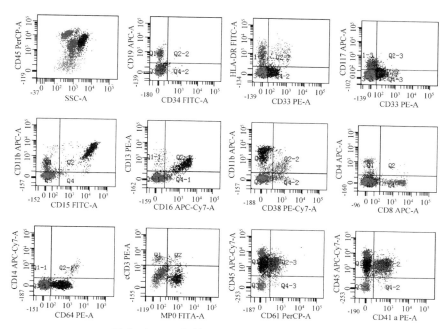

图 6 - 3 - 9 急性巨核细胞白血病免疫表型

如图 6 - 3 - 9 所示，异常细胞（图示红色）位于原始细胞分布区域，部分表达早期标志 CD117，表达幼稚巨核细胞特异性标志 CD41a、CD61，为 AML - M₇ 免疫表型。

（二）急性淋巴细胞白血病

1. 急性 B 淋巴细胞白血病（B - ALL） 异常细胞几乎全部表达 CD19、cCD79a 和 CD22。但它们均不是 B 系特异性的，高强度的表达或几种抗原表达的组合高度支持 B 系。CD20 和 CD34 的表达是可变的，CD45 可以阴性。髓系抗原 CD13 和 CD33 可以阳性，但这些抗原的表达并不能除外 B - ALL 的诊断。除 B 系抗原的检测外，常见的跨系抗原的检测如 CD13、CD33、CD15 等有助于治疗后微小残留病（MRD）的追踪。

根据抗原表达的不同，B - ALL 可分为 Pro - B - ALL、Com - B - ALL、Pre - B - ALL 三种亚型，如表 6 - 3 - 6 所示。

表 6 - 3 - 6 B - ALL 亚型

亚型	cCD79a	CD22	CD19	CD34	TdT	CD10	cμ	Ig
Pro - B - ALL	+	+	+	+	+	-	-	-
Com - B - ALL	+	+	+	+	+	+	-	-
Pre - B - ALL	+	+	- / +	+	+	+	+	-

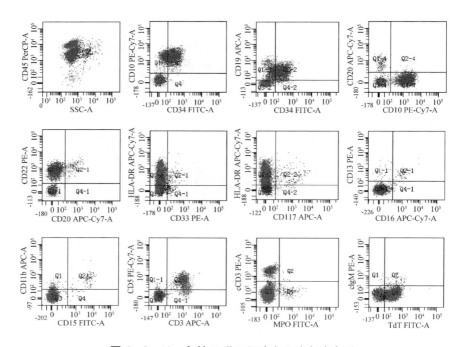

图 6 - 3 - 10　急性 B 淋巴细胞白血病免疫表型

如图 6 - 3 - 10 所示，异常细胞（图示红色）位于原始细胞分布区域，表达早期标志 CD34、TdT，表达 CD19、CD10、CD22、HLA - DR，不表达 CD20，T 系及髓系标志均为阴性，为 B - ALL 免疫表型，该群细胞 CD10 阳性，cIgM 阴性，亚型为 Com - B - ALL。

2. **急性 T 淋巴细胞白血病（T - ALL）** 因 T 淋巴细胞的发育在胸腺中进行，所以正常骨髓中不应该存在不成熟的 T 淋巴细胞。急性 T 淋巴细胞白血病异常细胞几乎全部表达 cCD3，不定表达 CD1a、CD2、CD3、CD4、CD5 和 CD8。我们实验室的数据显示 T 系胞膜抗原按照表达率高低依次为 CD7、CD5、CD2、CD3、CD4、CD8、CD1a 和 CD56。

WHO 根据 T 淋巴细胞在胸腺内的分化阶段将 T - ALL 分为几个亚型：Pro - T - ALL、Pre - T - ALL、皮质 - T - ALL（Cortical - T - ALL）和髓质 - T - ALL（Medullary - T - ALL）。抗原表达如表 6 - 3 - 7 所示。需要指出的是有一部分病例按照此标准不能明确判断亚型。

表6-3-7 T-ALL 亚型

亚型	cCD3	CD7	TdT	CD34	CD2	CD1a	CD3	CD4/CD8
Pro-T-ALL	+	+	+	+/-	-	-	-	-/-
Pre-T-ALL	+	+	+	+/-	+	-	-	-/-
Cortical-T-ALL	+	+	+	-	+	+	-	+/+
Medullary-T-ALL	+	+	+/-	-	+	-	+	+/-;-/+

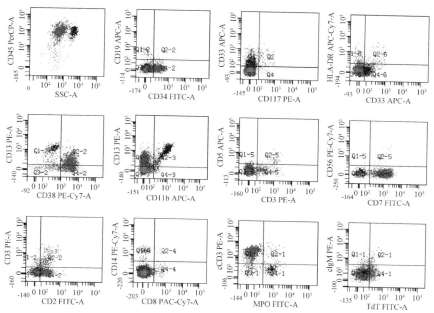

图6-3-11 急性 T 淋巴细胞白血病免疫表型

如图6-3-11所示，异常细胞（图示红色）位于原始细胞分布区域，表达 T 系特异性标志 cCD3，同时表达 CD7、CD38，部分表达 CD2、CD13、CD34、TdT，少数表达 CD3，不表达 CD4 和 CD8，符合 T-ALL 免疫表型，亚型为 Pre-T-ALL。

（三）混合表型白血病

WHO 分类将混合表型白血病分为两种情况，一种为同时存在一种以上异常细胞，分别表达不同系列标志；另一种为一群白血病细胞同时表达两个或两个系列以上的标志。

WHO 提出的鉴定不同系列的标准如表6-3-8所示。

表6-3-8　混合表型白血病不同系列标准

髓系

MPO +（FCM、免疫组化或细胞化学）

或单核细胞分化（至少2个标志：NEC、CD11c、CD64、CD14、溶菌酶）

T系

cCD3（FCM应用抗ζ抗体，而免疫组化使用的多克隆抗体可与CD3链结合，非T细胞特异的）

或膜CD3（很少表达）

B系

强CD19和至少1个标志强表达：CD79a、cCD22、CD10

或弱CD19和至少2个标志强表达：CD79a、cCD22、CD10

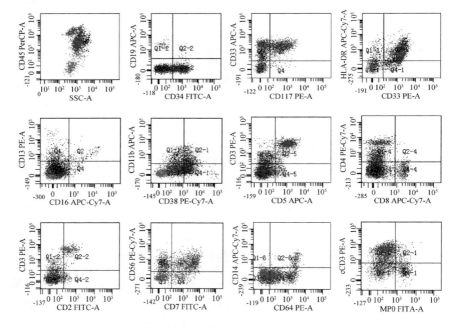

图6-3-12　双克隆双表型白血病免疫表型

如图6-3-12所示，原始细胞分布区域可见异常细胞群体（图示红色），表达T系特异性标志cCD3，表达CD7、CD56，表达早期标志CD34，部分表达CD38、CD117；若表达HLA-DR、CD33，部分表达CD64，少数表达CD3，为异常的T淋巴细胞；单核细胞（图示紫色）比例增高，CD11b、CD14抗原表达部分缺失，CD13抗原表达的荧光强度减低，表型偏幼稚，考虑双克隆双表型白血病（T系、髓系混合）免疫表型。

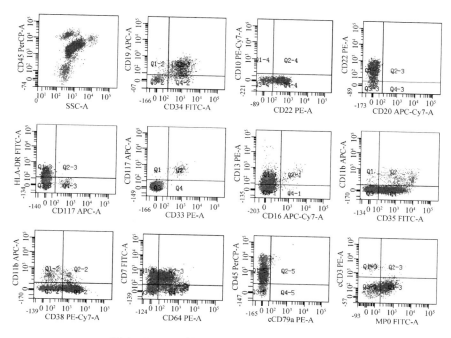

图 6 - 3 - 13　单克隆双表型白血病免疫表型

如图 6 - 3 - 13 所示，异常细胞（图示红色）表达早期标志 CD34、CD38、HLA - DR，表达髓系标志 CD13、CD15、CD64 及系别特异性标志 MPO，跨系表达 CD7，髓系系别明确，同时该群细胞表达 CD19，CD22 强表达，B 系系别明确，不表达 cCD3，为单克隆双表型白血病（髓系、B 系混合）免疫表型。

（四）浆细胞白血病

正常浆细胞表达 CD38st、CD138、CD45dim/ +、CD19，胞质 Kappa 和胞质 Lambda 呈多克隆表达，不表达 CD20 和 CD56。异常浆细胞的免疫表型可表现为：CD19、CD27、CD38、CD45 和 CD138 表达下调，CD28、CD33、CD56 过表达，异常表达 CD117，胞浆 Kappa/胞质 Lambda 单克隆表达。当外周血异常浆细胞比例 > 20%，或浆细胞绝对值 > 2.0 × 10⁹/L，往往提示浆细胞白血病。

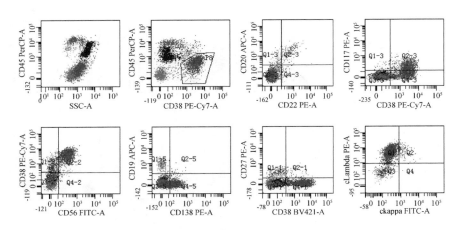

图6－3－14　浆细胞白血病免疫表型

如图6－3－14所示，在CD45阴性，SSC较有核红细胞大的分布区域可见异常细胞群体（图示红色），表达CD38、CD56、部分表达CD117、CD138，cLambda单克隆表达，不表达CD19、CD27，为异常浆细胞免疫表型。

（五）慢性粒细胞白血病

多数慢性粒细胞白血病流式表型不特异，尤其是在慢性期，需要结合细胞遗传学、分子遗传学和临床综合判定。典型的慢性粒细胞白血病流式表现为粒细胞比例增高伴分化异常，CD13dim/－、CD15＋、CD11b－、CD16－、CD38＋的髓系幼稚细胞比例增高，嗜酸性粒细胞和嗜碱性粒细胞比例增高，在慢性期时原始细胞比例可以不高。

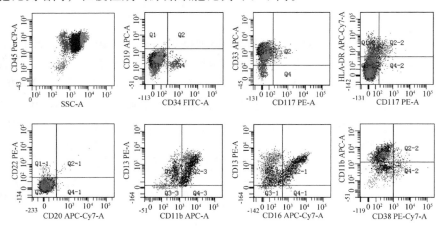

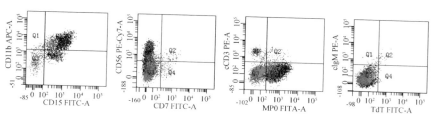

图6－3－15 慢性粒细胞白血病免疫表型

如图6－3－15所示，粒细胞比例增高伴分化异常，CD13dim/－、CD15＋、CD11b－、CD16－、CD38＋的髓系幼稚细胞比例增高，嗜酸及嗜碱性粒细胞比例增高，符合异常慢性粒细胞白血病表型。

（六）慢性淋巴细胞白血病

目前用于慢性淋巴细胞白血病诊断的依然主要参考 Moreau 等提出的免疫表型积分系统，如表6－3－9所示。

表6－3－9 免疫表型积分系统表

指标	分值	
	1 分	0 分
sIg	弱阳性	强阳性
CD5	阳性	阴性
CD23	阳性	阴性
FMC－7	阴性	阳性
CD22 或 CD79β	弱阳性	强阳性

典型慢性淋巴细胞白血病积4~5分，其他 B－CLPD 多为0~2分，对于积分为3分的患者，需要结合临床及其他检测结果。但推荐在检测时把其他 B 系抗原如 CD10、CD20 等同时进行检测以利于鉴别诊断。

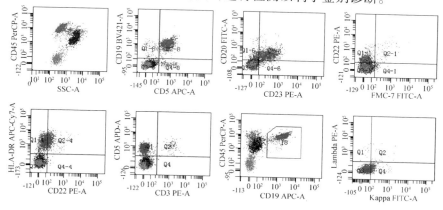

图6－3－16 慢性淋巴细胞白血病免疫表型

如图 6 - 3 - 16 所示，异常 B 淋巴细胞（图示红色）表达 HLA - DR、CD5、CD19、CD20、CD23，低表达 CD22、Kappa，不表达 FMC - 7，为慢性淋巴细胞白血病免疫表型。

（七）慢性粒 - 单核细胞白血病

典型慢性粒 - 单核细胞白血病免疫表型主要表现为成熟单核细胞比例增高，粒细胞比例正常或增高伴分化异常，单核细胞和粒细胞常异常表达 CD56，原始细胞比例正常或增高。在检测时需要检测粒细胞及单核细胞相关抗原，并与急性单核细胞白血病鉴别。与 CML 相同，此类疾病流式表型有时是非特异的，需要结合临床病史及其他检测。

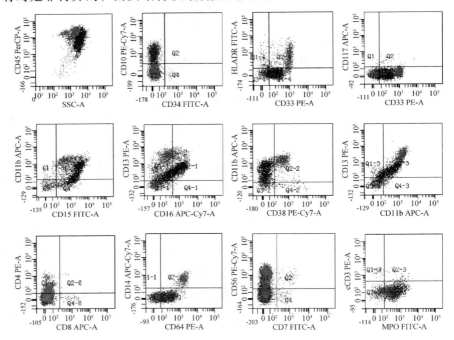

图 6 - 3 - 17 慢性粒 - 单核细胞白血病免疫表型

如图 6 - 3 - 17 所示，粒细胞比例增高伴分化异常，异常表达 CD56，成熟单核细胞比例增高，异常表达 CD56，符合慢性粒 - 单核细胞白血病表型。

流式细胞术作为血液系统恶性肿瘤诊疗过程中重要的检测手段，在系别判定上有独到的优势，但同时在很多疾病诊断中只能提供部分诊断依据，最终诊断仍然需要结合临床表现和细胞遗传学、分子遗传学等其他检测手段进行综合判定。

（刘丽媛　王显凤）

第四节 白血病细胞遗传学检测

细胞遗传学是研究细胞中染色体遗传规律的学科，同时也是在细胞层次上进行遗传学研究的遗传学分支学科。细胞遗传学着重研究细胞中染色体的起源、组成、变化、行为和传递等机制及其生物学效应。作为细胞遗传学检查方法之一的染色体核型分析，因其实用性和一定程度的准确性，已成为染色体异常的常规筛选技术。

染色体（chromosome）是遗传物质（基因）载体。它是由 DNA、RNA 和蛋白质组成的核蛋白物质，具有储存和传递遗传信息的作用。正常人体细胞染色体数目为 46 条，并有一定的形态和结构。正常男性染色体核型为 44 条染色体加 2 条性染色体 X 和 Y，检查报告中常用 46，XY 来表示。正常女性常染色体与男性相同，性染色体为 2 条 X，常用 46，XX 表示。46 表示染色体的总数目，大于或小于 46 都属于染色体数目异常。染色体在形态结构或数量上的异常被称为染色体异常，由染色体异常引起的疾病为染色体病，现已发现的染色体病有 100 余种，染色体病在临床上常可造成流产、先天愚型以及血液病等。临床上染色体检查目的就是为了发现染色体异常和诊断由染色体异常引起的疾病。

核型（karyotype）亦称染色体组型，是指体细胞有丝分裂中期细胞核（或染色体组）的表型，是染色体数目、大小、形态特征的总和。一个体细胞中的全部染色体，按其大小、形态特征顺序排列所构成的图像为核型图谱（图 6 - 4 - 1）。分裂相是细胞分裂过程中每个时期的细胞形态特征，包括细胞总体形态和遗传物质变化（图 6 - 4 - 2）。

白血病染色体异常的检出率依赖于精确的方法和细致的分析。随着细胞遗传学技术的发展，尤其是 1970 年以后染色体分带技术的问世和应用，研究发现绝大多数白血病都有非随机的染色体畸变，其类型不仅在 AML 与 ALL 之间有明显区别，且在它们各自的亚型间也互不相同。目前染色体异常已成为白血病诊断分型和预后评价的重要指标。

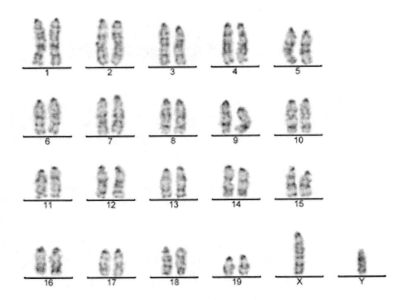

图 6-4-1　人类染色体核型图谱

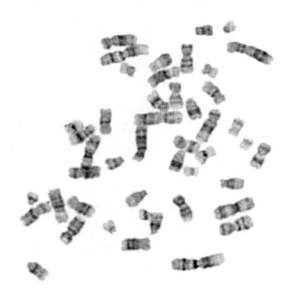

图 6-4-2　体细胞的（中期）分裂象

一、骨髓细胞染色体标本制备

（一）原理

利用秋水仙胺破坏纺锤丝的特定功能，将细胞的增殖周期阻留在分裂期的中期阶段，经低渗→固定→滴片等步骤制备染色体，再经过烤片→显带→染色等步骤进行染色体条带显示，进而进行核型分析。

（二）方法

（1）标本要求：使用新鲜骨髓液，用肝素抗凝。

（2）试剂：20% RPMI1640 培养液，2.5% 胰酶，2.5μg/ml 的秋水仙胺。

（3）试剂准备：从冰箱中取出试剂后恢复至室温，混匀后使用，超期试剂不可使用。

（三）操作步骤

（1）取材：取骨髓 1～2ml，加入肝素抗凝剂。

（2）接种细胞：用 20% RPMI1640 液调整细胞浓度至（1～2）×10⁶/ml。

（3）培养：将培养瓶放入 37℃培养箱培养 24 小时或 48 小时。提前 1 小时加入秋水仙胺，终浓度为 0.05μg/ml。

（4）收获细胞：①将培养物移至尖底离心管离心，1000r/min，离心 10 分钟，弃上清；②加入 0.07mol/L 氯化钾溶液 7ml，混匀，置 37℃水浴箱 30 分钟；③加入 7 滴固定液（甲醇：冰乙酸 = 3:1），用吸管混匀，1000r/min，离心 10 分钟，弃上清；④加入 7ml 固定液混匀，于室温 30 分钟，1000r/min，离心 10 分钟，弃上清；⑤加入 5ml 固定液混匀，于室温 30 分钟，1000r/min，离心 10 分钟，弃上清；⑥加入适量固定液调成浓度合适的细胞悬液后，用吸管吸取少量细胞悬液从高处滴至经冰水浸泡过的清洁玻片上，每片 3～4 滴，自然干燥后 10% Giemsa 染色 20 分钟，流水冲洗，待干，镜检。

（四）分析结果

每例患者镜检 20～50 个分裂象，观察每个分裂象的染色体数目和明显的结构变化。

二、骨髓细胞染色体显带

（一）原理

目前常用的染色体显带技术有 4 种，分别为 G 显带、R 显带、Q 显带和 C 显带技术。前 3 种为全染色体显带技术，后 1 种为染色体局部显带技术。现在国内常用的是 G 显带和 R 显带技术。R 显带的特点是其带型和 G 显带、Q 显带刚好相反，即前者的阳性带相当于后者的阴性带，而前者的阴性带相当于后者的阳性带；除 Y 染色体外，其他染色体的末端均为深带。本节主要介绍 G 显带技术。

（二）试剂

2.5% 胰酶溶液

（三）操作步骤

（1）标本老化：标本滴片后置 37℃ 温箱放置 5～7 天或 60～70℃ 烤箱烤片 2～3 小时。

（2）用 58ml 生理盐水加 2.5% 胰酶溶液 2ml 配成稀胰酶溶液，37℃ 预温。

（3）将老化的片子投入预温的胰酶溶液中 20～30 秒，蒸馏水冲洗。

（4）Giemsa 染色 20 分钟，蒸馏水冲洗。

（5）室温干燥后，显微镜下观察，照相。

（四）临床意义

此显带方法简单易行，可长期存放。

三、核型分析

用染色体核型分析系统进行核型分析，内容包括患者相关信息、镜检中期分裂相、摄像头采集并修饰的图片、染色体识别、配对、进行核型分析、存储并打印检测报告（按照人类细胞遗传学命名的国际体制）。人类染色体分组特点见表 6－4－1。

大量资料表明，大多数恶性血液病患者都有非随机的染色体改变，它们对于恶性血液病的诊断分型、预后评估、治疗和发病机制的研究都有极为重要的价值。尽管细胞遗传学改变种类繁多，但不外乎以下两大类：①染色体数目的改变包括单倍体（n）、多倍体（3n 或 4n）及非整倍体（单体、三体）等；②染色体结构的改变由于各种原因导致染色体断裂和重接，从而引起各种类型的染色体结构改变，包括缺失、易位、重复、环状染色体、等臂染色体、标记染色体、双着丝粒染色体和双微体等。

表6-4-1　人类染色体的分组特点

分组	染色体号码	染色体大小	着丝粒位置	有无随体	说明
A	1 2 3	最大	中着丝粒 亚中着丝粒 中着丝粒	无	本组内3号染色体比1号染色体略小
B	4、5	次大	亚中着丝粒	无	与C组染色体比较，B组的4号、5号染色体的短臂都较短
C	6~12	中等	亚中着丝粒	无	本组内6号、7号、8号、11号染色体的短臂较长，9号、10号、12号染色体的短臂较短
D	13~15	中等	近端着丝粒	有	本组内各号染色体之间难以区分
E	16 17 18	较小	中着丝粒 亚中着丝粒 中着丝粒	无	本组内18号染色体较17号染色体短臂更短些
F	19、20	次小	中着丝粒	无	本组内各号染色体之间难以区分
G	21、22	最小	近端着丝粒	有	21号、22号染色体的长臂的两条染色单体常呈分叉状，它们之间难以区分
性染色体	XY	中等 最小	亚中着丝粒 近端着丝粒	无	X染色体属于C组染色体，大小介于6号和7号之间。Y染色体属于G组染色体，两条染色单体的长臂常并拢

1. **染色体核型分析结果描述**　遵循《人类细胞遗传学国际命名体制〔ISCN（2013）〕》的有关规定进行结果描述。核型描述中常见的符号与缩写见表6-4-2。

2. **正常结果描述**　46，XY正常男性；46，XX正常女性。

3. **异常结果描述**　非上述形式描述时，提示有异常存在。

表6-4-2　核型描述中常用的符号和缩写

add	不明来源的额外物质	ins	插入易位
c	体质性异常	inv	倒位
cp	混合性核型	mar	标记染色体
del	缺失	r	环状染色体
der	衍生染色体	t	易位
dic	双着丝粒染色体	ter	末端

dmin	双微体	:	断裂
dup	重复	::	断裂后重接
hsr	均匀染色区	+或-	置于染色体号数之前，表示整条染色体的增加
i	等臂染色体		或丢失；置于染色体号数之后，表示染色体
idem	同前的		臂的增加或减少
inc	不完整核型		

四、常见血液病细胞遗传学改变

1. AML

（1）t（8；21）（q22；q22）：见于 92% 的 AML－M_2，7% 的 AML－M_4，个别的 AML－M_1。

（2）t（15；17）（q22；q21）：见于 85% 的 AML－M_3。

（3）inv（16）（p13；q22）：见于 8% 的 AML 和 25% 的 AML－M_4。

（4）t/del（11）（q23）：见于 22% 的 AML－M_5。

2. ALL

（1）B－ALL。

1）t（8；14）（q24；q32）：见于 3% 的 ALL。

2）t（4；11）（q21；q23）：见于 3% 的 ALL。

3）t（1；19）（q23；p13）：见于 5%～6% 的 ALL。

4）t（9；22）（q34；q11）：见于 2%～5% 的 ALL。

5）t（12；21）（p13；q22）：见于 12%～27% 的 ALL。

（2）T－ALL。

1）t（11；14）（p13；q11）：见于 25% 的 ALL。

2）t（10；14）（q24；q11）：见于 5%～10% 的 ALL。

3）t（1；14）（p32～34；q11）：见于 3% 的 ALL。

4）t（8；14）（q24；q11）：见于 2% 的 ALL。

5）t（11；14）（p15；q11）：见于 1% 的 ALL。

3. CML　95% 左右的 CML 患者 Ph 染色体为阳性。

4. 其他改变　如 CLL、MDS 等均有不同代表染色体改变，如 －5 或 5q－、－7 或 7q－、＋12、14q＋、del（13q）。

五、染色体检查临床和生物学意义

大量资料表明，白血病染色体检查具有重要的临床和生物学意义。

首先，克隆性染色体异常的检出有助于白血病的诊断和鉴别诊断，特异性染色体重排的发现有利于急性白血病的分型。

第二，染色体异常可作为监测急性白血病病情缓解或复发，以及 CML 急变的重要指标。最初的核型异常完全消失提示病情缓解，而重新出现则预示复发。除原有的异常外，又增加了新的克隆性异常提示疾病的进展如 CML 急变。

第三，性染色体标志可用来验证不同性别供受者间的异基因造血干细胞移植成功与否或确定白血病复发的来源。

第四，染色体也是独立的预后指标，对于患者治疗方案的选择和预后评估具有重要意义。

最后，染色体异常的发现还可为分子学研究提供重要线索，从而进一步促进白血病发病机制的研究。

通过对血液病患者骨髓染色体核型分析，对于临床诊断、治疗及预后有指导作用，有利于病因学、发病机制的研究，并且是白血病 MICC 分型的内容之一。

（一）慢性髓性白血病（CML）

Ph 染色体是 CML 的重要诊断标志，细胞遗传学分析显示大约 95% 的 CML 都有 Ph 染色体，借此可将 CML 与类白血病反应、骨髓增生异常综合征（MDS）及其他骨髓增生性疾病等相鉴别。绝大多数（约 92%）CML 患者染色体检查都为典型的 Ph 染色体易位即 t（9；22）（q34；q11），如图 6-4-3 所示，少数病例（约 8%）可见变异、复杂或遮蔽的 Ph 染色体易位。遮蔽的 Ph 染色体易位只有用染色体分带技术才可检出，否则易误诊为 Ph 染色体阴性 CML。分子学研究已证实不论变异、复杂或遮蔽的 Ph 染色体易位，它们都具有和典型 Ph 染色体易位相同的分子病理学基础即 *BCR-ABL* 基因重排，因此，Ph 染色体阳性 CML，不论其变异类型如何，都有相同的临床、血液学和预后特征。初诊时绝大多数 Ph 染色体阳性 CML 患者骨髓中 Ph 染色体阳性细胞百分比为 100%，临床和血液学完全缓解（CR）后 Ph 染色体并不消失，但在用干扰素或格列卫治疗后 Ph 染色体阳性细胞可减少甚至有可能消失。异基因造血干细胞移植后 Ph 染色体阳性细胞可显著减少或消失。CML 加速期或急变期，20% 的患者保持原有的 46，t（9；22）核型不变，而 80% 的患者可出现额外的染色体异常以致染色体数增至 47~50，其中 +Ph、+8 或 i（17q）最多见，且一般比临床或血液学急变征象早 2~4 个月出现。这些额外染色体异常的有无及多少与患者预后相关，无额外染色体异常的患者 80% 对治疗有反应，部分细胞有额外染色体异常的患者50%对治疗有反应，所分析的全部细胞有额外染色体异常的患者30%对治疗有反应。由于Ph染色体并非仅见于CML，也可见于其他恶性血液病如10%～30%的成人ALL等，因此，诊断CML时还需结合临床综合分析，防止绝对化。

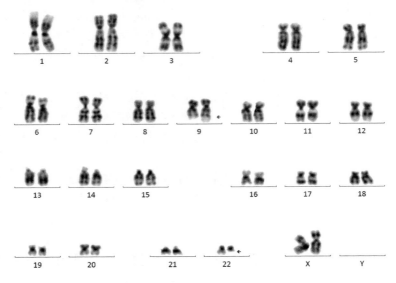

图6-4-3 t（9；22）（q34；q11）

Ph染色体阴性CML（大约占CML病例的5%）中，有50%为 *BCR-ABL* 融合基因阳性，实质上仍属Ph染色体阳性CML范畴，其余Ph染色体阴性 *BCR-ABL* 融合基因也阴性的CML，临床和血液学表现多不典型，预后差，多数学者认为其为慢性粒单细胞白血病的一种亚型或伴有过多原始细胞的难治性贫血，真正的Ph染色体阴性CML实际上并不存在。

（二）慢性淋巴细胞白血病（CLL）

CLL是一种低度恶性的淋巴细胞白血病，其中95%是B-CLL，其余为T-CLL，以往采用不加有丝分裂刺激剂的骨髓培养或加植物血凝素（PHA）的外周血培养所做的研究大多未见异常核型。近年来由于细胞培养技术的改进，特别是多克隆B淋巴细胞激活剂（PBA）的应用，发现50%以上的B-CLL有克隆性染色体异常。12号三体（+12）、14q+和13q-是CLL中最常见的异常，其次还可见11q-、17p-和6q-等异常。14q+的异常主要类型为t（11；14）（q13；q32），和t（14；19）（q32；q13），其中t（11；14）也是外套细胞淋巴瘤的特异性染色体易位。伴有13q-患者的预后和正常核型患者相同，而伴有+12、14q+、11q-或17p-

患者的预后较差。T - CLL 的特征性染色体异常为 inv（4）（q11；q32）。

（三）急性髓系白血病（AML）

AML 是目前细胞遗传学研究得较为深入的血液恶性肿瘤之一。现已发现 80% ~90% 的 AML 患者有非随机的染色体畸变，其类型多达上百种。AML 的原发性核型异常可分为 2 大类：一类是与 FAB 亚型相关的特异性染色体重排，约占 60%，以易位最多见，其次为倒位；另一类是和 FAB 亚型不相关的异常，其中大多数为数目异常，最常见的是 +8 和 -7。新近世界卫生组织（WHO）关于造血系统肿瘤诊断分型建议中提出 4 种以再现性染色体重排为特征的 AML。即 t（8；21）（q22；q22）、t（15；17）（q22；q21）、inv（16）（p13q22）和 t/del（11）（q23）。这 4 种特异性染色体重排只要被检出，则不论骨髓原始细胞百分比是否大于 20%，均应诊断为 AML。

1. t（8；21）（q22；q22）　该易位见于 15% ~20% 的 AML，它与 AML - M$_2$ 有特别的关联，t（8；21）的病例中 92% 为 AML - M$_2$，7% 为 AML - M$_4$，个别为 AML - M$_1$，如图 6 - 4 - 4 所示。有 t（8；21）的白血病常有下列典型的细胞学特征：髓过氧化物酶活性强，Auer 小体显著，胞质空泡易见，骨髓嗜酸性粒细胞增多，成熟中性粒细胞胞质中有橙红色颗粒。白血病细胞还显示如下免疫学表型特征：CD34 +、HLA - DR +、CD13 +、CD33 +、CD19 + 及 CD56 +。t（8；21）白血病常伴有额外的染色体异常，其中性染色体丢失最多见（73%），其次为 9 号染色体长臂中间缺失，即 9q -（11%）、7q -（10%）、+8（7.5%）及 +4（少见）。分子生物学上该易位导致原位于 21q22 上的 AML1 基因易位到 8q22 上和位于该处的 ETO 基因并置，形成 AML1 - ETO 融合基因，从而干扰了许多与髓系细胞生成、分化相关的基因表达，最终导致细胞的恶性转化。临床上 t（8；21）白血病好发于儿童和青年人，易有实体瘤形成如绿色瘤。成人患者预后较好，儿童患者的预后不如成人患者理想。儿童患者和伴有 9q -、复杂染色体异常、髓系肿瘤及 CD56 + 者通常预后差。

2. t（15；17）（q22；q21）　该易位到目前为止仅见于急性早幼粒细胞白血病（APL，即 AML - M$_3$），约 85% 的 APL 患者包括多颗粒型和微颗粒型两种类型均可检出 t（15；17），如图 6 - 4 - 5 所示。在分子生物学上该易位导致原位于 17q 上的维 A 酸受体 α 基因（RARα）易位到 15q22 上，和位于该处的早幼粒细胞白血病（PML）基因并置，形成 PML - RARα 融合基因。近年来还发现 4 种少见的变异型易位：t（5；17）（q32；q21）、t（11；17）（q13；q21）、t（11；17）（q23；q21）和 dup（17q），它们的分子学改变和典型的 t（15；17）不完全相同，虽都涉及 17q21 的 RARα 基

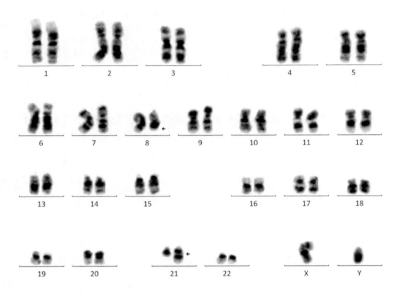

图 6 - 4 - 4　t（8；21）（q22；q22）

因，但"对手"基因分别为 NPM、NuMA、PLZF 和 STAT5b，而不是 PML。临床上凡有 t（15；17）或 *PML - RARα* 融合基因的 APL 患者应用全反式维 A 酸（ATRA）治疗有效，而有 t（11；17）或 *PLZF - RARα* 融合基因的 APL 患者对 ATRA 治疗不敏感。

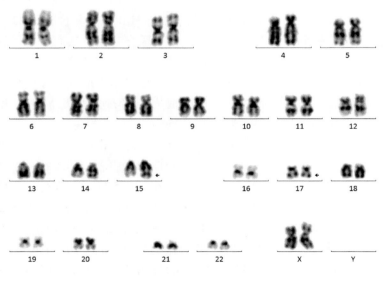

图 6 - 4 - 5　t（15；17）（q22；q21）

3. inv（16）（p13；q22） 16q 异常是 AML – M_4E_0 特征性改变。该易位约见于 8% 的 AML 和 25% 的 M_4 患者，患者均有突出的骨髓嗜酸性粒细胞数量增加或形态异常，其中嗜酸性粒细胞的数量可增加 8% ~ 54%。细胞遗传学上有 2 种类型：inv（16）（p13q22），如图 6 – 4 – 6 所示，和 t（16；16）（p13；q22），以前者多见。inv（16）最常见的继发性改变为 +8，其次为 +22。细胞学上该型白血病常显示粒系和单核系的白血病细胞浸润伴特征性骨髓嗜酸性粒细胞异常。分子学特征是该易位导致原位于 16p13 的平滑肌肌球蛋白重链（MYH11）基因与位于 16q22 的核心结合因子 β 亚单位（CBFβ）并置，形成 *CBFβ – MYH11* 融合基因。临床上 AML – M_4E_0 化疗效果好，CR 率接近 100%，MS 长达 5 年以上，但易并发中枢神经系统白血病（CNSL）。由于 inv（16）是一种微小的异常，常规细胞遗传学技术不易发现，因此，采用较敏感的分子生物学技术如 FISH 等检测手段结果更准确可靠。

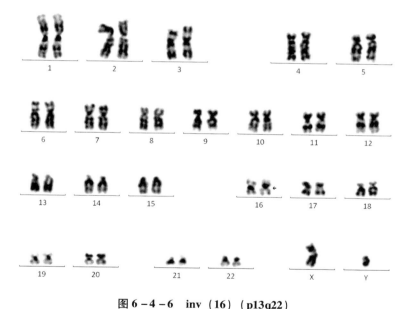

图 6 – 4 – 6 inv（16）（p13q22）

4. t/del（11）（q23） 该异常与单核细胞白血病有特别的关联，可见于 AML – M4 或 AML – M5 亚型，包括原发性和治疗相关性白血病，如图 6 – 4 – 7所示。85% 经拓扑异构酶 Ⅱ 抑制剂治疗后的继发性 AML 患者可见到 11q23 异常。常见的易位形式为 t（6；11）（q27；q23），t（9；11）（p22；q23），t（10；11）（p12；q23），t（11；17）（q23；q21），t（11；

19）（q23；p13）等。在分子生物学上，位于11q23的MLL基因在各种结构改变中受累及。研究表明，MLL基因而非其伙伴基因的改变在此类分子致病中起决定作用。临床上有白细胞计数高、脏器肿大和皮肤受累等表现，预后大多不佳。

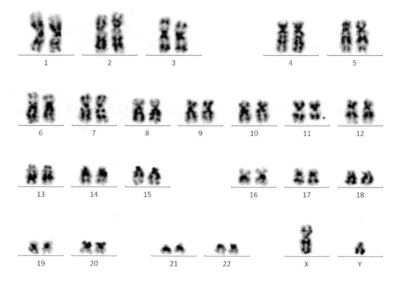

图6-4-7 t/del（11）（q23）

除上述染色体异常外，AML中还可见到其他再现性染色体重排，如t（6；9）（p23；q34）、t（8；16）（p11；p13）、t（7；11）（p15；p15）和t（16；21）（p11；q22）等，虽然检出频率较低0.1%～1%，但均与不良预后相关。此外，我们工作中注意到，凡检出复杂异常核型的患者多预示病情凶险，预后差。

（四）急性淋巴细胞白血病（ALL）

ALL包括成人ALL和儿童ALL两大类。其发病年龄呈双相分布，80%的儿童发生在2～5岁之间，成人在50岁左右呈峰值。60%～85%的ALL患者具有克隆性染色体异常，其中66%为特异性染色体重排，以前B-ALL居多，它们主要与ALL的免疫学亚型相关。

1. 前体B淋巴细胞白血病（B-ALL）

（1）t（4；11）（q21；q23）。该易位见于2%～6%的ALL，63%的患者同时有CD15表达，如图6-4-8所示。临床上常有白细胞计数高和中枢神经系统受累，不论成人还是儿童，伴有t（4；11）的ALL患者预后均较差。法国血液病细胞遗传学研究组（GFCH）发现7%成人ALL患者具有 11q23 异常，其中半数为 t（4；11），55% 协同表达髓系抗原，CR 率为 75%，中位无病生存期 7 个月。同整个 11q23 组相比，预后更差。常规化疗疗效不佳，增大化疗剂量可提高长期疗效，采用 ALLO - BMT 近 60% 的患者可长期生存。分子水平上该易位导致 *MLL - AF4* 融合基因。

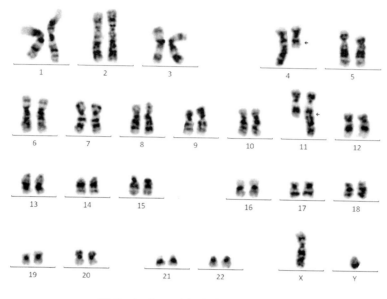

图 6 - 4 - 8 t（4；11）（q21；q23）

（2）t（1；19）（q23；p13）。该易位见于 5%～6% 的儿童 ALL，特别是 25% 的儿童前 B - ALL，如图 6 - 4 - 9 所示，临床上有高白细胞计数、乳酸脱氢酶（SLDH）水平升高和 DNA 指数小于 1.16 等特点，预后不良。分子水平上该易位导致 *E2A - PBX1* 融合基因。

（3）t（9；22）（q34；p13）。该易位见于 2%～5% 的儿童 ALL 和 15%～33% 的成人 ALL。部分患者同时有 CD13 和 CD33 表达。临床上常见白细胞计数增高，化疗效果差，CR 率低，复发率高。其分子学改变与 Ph 染色体阳性 CML 不同，成人病例中融合蛋白 P210 和 P190 各占一半，儿童病例中融合蛋白 P190 高达 82%。治疗上现主张采取强烈化疗，在获得首次 CR 时即采用异基因造血干细胞移植治疗。

（4）t（12；21）（p13；q22）。该易位见于 16%～30% 的儿童前 B - ALL，如图 6 - 4 - 10 所示。24.6% 的 t（12；21）患者协同表达髓系抗原 CD13、CD33 等。临床上 CR 率高，复发率低，预后好。分子水平上该易位导致 *TEL - AML1* 融合基因。由于 t（12；21）异常十分微小，常规细胞

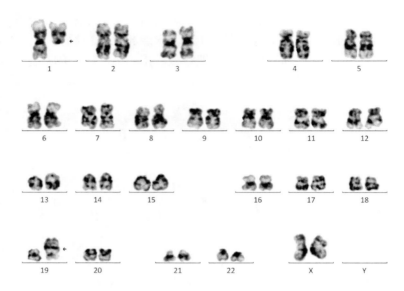

图 6 - 4 - 9　t（1；19）（q23；p13）

遗传学技术难以检出，应用分子学手段如 FISH、Southernblot 或 RT - PCR 技术才可能诊断。

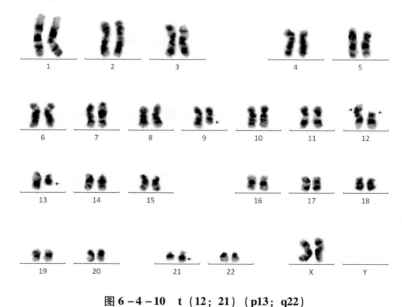

图 6 - 4 - 10　t（12；21）（p13；q22）

（5）染色体众数 > 50 的超二倍体。见于 25% ～ 30% 的儿童 ALL，染色体数目在 51～65 之间，众数为 55。临床上白细胞计数不高、乳酸脱氢酶水平低，化疗效果好，MS 常大于 2～3 年。

（6）亚二倍体/近二倍体。亚二倍体核型染色体数目 <46，见于 5% 的ALL，近二倍体核型染色体数目在 26～36 之间，见于不到 1% 的 ALL。有这 2 种类型异常的 ALL 患者预后均不佳。

2. 伯基特型淋巴细胞白血病　此型白血病的染色体异常与伯基特淋巴瘤相同。t（8；14）（q24；q32）为最常见的异常，约占 3% 的 ALL，见于85%～90% 的成熟 B‑ALL，如图 6‑4‑11 所示。其两种变异易位形式 t（2；8）（p12；q24）和 t（8；22）（q24；q11），各见于 5% 的病例。该型白血病临床特征为男多于女，成人多于儿童，白细胞计数偏低，1/3 病例常合并 CNSL 和（或）腹部肿瘤。免疫表型常显示 sIg+，同时可表达CD19、CD20，部分还表达 CD10。患者预后极差，常规化疗 CR 率 35%，中位生存期 5 个月。应用大剂量烷化剂，大剂量 MTX 和 Ara‑c 可改善临床结果。分子水平上 t（8；14）导致原位于 8q24 上的 C‑MYC 基因与免疫球蛋白基因之一 [IgH（14q32）、Igκ（2p12）、Igλ（22q11）] 并置而导致异常表达。

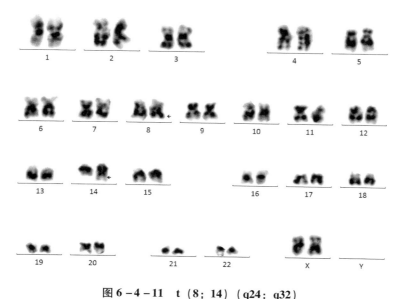

图 6‑4‑11　t（8；14）（q24；q32）

3. 前体 T 淋巴细胞白血病（T‑ALL）　此型约占 15% 的 ALL（L1 或 L2）。染色体易位类型很多，但断裂点通常累及 T 淋巴细胞受体基因位点如 TCRα/δ（14q11）、TCRβ（7q35）和 TCRγ（7p15）。常见易位包括 t

（11；14）（p13；q11）、t（10；14）（q24；q11）、t（1；14）（p32 - 34；q11）、t（8；14）（q24；q11）和 t（11；14）（p15；q11），它们分别见于 25% 、5% ~ 10% 、3% 、2% 和 1% 的 T - ALL。分子水平上上述易位导致不同"对手"染色体上编码转录因子的基因如 LMO2（11p13）、HOX11（10q24）、TAL1（1p33）、MYC（8q24）和 LMO1（11p15）与 T 淋巴细胞受体基因之一并置，致使前者调控失常而高表达。临床上常有白细胞计数增高、纵隔肿块和 CNSL 等表现。除 t（10；14）和 t（11；14）外，其余类型预后均不佳。

（五）治疗相关性白血病（TRL）

90% 的 TRL 患者有克隆性染色体异常，依据诱发 TRL 的药物和染色体畸变类型的不同，一般将 TRL 分为以下两大类。

1. 烷化剂所致的 TRL　此类 TRL 常以 - 5/5q - 和（或）- 7/7q - 异常为特征，临床上潜伏期较长（5 ~ 7 年），常有白血病前期，白血病类型可以是 AML-M$_3$ 以外的各 FAB 亚型，多有病态造血改变，以老年患者居多，对化疗反应差，长期生存者少见。

2. DNA 拓扑异构酶 II 抑制剂治疗所致 TRL　此类 TRL 常以涉及 11q23、21q22、t（15；17）或 inv（16）等见于原发性 AML 的特异性染色体易位为特征，临床上潜伏期较短（6 个月 ~ 5 年），常无白血病前期，病态造血改变少见，以年轻患者居多，对化疗或靶向治疗反应好，长期生存者多见。

（石凤芹）

第五节　分子生物学检测

分子细胞遗传学 FISH 检测。

一、荧光原位杂交技术简介

荧光原位杂交技术（florescence in situ hybridization，FISH）是一种利用荧光信号对原位杂交样本进行检测的技术。它将荧光信号的高灵敏度、安全性及直观性和原位杂交的高特异性结合起来，通过荧光标记的核酸探针与待测样本核酸进行原位杂交。在荧光显微镜下对荧光信号进行辨别和计数，从而对染色体或基因异常的细胞和组织样本进行检测和诊断，为各种基因相关疾病的分型、预前和预后提供准确依据。自 20 世纪 80 年代末，

Pinkel 和 Heiles 将 FISH 技术引入染色体检测领域以来，FISH 技术在临床诊断及科研工作中得到广泛运用，并显示出比传统技术的显著优势性。1986 年，Dilla 等首次用荧光素直接标记 DNA 探针检测人类特异性染色体，接着 Pinkel 等利用生物素标记 DNA 探针，建立了间接荧光原位杂交技术，这一技术放大了杂交信号，提高了 FISH 的敏感性。此后，地高辛和二硝基苯酚等标志物以及各种不同颜色荧光素在 FISH 技术中被广泛利用，不断完善了该技术的信号检测系统。PCR 技术与 FISH 技术的巧妙结合，不仅提高了制备探针的能力，也提高了该方法的敏感性，可用于鉴定任一目的基因在染色体中的定位。计算机图像分析技术在 FISH 技术中的应用极大地提高了 FISH 技术的敏感性以及结果的直观性和可信度。FISH 技术还可与流式细胞术、染色体显微切割等技术结合使用，使该技术不仅用于细胞遗传学的基础研究，也越来越广泛地应用于肿瘤细胞遗传学研究、遗传病基因诊断等临床医学研究中。

二、荧光原位杂交技术原理

荧光原位杂交技术问世于 20 世纪 70 年代后期，其曾多次用于染色体异常的研究。近年来，随着 FISH 所应用的探针种类的不断增多，特别是全 Cosmid 探针及染色体原位抑制杂交技术的出现，使 FISH 技术不仅应用在细胞遗传学方面，而且广泛应用于肿瘤学研究，如基因诊断、基因定位等。

荧光原位杂交技术是一种重要的非放射性原位杂交技术。它的基本原理为如果被检测的染色体或 DNA 纤维切片上的靶 DNA 与所用的核酸探针是同源互补的，二者经变性—退火—复性，即可形成靶 DNA 与核酸探针的杂交体。将核酸探针的某一种核苷酸标记上报告分子如生物素、地高辛，可利用该报告分子与荧光素标记的特异亲和素之间的免疫化学反应，经荧光检测体系在镜下对待测 DNA 进行定性、定量或相对定位分析。

三、荧光原位杂交技术特点

原位杂交的探针按标记分子类型分为放射性标记和非放射性标记。用同位素标记的放射性探针优势在于对制备样品要求不高，可以通过延长曝光时间加强信号强度，故较灵敏；缺点是探针不稳定、自显影时间长、放射线的散射使得空间分辨率不高及同位素操作较烦琐等。采用荧光标记系统则可克服这些不足，这就是 FISH 技术。FISH 技术作为非放射性检测体系，具有以下优点：荧光试剂和探针经济、安全；探针稳定，一次标记后可在 2 年内使用；实验周期短、能迅速得到结果、特异性好、定位准确；FISH 可定位长度在 1kb 的 DNA 序列，其灵敏度与放射性探针相当；多色 FISH 通过在同一个核中显示不同的颜色可同时检测多种序列；既可以在玻片上显示中期染色体数量或结构的变化，也可以在悬液中显示间期染色体 DNA 的结构。FISH 技术缺点是不能达到 100% 杂交，特别是在应用较短的 cDNA 探针时效率明显下降。

四、荧光原位杂交技术临床应用

（一）遗传病方向

染色体 21、18、13 和 X/Y 的数量变化常与先天性疾病有关。采用染色体着丝粒重复序列 DNA 作为探针，可以确定分裂期细胞或分裂间期细胞的染色体数目，21 号、18 号、13 号及性染色体四种探针产生的荧光信号都在染色体着丝粒，因此常用于鉴定，羊水细胞可不培养直接做 FISH 检查，发现在 21 – 三体（Down 综合征），18 – 三体（Edward 综合征），13 – 体（Patau 综合征），45、XO（特纳综合征）和 47XXY（Klinfelter 综合征）。

（二）实体肿瘤方向

在实体肿瘤方面，应用较为广泛的是 *HER – 2/neu* 基因探针。乳腺癌细胞中 *HER/2 – neu* 基因的扩增常预示着患者预后较差。在 FISH 技术之前的所有测定基因扩增的方法，都是采用经典的分子生物学方法 Southern blotting 等，但这些方法与 FISH 技术相比，不仅费时费力，而且也不可能在细胞水平上观察到基因扩增的状态。FISH 技术的更大优点是可以在间期细胞核上观察到 DNA 扩增的直接证据，而且间期细胞核所显示出的扩增 DNA 荧光信号其数量多少及荧光强度常与 DNA 扩增的水平有关。1998 年，美国 FDA 批准了作为基因治疗的一种单克隆抗体 Herceptin，可配合化疗来治疗部分晚期转移性乳腺癌患者，25% ~30% 的乳腺癌患者有 *HER – 2/neu* 基因的扩增和（或）过表达，这部分患者适合 Herceptin 治疗，FDA 在此前一些时候批准了 Vysis 公司的 *HER – 2/neu* 基因 DNA 探针在乳腺癌临床诊断上的应用。目前还有很多实体瘤的肿瘤基因的探针，如 N – myc（神经母细胞瘤）、C – myc（淋巴瘤）、1p36/1q25（脑胶质瘤）、SYT（滑膜肉瘤）和 ALK（小细胞肺癌）等。

（三）血液肿瘤方向

FISH 技术在白血病方面应用于临床辅助诊断、预后分层，下文重点介绍此部分内容。

五、血液肿瘤方向临床应用

（一）慢性髓性白血病

慢性髓性白血病（CML）是一种发生于多功能造血干/祖细胞上的恶性骨髓增生性疾病，骨髓以髓系增生、外周血白细胞增多及脾大为主要特征。90%以上患者的骨髓细胞中存在特征性的 Ph 染色体和（或）$BCR - ABL$ 融合基因。中位生存期 3～5 年，按病程分为慢性期（CP）、加速期（AP）、急变期（BP）。

95%的 CML 患者的骨髓细胞中可以检测到 Ph 染色体阳性或 $BCR - ABL$ 融合基因阳性。$BCR - ABL$ 融合基因表达使 BCR - ABL 癌蛋白增强酪氨酸激酶的活性而导致造血干细胞的异常转化和增殖，5%的 CML 患者有 $BCR - ABL$ 融合基因阳性而 Ph 染色体阴性。

FISH 技术检测 BCR - ABL 探针有 4 种类型，目前最常用的为表 6 - 5 - 1 中前两种探针。

表 6 - 5 - 1　FISH 技术检测 BCR - ABL 探针

Vysis BCR-ABL/ASS Tri – Color DF FISH Probe
Vysis LSI BCR-ABL Dual Color Dual Fusion Translocation Probe
Vysis LSI BCR-ABL Dual Color Single Fusion Translocation Probe
Vysis LSI BCR-ABL ES Dual Color Translocation Probe

1. BCR – ABL/ASS　Tri – Color DF

ISCN2013 结果描述如下，见图 6 - 5 - 1 至图 6 - 5 - 3。

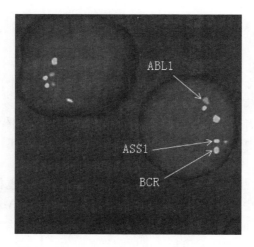

图 6 – 5 – 1　nucish（ABL ×2），（ASS ×2），（BCR ×2）［400］2R2G2A

nucish：细胞间期的原位杂交结果；

ABL ×2：ABL 位点有两个拷贝；

［400］：分析 400 个间期细胞数；

R（ABL）：Orange　G（BCR）：Green　A（ASS）：Aqua BCR/ABL – ASS 阳性

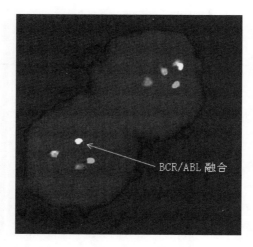

图 6 – 5 – 2　nucish（ABL ×2），（ASS ×1），（BCR ×2），
（BCR con ABL ×1）［400］1R1G1A1F

F（BCR – ABL）：Fusion；

BCR – ABL – ASS BCR – ABL 阳性，ASS 阴性

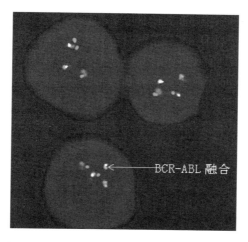

图 6 - 5 - 3　nucish（ABL ×3），（ASS ×2），（BCR ×3），
（BCR con ABL ×2）［400］2R2G2A2F

BCR - ABL 阳性，ASS 阴性

　　由于 t（9；22）（q34；q11.2）而产生的 Ph 染色体在血液肿瘤中具有重要的诊断和预后意义，出现于 90% 以上的 CML、30% 的成人 ALL、2% ～10% 的儿童 ALL，以及少数的 AML 和多发性骨髓瘤患者。位于 9q34 的 ABL 基因与位于 22q11 的 BCR 基因相互易位，形成 BCR-ABL 和 ABL-BCR 融合基因。BCR-ABL 融合基因是一种抗细胞凋亡的基因，具有高度酪氨酸激酶活性，激活多种信号传导途径，使细胞过度增殖而使细胞调控发生紊乱。具有 BCR-ABL 融合基因的患者预后差，临床上可以根据患者是否存在 BCR-ABL 融合基因来选择性地使用分子靶向治疗药物格列卫。但是，15% ～20% 的患者在衍生的 9 号染色体上 ABL-BCR 融合基因出现部分或完全缺失，缺失区域位于 ABL 与 BCR 基因融合之处，可长达几百 KB，包括 ASS 基因所在的区域。临床发现此区域出现缺失的患者意味着更短的无病生存期和总生存期，治疗效果及预后更差。

　　2. BCR - ABL Dual Color Dual Fusion DF
　　ISCN2013 结果描述如下。
　　BCR-ABL 阴性：nucish（ABL ×2），（BCR ×2）［400］2R2G
　　BCR-ABL 阳性：nucish（ABL ×2），（ASS ×1），（BCR ×2），（BCR con ABL ×1）［400］1R1G2F
　　以上两类探针检测结果分别为该探针典型的阴阳结果类型，实际上有 5% 左右 CML 患者 Ph 染色体同时还要其他染色体参与易位，要想明确判断，染色体检测结果更加可观，但是在治疗期间检测 Ph 染色体，染色体结果往往是无分裂象或分裂象少，在这一点 FISH 检测 *BCR-ABL* 有优点。虽然 FISH 检测 *BCR-ABL* 融合基因灵敏度没有 PCR 方法学高，但是从 FISH 结果可以判断 Ph 染色体是否有克隆演变。以 BCR-ABL Dual Color, Dual Fusion DF 探针为例。

病例 1

患者：女　年龄：30 岁　临床诊断：CML 治疗后

外周血分类计数：白细胞 $80.4 \times 10^9/L$，中性粒细胞 $15.5 \times 10^9/L$，嗜酸性粒细胞 $0.12 \times 10^9/L$，嗜碱性粒细胞 $0.01 \times 10^9/L$，Hb85g/L，血小板 $11 \times 10^9/L$。其染色体、FISH、分子检查结果分别见图 6-5-4、图 6-5-5、表 6-5-2。

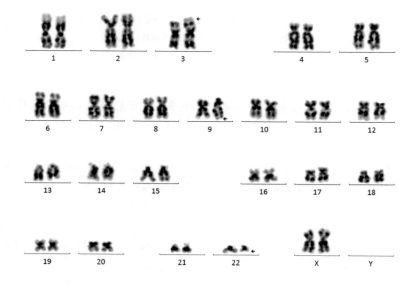

图 6-5-4　染色体结果 46，XX，t（3；9；22）（p25；q34；q11）[12]/46，XX [8]

分析 20 个中期分裂象，女性核型，12 个核型存在 3 号、9 号和 22 号染色体相互易位，其中 8 个正常核型

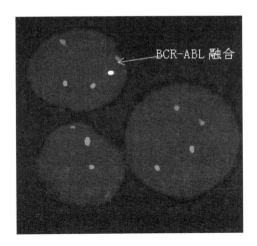

BCR-ABL 融合

图 6 - 5 - 5 nucish（ABL×3），（BCR×3），
（BCR con ABL×1）［196/400］2R2G1F

表 6 - 5 - 2 *BCR-ABL* 融合基因 P210 型阳性（分子结果）

检测项目	检测结果
BCR-ABL1 融合基因 P210 型	阳性
BCR-ABL1（拷贝数）	11440
ABL1（拷贝数）	27240
BCR-ABL1/ABL1	42.00%
IS *BCR-ABL1*/ABL1	7.98%

从染色体、FISH 和分子检查结果，都可以确定该患者存在 *BCR-ABL* 融合基因阳性和 Ph 染色体。染色体结果确定 Ph 染色体存在三体染色体易位。nucish（ABL×3），（BCR×3），（BCR con ABL×1）［196/400］分析 400 个间期细胞，196 个细胞存在 *BCR - ABL* 探针融合阳性，9 号和 22 号染色体 *ABL*、*BCR* 发生重排，9 号染色体 *ABL* 基因一部分给予 22 号染色体 *BCR* 基因，形成 *BCR - ABL* 融合，22 号染色体 *BCR* 基因给予 3 号染色体上的未知基因，3 号染色体未知基因给了 9 号染色体，*ABL* 基因未给予 9 号染色体 *ABL*，未见 *ABL - BCR* 基因融合，这样一来，这样 FISH 检测结果可以描述为 *BCR - ABL* 基因融合阳性同时伴有克隆演变。这样的检测在日常检测过程中是可以的。

病例 2

患者：女 年龄：38 岁 临床诊断：CML 初诊

外周血分类计数：白细胞 4.4×10^9/L，单核细胞 0.7×10^9/L，淋巴细

胞 $1.5 \times 10^9/L$，中性粒细胞 $2.1 \times 10^9/L$，嗜酸性粒细胞 $0.12 \times 10^9/L$，嗜碱性粒细胞 $0.01 \times 10^9/L$，Hb140g/L，红细胞 $4.25 \times 10^{12}/L$，血小板 $329 \times 10^9/L$。其染色体、FISH 检测结果见图 6 – 5 – 6、图 6 – 5 – 7。

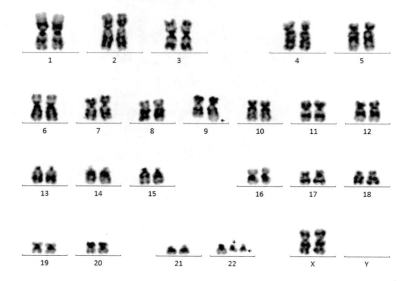

图 6 – 5 – 6 染色体结果 47，XX，t（9；22）（q34；q11），der（22）t（9；22）［20］
  分析 20 个中期分裂象，女性核型，均存在 9 号和 22 号染色体相互易位，还存在加一条由 9 号和 22 号染色体易位衍生一条 22 号染色体，简称双 Ph 染色体阳性

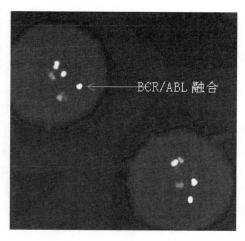

图 6 – 5 – 7 nucish（ABL ×4），（BCR ×4），
（BCR con ABL ×3）［400］1R1G3F

综上所述，FISH 探针选择也很重要，对以上 2 种 BCR-ABL 探针临床应用最多，大部分实验室都采用双色双融合探针，这类探针提高检测结果的灵敏度。当任何一份检测报告单，都必须了解探针类型，以便更加明确检测结果的实质性，以便对治疗提供最大帮助。

BCR-ABL 融合基因检测，FISH 探针的缺点为灵敏度不及分子方法学，优点是比分子方法学更能够判断 *BCR-ABL* 融合基因阳性是否伴有克隆演变。与染色体方法学比较，FISH 检测 *BCR-ABL* 融合基因比染色体检测 Ph 染色体灵敏度高，对标本要求不高，有细胞就可以分析。5% CML 患者染色体经常规细胞遗传学核型分析为正常核型但是经过分子技术分析为异常，这些患者带有一个隐匿的 Ph 染色体，FISH 检测不易漏诊。缺点是没有染色体全面反映其他染色体异常，不能直观判断是由哪条染色体与 9 号和 22 号参与克隆演变。

（二）多发性骨髓瘤

多发性骨髓瘤（multiple myeloma，MM）是指浆细胞或产生免疫球蛋白的 B 淋巴细胞过度增殖所引起的一种疾病，血清或尿中存在过量的单克隆免疫球蛋白或其轻链或重链片段为其特征。MM 约占所有肿瘤 1%，在血液系统肿瘤中占 13%，在西方国家，经年龄调整的 MM 发病率为 6.5/10 万，诊断时中位年龄大约 70 岁，我国随着人口老龄化，MM 发病率逐年递增，但目前还没有明确的流行病学资料，据估计我国 MM 年发病率约为 1/10 万，诊断时中位年龄大约 60 岁。

1. FISH 检测 MM 探针　具体见表 6 - 5 - 3。

表 6 - 5 - 3　FISH 检测 MM 探针

探针名称	位点	异常率	意义
RB1	13q14	50%	预后中等
D13S319	13q14	45%	预后中等
p53	17p13	10% ~34%	预后差
1q21	1q21	35% ~45%	预后差
IGH	14q32	50% ~70%	预后不良
IGH/MAF	14q32/16q23	5% ~10%	预后差
IGH/FGFR3	14q32/4p16.3	12%	预后差
IGH/CCND1	14q32/11q13	10% ~20%	预后较好
IGH/MAFB	14q32/20q12	5%	预后中等
IGH/CCND3	14q32/6p21	5%	预后中等

常规染色体核型分析和 FISH 检测的 13 号染色体缺失临床意义可能会不同。虽然 FISH 检测 13 号染色体缺失检出率高，但其预后价值尚有争论，有科研显示 IGH/FGFR3 阳性伴有 13 号染色体缺失有预后价值，为单独缺失对预后无明显影响。目前临床多发性骨髓瘤 FISH 检测常规探针有 IGH/MAF、IGH/FGFR3、IGH/CCND1、1q21、p53 探针。

2. 多发性骨髓瘤 FISH 检测方法　常规方法是直接收获骨髓细胞进行检测分析，也可采用 CD138 磁珠富集浆细胞法，具体如下。

试剂：A　MACS Buffer autoMACSTM Running Buffer；

　　　B　Whole Blood ColunnElution Buffer；

　　　C　Whole Blood CD138 MicroBeads human。

仪器：MACS MiltenyiBiotecMidiMACSTMSoparator；台式低速离心机。

步骤：见图 6 - 5 - 8。

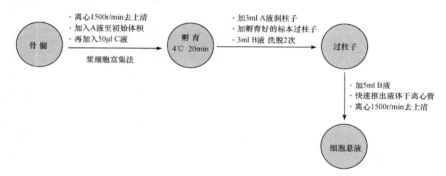

图 6 - 5 - 8　CD138 磁珠富集法的简易流程图

用流式细胞仪器验证富集的浆细胞如图 6 - 5 - 9。

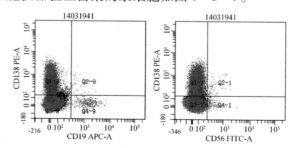

图 6 - 5 - 9　流式细胞图

常用 FISH 技术来检测 MM，MM 患者的肿瘤细胞在骨髓内比例较低且分布不均匀，加之骨髓抽吸过程中会发生外周血的稀释，因此进行 FISH

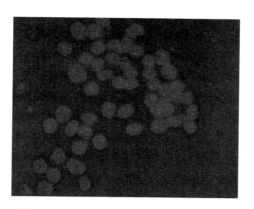

图 6 - 5 - 10　CD138 磁珠富集 1q21 探针

检测时，常受到正常细胞的干扰而无法准确地识别肿瘤细胞，当骨髓涂片细胞中浆细胞比例小于 30%，或流式细胞仪检测浆细胞比例小于 10% 时，FISH 检测就会出现假阴性，影响了结果的准确判读。通过对 120 例临床标本进行方法学对比，分别统计 60 例常规 FISH 检测方法和 60 例浆细胞富集法，对常用探针进行统计：1q21、IGH/FGFR3、IGH/MAF、IGH/CCND1 和 TP53，具体统计结果如图 6 - 5 - 11。

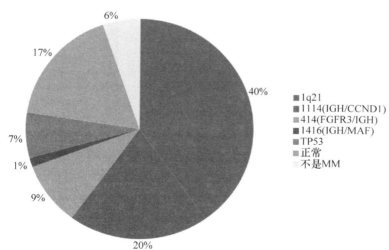

图 6 - 5 - 11　CD138 磁珠富集法 FISH 检测结果统计

从图 6 - 5 - 11 所获，CD138 磁珠富集法对 MM 检出率大于 90% 以上，统计阳性率可以看出，目前实验室 MM 检出率最高的探针为 1q21，阳性率为 40% 左右，最低检出率为 IGH/MAF 基因位点融合，阳性约为 1%，对于此数据与 6-5-12 FISH 检测 MM 探针所提供数据存在差异，MM 检出探针的异常率对评估 MM 患者预后有帮助。总阳性率是指不管是否典型阳性或非典型阳性，只要 FISH 信号存在异常，视为该检测探针异常。总阳性率提高 30% 左右，从每个探针阳性率来看，IGH/CCND1 融合阳性率提高更明显，其中 IGH/MAF 融合阳性，常规方法与浆细胞富集法接近，这样 IGH/MAF 融合阳性在 MM 的检测率就不高，120 例骨髓瘤患者，IGH/MAF 阳性占 20% 左右，大部分 IGH/MAF 阳性为 MAF 基因位点，而真正 IGH/MAF 融合阳性为 1%，其余阳性率都有所提升，从此结果对比来看明显提高了检测阳性率。采用先 CD138 磁珠分选（MACS）筛选/富集浆细胞，再进行 FISH 检测的方法，排除其他细胞干扰，减少假阴性，提高检测阳性率，更有利于患者的及时诊治，满足了临床的需求。

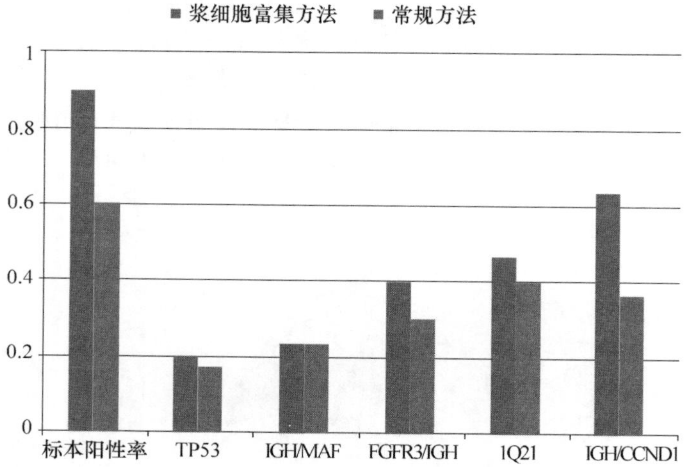

图 6-5-12 浆细胞富集方法与常规方法对比

60 例 MM 患者的染色体结构，83% 染色体结果为正常核型，17% 染色体阳性，从染色体检测结果分析出来，9 例患者染色体异常存在 1 号染色体不同程度异常，1 例患者染色体结果为 t（11；14）（q13；q32），IGH/CCND1 融合阳性，其余染色体结果为正常核型，染色体检测结果方法有优缺点，有局限性，常见 t（11；14），在染色体水平 t（4；14）、t（14；16）异常较少见，可能异常片段过小影响分析。试验性地对 10 例 CD138 磁珠富集的浆细胞做染色体培养均未获得分裂相。

（邓　胜　张玉杰）

参考文献

1. 吴翰香. 实用中医血液病学. 1 版[M]. 上海:上海中医学院出版社,1992:425 – 432.

2. 陈信义,周郁鸿. 中西医结合肿瘤学. 1 版[M]. 北京:北京科学技术出版社,2014.

3. 陈信义,麻柔,李冬云. 规范常见血液病中医病名建议[J]. 中国中西医结合杂志, 2009,29(11):1040 – 1041.

4. 黄晓军,胡大一. 血液内科. 1 版[M]. 北京:科学技术出版社,2010.

5. 葛志红,李达. 血液科专病中医临床诊治. 3 版[M]. 北京:人民卫生出版社,2013.

6. Hiddemann W, Martin WR. Definition of refractoriness against conventional chemotherapy in acute myeloid leukemia:a proposal based on the results of retreatment by thioguanine, cytosine arabinoside, and daunorubicin (TAD 9) in 150 patients with relapse after standardized first line therapy[J]. Leukemia, 1990,4(3):181 – 184.

7. Estey E. Treatment of refractory AML[J]. Leukemia, 1996,10(6):932.

8. 第二届全国难治性白血病研讨会(福州). 关于难治性急性白血病诊断标准的建议(草案)[J]. 白血病,2000,9(1):63.

9. 第四届全国难治性白血病学术研讨会(海口). 关于难治性急性白血病诊断标准的商讨纪要[J]. 白血病:淋巴瘤,2004,13(2):70.

10. Wang Q, Zou J, Zhang X, et al. Glucosylceramide synthase promotes Bcl – 2 expression via the ERK signaling pathway in the K562/A02 leukemia drug – resistant cell line[J]. Int J Hematol, 2014,100(6):559 – 566.

11. Gao F, Dong W, Yang W, et al. Expression of P – gp in acute myeloid leukemia and the reversal function of As_2O_3 on drug resistance. Oncol Lett, 2015,9(1):177 – 182.

12. 郝杰,程澍,王艳煜,等. 地西他滨联合预激方案和传统治疗方案治疗老年 MDS/MPD 转化的急性髓系白血病的疗效和安全性的比较研究[J]. 临床血液学杂志, 2014,27 (1):15 – 18.

13. American Cancer Society. Cancer Facts & Figures 2015. American Cancer Society;Atlanta, GA, USA:p. 4. 2015.

14. Pemmaraju N, Kantarjian H, Garcia – Manero G, et al. Improving outcomes for patients with acute myeloid leukemia in first relapse:A single center experience[J]. Am J Hematol,2015,90(1): 27 – 30.

15. Cortes JE, Goldberg SL, Feldman EJ, et al. Phase II, multicenter, randomized trial of CPX – 351 (cytarabine:Daunorubicin) liposome injection versus intensive salvage therapy in adults with first relapse AML[J]. Cancer, 2015,121(2):234 – 242.

16. Pemmaraju N, Kantarjian H, Kadia T, et al. A phase I/II study of the janus kinase (JAK) 1 and 2 inhibitor ruxolitinib in patients with relapsed or refractory acute myeloid leukemia[J]. Clin Lymphoma Myeloma Leuk,2015,15(3):171-176.

17. Takami A, Yano S, Yokoyama H, et al. Donor lymphocyte infusion for the treatment of relapsed acute myeloid leukemia after allogeneic hematopoietic stem cell transplantation: A retrospective analysis by the adult acute myeloid leukemia working group of the Japan Society for Hematopoietic Cell Transplantation. Biol Blood Marrow Transplant. 2014,20(11): 1785-1790.

18. 金洁,娄引军. 精准医疗时代-成人急性淋巴细胞白血病的治疗[J]. 临床血液学杂志, 2016,29(3):189-191.

19. Wang J, Lai ZL, Chen XY, et al. Effect of Compound Zhebei Granule Combined with Chemotherapy on Surface Markers of Leukemia Stem Cell in Patients with Acute Myeloid Leukemia[J]. Chin J Integr Med. 2016,22(6):438-444.

20. 马薇,何沂,李冬云,等. 复方浙贝颗粒配方辅助化疗提高难治性急性白血病证候疗效观察[J]. 世界中西医结合杂志, 2010,5(3):217-218.

21. 李冬云,黄山,陈信义,等. 复方浙贝颗粒对难治性急性白血病患者生存期影响的临床观察[J]. 中国中西医结合杂志, 2012,32(7):889-891.

22. 吴迪炯,叶宝东,沈一平,等. 抗白延年汤联合小剂量化疗治疗老年初发急性髓系白血病疗效观察[J]. 中华中医药杂志, 2014,29(9):3012-3015.

23. 吴迪炯,叶宝东,沈建平,等. 小剂量 HA/HAA 方案诱导治疗老年急性髓系白血病临床观察[J]. 中华血液学杂志, 2014,35(3):256-259.

24. 李建勇. 血液疾病诊断流程与治疗策略[M]. 北京:北京科学出版社,2007.

25. 王杨,杨梓梅,李秀杰. 浆细胞白血病 10 例报告[J]. 白血病, 2000,9(2):107-108.

26. 杨仁池,钱林生,卞寿庚. 原发性浆细胞白血病(附 11 例报告)[J]. 白血病, 1999,8 (6):333-334.

27. Russell, W. M. S. and Burch, R. L. (1959). The Principles of Humane Experimental Technique. London: Methuen and Co. Ltd

28. Kilkenny C, Browne WJ, Cuthill IC, et al. Improving Bioscience Research Reporting: The ARRIVE Guidelines for Reporting Animal Research. PLoS Biol, 2010,8(6): e1000412.

29. 卢兴国. 骨髓细胞学和病理学[M]. 北京:北京科学出版社,2008.

30. 从玉隆,李顺义,卢兴国. 中国血液细胞诊断学[M]. 北京:北京人民军医出版社,2010.

31. 中国免疫学会血液免疫分会临床流式细胞术学组. 四色流式细胞术用于急性白血病免疫分型的中国专家共识[J]. 中华血液学杂志, 2015,36(4):265-271.

32. 刘艳荣. 实用流式细胞术:血液病篇. 1 版[M]. 北京:北京大学医学出版社,2010.

33. 陈文明,黄晓军. 血液病学[M]. 北京:北京科学出版社,2012.

34. 范耀山. 刘青杰,等译. 分子细胞遗传学:技术与应用[M]. 北京:北京科学出版社,2007.

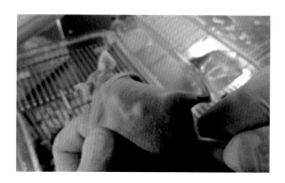

彩图 1(图 5 – 3 – 1)　KG – 1a 细胞接种裸鼠 14 天后皮下移植瘤

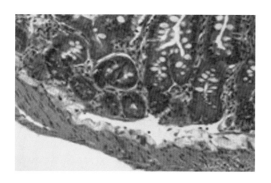

彩图 2(图 5 – 3 – 2)　KG – 1a 细胞系裸鼠皮下移植瘤模型(HE, ×400)

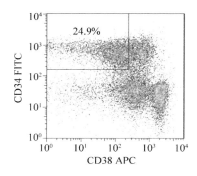
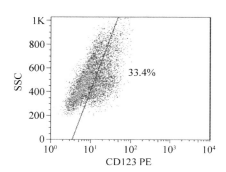

彩图 3(图 5 – 3 – 3)　移植瘤细胞细胞表型高表达 CD34 +、CD123 +、CD38 –

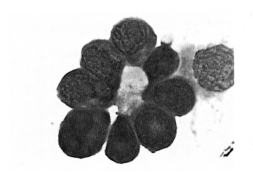

彩图4(图5-3-4) 高表达 miR-17-92
的 L1210 细胞形态(HE,×1000)

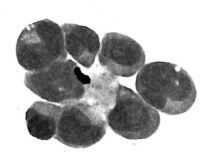

彩图5(图5-3-5) L1210
细胞形态(HE,×1000)

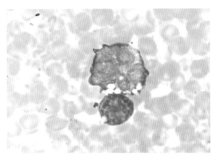

彩图6(图5-3-6) 外周血涂片中的
白血病细胞(HE,×1000)

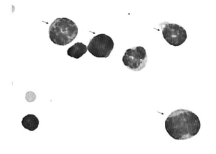

彩图7(图5-3-7) 骨髓涂片中的
白血病细胞(HE,×1000)

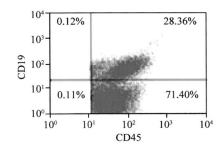

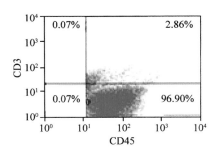

彩图8(图5-3-8) 尾静脉注射 100×10^4 个细胞小鼠骨髓流式检测

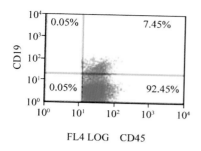 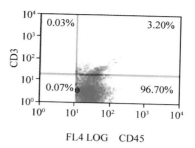

彩图9(图5-3-9) 皮下接种小鼠骨髓流式检测

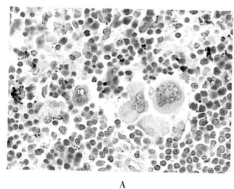 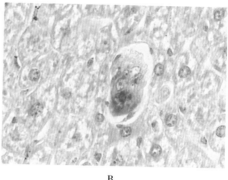

A

B

彩图10(图5-3-10) 100×10⁴个细胞/只尾静脉注射接种组小鼠
脾脏与肝脏光镜观察(HE,×400)

A. 脾脏;B. 肝脏

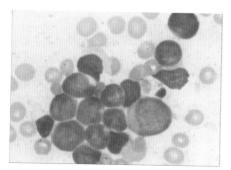 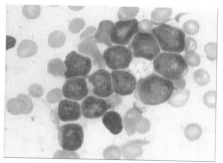

彩图11(图6-1-1a) AML-M₀   彩图12(图6-1-1b) AML-M₀

白血病细胞形态学特征   白血病细胞形态学特征

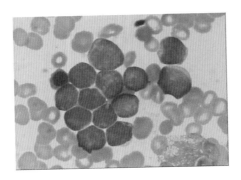

彩图 13（图 6 - 1 - 2a） AML - M₁
白血病细胞形态学特征

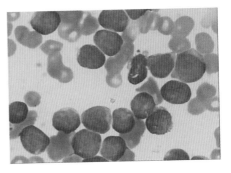

彩图 14（图 6 - 1 - 2b） AML - M₁
白血病细胞形态学特征

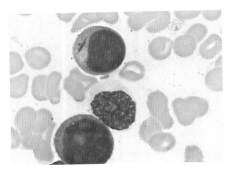

彩图 15（图 6 - 1 - 3a） AML - M₂
白血病细胞形态学特征

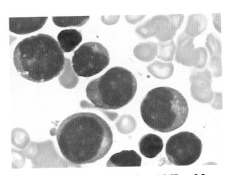

彩图 16（图 6 - 1 - 3b） AML - M₂
白血病细胞形态学特征

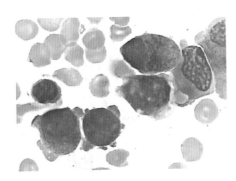

彩图 17（图 6 - 1 - 4a） AML - M₃
白血病细胞形态学特征

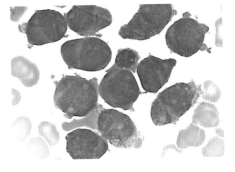

彩图 18（图 6 - 1 - 4b） AML - M₃
白血病细胞形态学特征

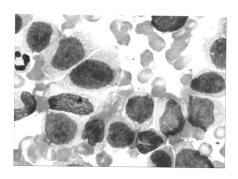

彩图 19（图 6 – 1 – 5a） AML – M_4
白血病细胞形态学特征

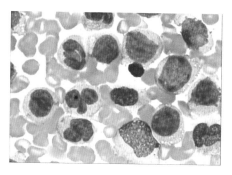

彩图 20（图 6 – 1 – 5b） AML – M_4E_0
白血病细胞形态学特征

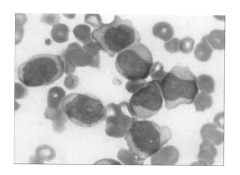

彩图 21（图 6 – 1 –6a） AML – M_5
白血病细胞形态学特征

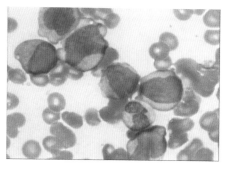

彩图 22（图 6 – 1 – 6b） AML – M_5
白血病细胞形态学特征

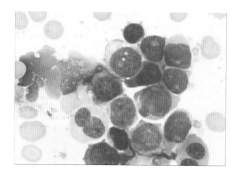

彩图 23（图 6 – 1 – 7a） AML – M_6
白血病细胞形态学特征

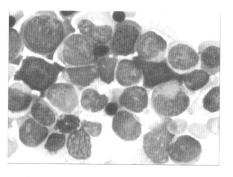

彩图 24（图 6 – 1 – 7b） AML – M_6
白血病细胞形态学特征

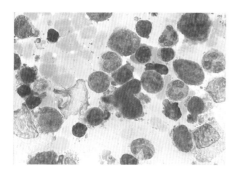

彩图 25（图 6 – 1 – 8a） AML – M₇

白血病细胞形态学特征

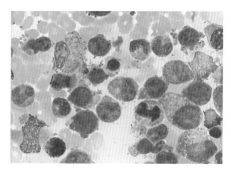

彩图 26（图 6 – 1 – 8b） AML – M₇

白血病细胞形态学特征

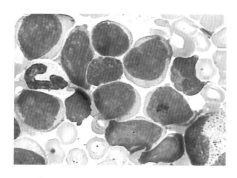

彩图 27（图 6 – 1 – 9a） ALL-L₁

白血病细胞形态学特征

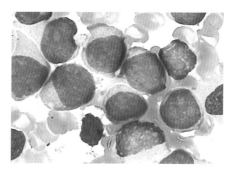

彩图 28（图 6 – 1 – 9b） ALL-L₁

白血病细胞形态学特征

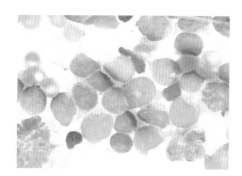

彩图 29（图 6 – 1 – 10a） ALL-L₂

白血病细胞形态学特征

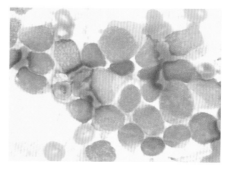

彩图 30（图 6 – 1 – 10b） ALL-L₂

白血病细胞形态学特征

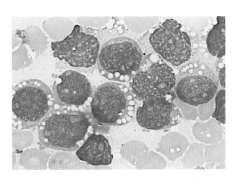

彩图31(图6-1-11a) ALL-L₃ 白血病
细胞形态学特征

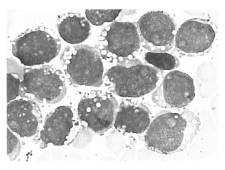

彩图32(图6-1-11b) ALL-L₃ 白血病
细胞形态学特征

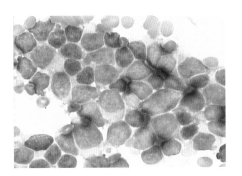

彩图33(图6-1-12a) 急性混合细胞
白血病细胞形态学特征

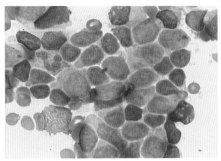

彩图34(图6-1-12b) 急性混合细胞
白血病细胞形态学特征

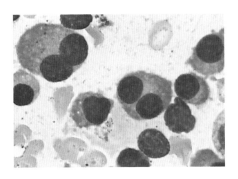

彩图35(图6-1-13a) 浆细胞
白血病细胞形态学特征

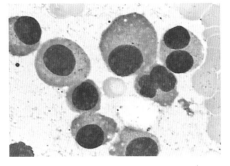

彩图36(图6-1-13b) 浆细胞白血病
细胞形态学特征(外周血涂片)

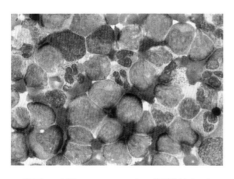

彩图37(图6-1-14a) 慢性粒细胞
白血病-慢性期细胞形态学特征

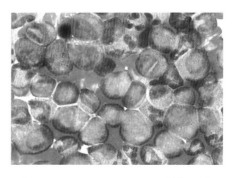

彩图38(图6-1-14b) 慢性粒细胞
白血病-加速期细胞形态学特征

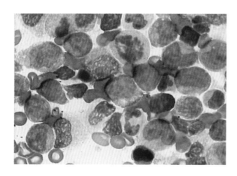

彩图39(图6-1-14c) 慢性粒细胞白血
病-急变期(AML)细胞形态学特征

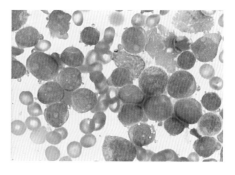

彩图40(图6-1-14d) 慢性粒细胞白
血病-急变期(ALL)细胞形态学特征

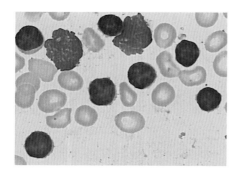

彩图41(图6-1-15a) 慢性淋巴细胞
白血病细胞形态学特征

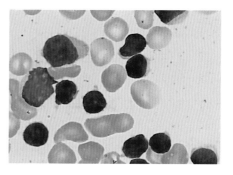

彩图42(图6-1-15b) 慢性淋巴细胞
白血病细胞形态学特征

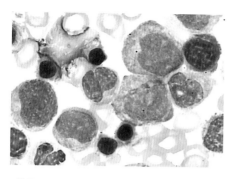 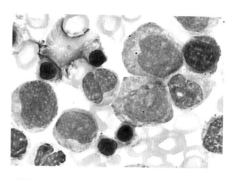

彩图 43（图 6 - 1 - 16a） 慢性粒 - 单核
细胞白血病细胞形态学特征

彩图 44（图 6 - 1 - 16b） 慢性粒 - 单核
细胞白血病细胞形态学特征

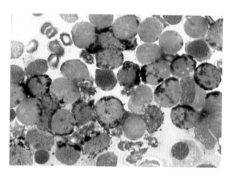 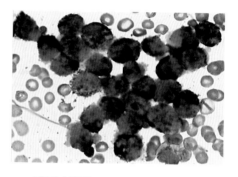

彩图 45（图 6 - 2 - 1a） AML-M$_2$ 的
POX 染色

彩图 46（图 6 - 2 - 1b） APL 的
POX 染色

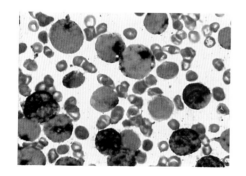 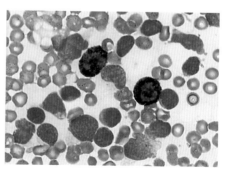

彩图 47（图 6 - 2 - 1c） AML - M$_4$ 的
POX 染色

彩图 48（图 6 - 2 - 1d） ALL 的
POX 染色

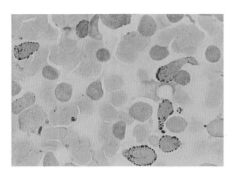

彩图 49(图 6 – 2 – 2a)　ALL 的
PAS 染色

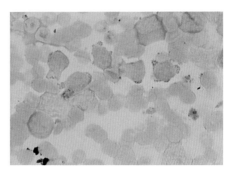

彩图 50(图 6 – 2 – 2b)　AML – M$_7$ 的
PAS 染色

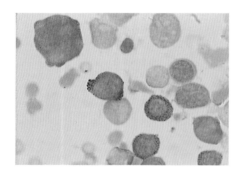

彩图 51(图 6 – 2 – 2c)　AML – M$_6$ 的
PAS 染色

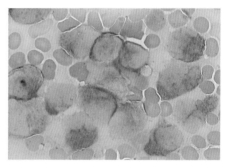

彩图 52(图 6 – 2 – 3)　APL 的
NAS – DCE 染色

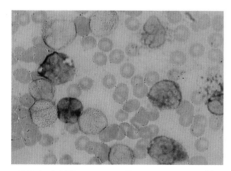

彩图 53(图 6 – 2 – 4a)　AML – M$_4$ 的
α – NAE 染色

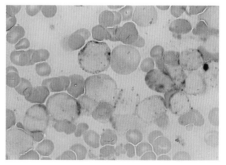

彩图 54(图 6 – 2 – 4b)　AML – M$_4$ 的
NaF 染色

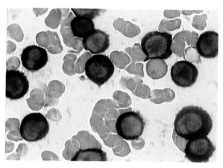

彩图 55（图 6 - 2 - 4c） AML - M₅ 的
α - NAE 染色

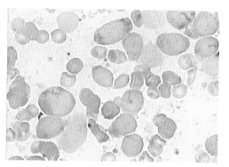

彩图 56（图 6 - 2 - 4d） AML - M₅ 的
NaF 染色

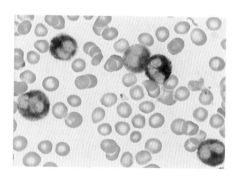

彩图 57（图 6 - 2 - 5） CML 的 NAP 染色

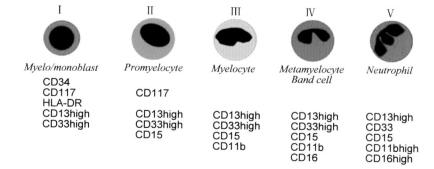

彩图 58（图 6 - 3 - 1） 粒细胞分化过程中的抗原表达

Ⅰ—原始粒细胞；Ⅱ—早幼粒细胞；Ⅲ—中幼粒细胞；Ⅳ—晚幼粒细胞；Ⅴ—分叶细胞

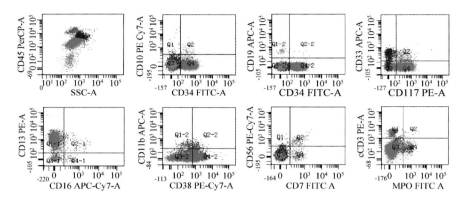

彩图 59（图 6 - 3 - 2） 急性髓系白血病微分化型免疫表型

异常细胞（图示红色）位于原始细胞分布区域，SSC 较低，表达早期标志 CD34、CD117，部分细胞表达 CD38，表达髓系标志 CD13，少数细胞表达 CD33，不表达 CD7、CD19、CD56 等其他系别标志，MPO、cCD3 阴性，为 AML - M$_0$ 免疫表型

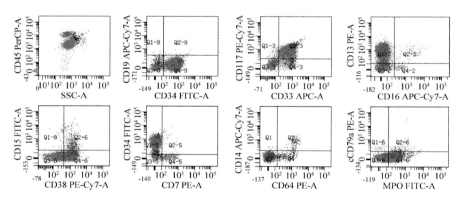

彩图 60（图 6 - 3 - 3） 急性粒细胞白血病未分化型免疫表型

异常细胞（图示红色）位于原始细胞分布区域，约占有核细胞的 91.4%，表达早期标志 CD34、CD117，部分表达 CD38，表达髓系标志 CD13、CD33，部分表达髓系特异性标志 MPO，未见其他系别标志表达，为 AML - M$_1$ 免疫表型

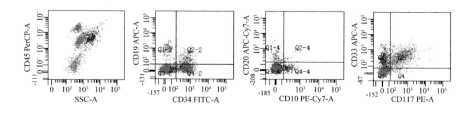

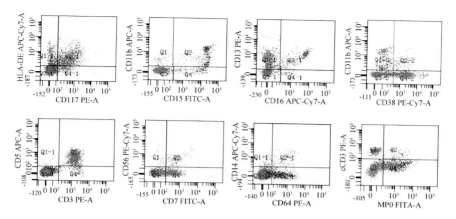

彩图 61（图 6-3-4） 急性粒细胞白血病部分分化型免疫表型

异常细胞（图示红色）位于原始向髓系细胞分化的区域，表达早期标志 CD34、CD117、CD38、HLA-DR，表达髓系标志 CD13、CD33，部分表达髓系特异性标志 MPO，跨系表达 CD7，但 T 系特异性标志 cCD3 阴性，为 AML-M$_2$ 免疫表型

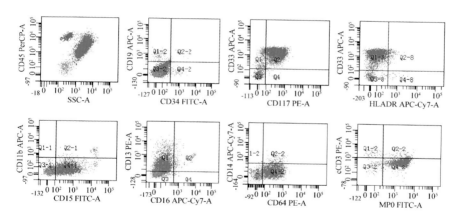

彩图 62（图 6-3-5） 急性早幼粒细胞白血病免疫表型

异常细胞（图示红色）CD45 弱阳性，SSC 较高，该群细胞自发荧光较强，表达早期标志 CD117，表达髓系标志 CD13、CD15、CD33、CD64、MPO，其中 CD33、MPO 强表达，不表达 CD34、HLA-DR，为 APL 免疫表型

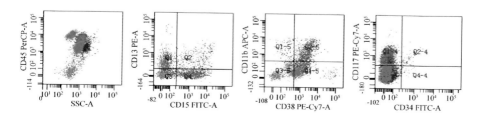

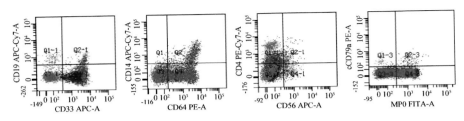

彩图63（图6-3-6）　急性粒-单核细胞白血病免疫表型

异常细胞位于原始向髓系细胞分化的区域，根据表型不同可以分为两群，异常细胞群Ⅰ（图示红色）：表达早期标志CD38，部分表达CD117，表达髓系标志CD33，部分表达CD13、CD64，表达髓系特异性标志MPO，考虑为髓系幼稚细胞；异常细胞群体Ⅱ（图示紫色）：部分表达早期标志CD117，表达髓系CD15，部分表达CD13，强表达CD33、CD64，表达CD38，存在单核细胞分化标志CD4、CD11b、CD14，且CD14部分丢失，部分细胞表达MPO，考虑为幼稚单核细胞，符合AML-M₄免疫表型

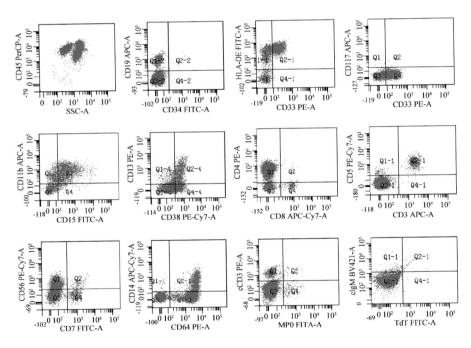

彩图64（图6-3-7）　急性单核细胞白血病免疫表型

异常细胞（图示红色）位于原始向单核细胞分化的区域，表达髓系标志CD15、CD33，部分表达CD13、CD38，强表达CD64、HLA-DR，表达单核细胞分化标记CD4、CD11b、CD14，跨系表达CD56，为单核细胞表型，而CD14部分缺失，提示为幼稚单核细胞，为AML-M₅免疫表型

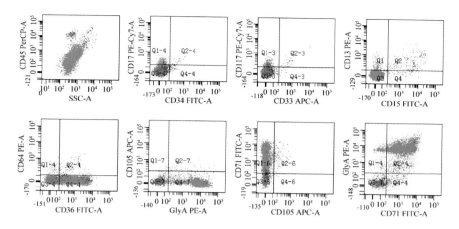

彩图 65（图 6 - 3 - 8）　纯红细胞白血病免疫表型

CD71 + 、GlyA + 的有核红细胞约占有核细胞的 81.5%，该群细胞还表达 CD36，不表达 CD13、CD33，建议结合临床除外纯红细胞白血病

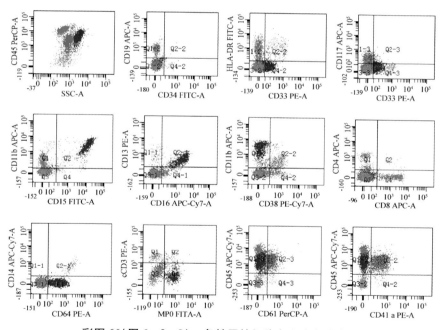

彩图 66（图 6 - 3 - 9）　急性巨核细胞白血病免疫表型

异常细胞（图示红色）位于原始细胞分布区域，部分表达早期标志 CD117，表达幼稚巨核细胞特异性标志 CD41a、CD61，为 AML - M$_7$ 免疫表型

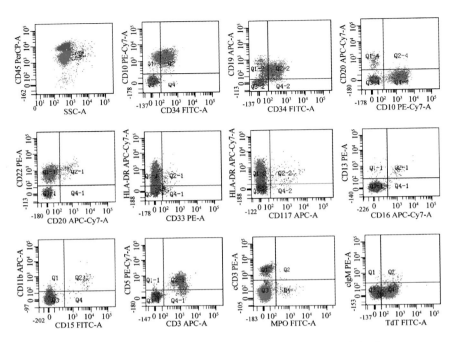

彩图 67（图 6 - 3 - 10）　急性 B 淋巴细胞白血病免疫表型

异常细胞(图示红色)位于原始细胞分布区域,表达早期标志 CD34、TdT,表达 CD19、CD10、CD22、HLA - DR,不表达 CD20,T 系及髓系标志均为阴性,为 B - ALL 免疫表型,该群细胞 CD10 阳性,cIgM 阴性,亚型为 Com - B - ALL

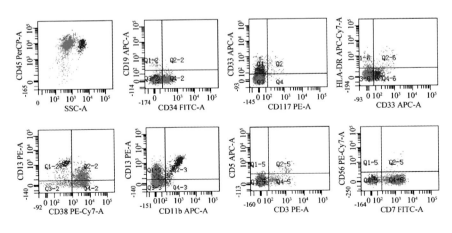

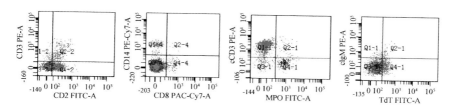

彩图 68（图 6 – 3 – 11）　急性 T 淋巴细胞白血病免疫表型

　　异常细胞（图示红色）位于原始细胞分布区域，表达 T 系特异性标志 cCD3，同时表达 CD7、CD38，部分表达 CD2、CD13、CD34、TdT，少数表达 CD3，不表达 CD4 和 CD8，符合 T – ALL 免疫表型，亚型为 Pre – T – ALL

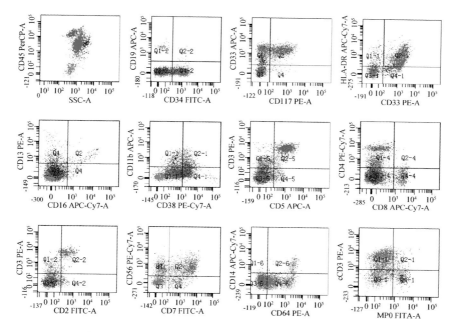

彩图 69（图 6 – 3 – 12）　双克隆双表型白血病免疫表型

　　原始细胞分布区域可见异常细胞群体（图示红色），表达 T 系特异性标志 cCD3，表达 CD7、CD56，表达早期标志 CD34，部分表达 CD38、CD117；若表达 HLA – DR、CD33，部分表达 CD64，少数表达 CD3，为异常的 T 淋巴细胞；单核细胞（图示紫色）比例增高，CD11b、CD14 抗原表达部分缺失，CD13 抗原表达的荧光强度减低，表型偏幼稚，考虑双克隆双表型白血病（T 系、髓系混合）免疫表型

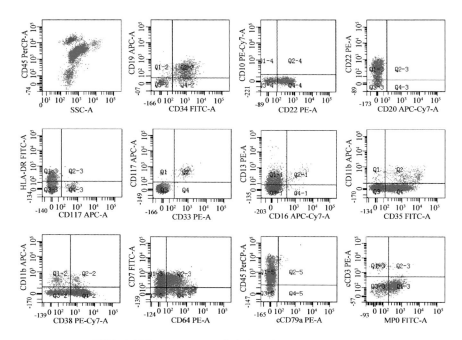

彩图 70（图 6 - 3 - 13） 单克隆双表型白血病免疫表型

异常细胞（图示红色）表达早期标志 CD34、CD38、HLA - DR，表达髓系标志 CD13、CD15、CD64 及系别特异性标志 MPO，跨系表达 CD7，髓系系别明确，同时该群细胞表达 CD19，CD22 强表达，B 系系别明确，不表达 cCD3，为单克隆双表型白血病（髓系、B 系混合）免疫表型

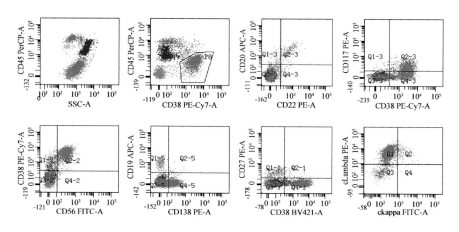

彩图 71（图 6 - 3 - 14） 浆细胞白血病免疫表型

在 CD45 阴性，SSC 较有核红细胞大的分布区域可见异常细胞群体（图示红色），表达 CD38、CD56、部分表达 CD117、CD138、cLambda 单克隆表达，不表达 CD19、CD27，为异常浆细胞免疫表型

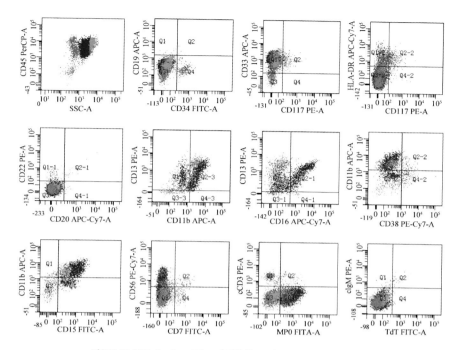

彩图 72（图 6 - 3 - 15） 慢性粒细胞白血病免疫表型

粒细胞比例增高伴分化异常，CD13dim/ - 、CD15 + 、CD11b - 、CD16 - 、CD38 + 的髓系幼稚细胞比例增高，嗜酸及嗜碱性粒细胞比例增高，符合异常慢性粒细胞白血病表型

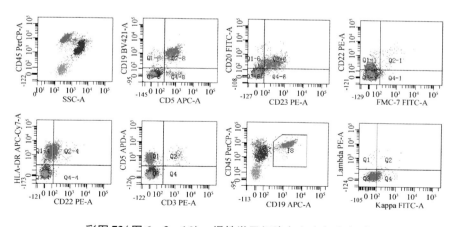

彩图 73（图 6 - 3 - 16） 慢性淋巴细胞白血病免疫表型

异常 B 淋巴细胞（图示红色）表达 HLA - DR、CD5、CD19、CD20、CD23，低表达 CD22、Kappa，不表达 FMC - 7，为慢性淋巴细胞白血病免疫表型

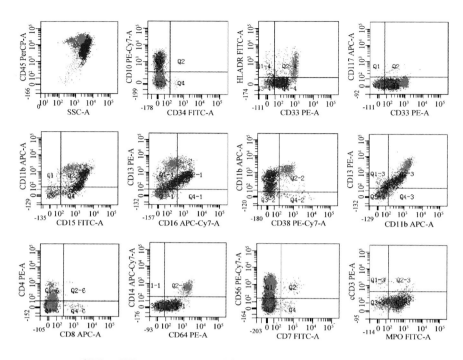

彩图 74（图 6 - 3 - 17）　慢性粒 - 单核细胞白血病免疫表型

　　粒细胞比例增高伴分化异常,异常表达 CD56,成熟单核细胞比例增高,异常表达 CD56,符合慢性粒 - 单核细胞白血病表型

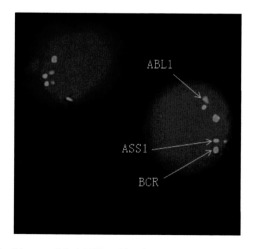

彩图 75（图 6 - 5 - 1）　nucish（ABL ×2）,（ASS ×2）,（BCR ×2）[400] 2R2G2A

　　nucish:细胞间期的原位杂交结果;

　　ABL ×2:ABL 位点有两个拷贝;

［400］：分析 400 个间期细胞数；

R(ABL)：Orange　G(BCR)：Green　A(ASS)：Aqua BCR/ABL – ASS 阳性

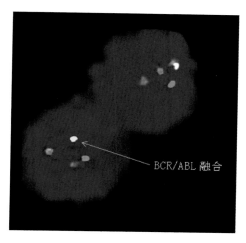

彩图 76(图 6 – 5 – 2)　nucish (ABL×2)，(ASS×1)，(BCR×2)，
(BCR con ABL×1)［400］1R1G1A1F

F(BCR – ABL)：Fusion；

BCR/ABL – ASS BCR – ABL 阳性，ASS 阴性

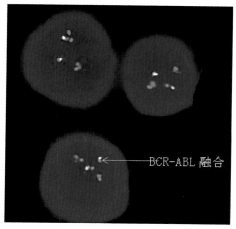

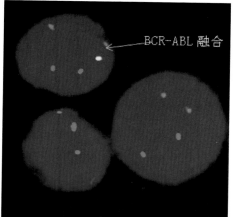

彩图 77(图 6 – 5 – 3)　nucish (ABL×3)，
(ASS×2)，(BCR×3)，
(BCR con ABL×2)［400］2R2G2A2F

BCR – ABL 阳性，ASS 阴性

彩图 78(图 6 – 5 – 5)　nucish (ABL×3)，
(BCR×3)，(BCR con ABL×1)
［196/400］2R2G1F

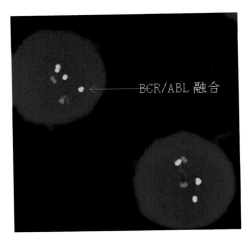

彩图 79（图 6 – 5 – 7） nucish（ABL×4），（BCR×4），
（BCR con ABL×3）[400] 1R1G3F

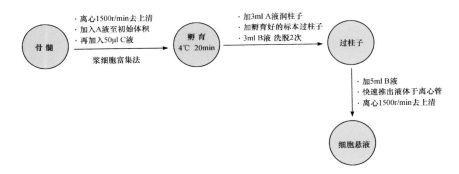

彩图 80（图 6 – 5 – 8） CD138 磁珠富集法的简易流程图

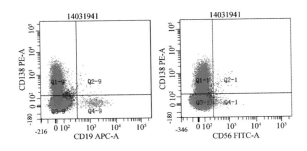

彩图 81（图 6 – 5 – 9） 流式细胞图

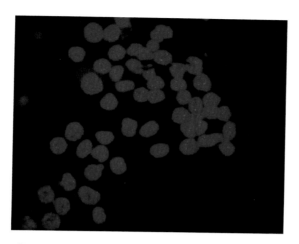

彩图 82（图 6 - 5 - 10）　CD138 磁珠富集 1q21 探针

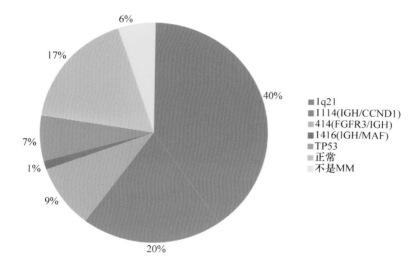

彩图 83（图 6 - 5 - 11）　CD138 磁珠富集法 FISH 检测结果统计

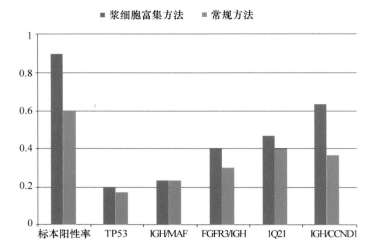

彩图 84(图 6 - 5 - 12)　浆细胞富集方法与常规方法对比